U0894515

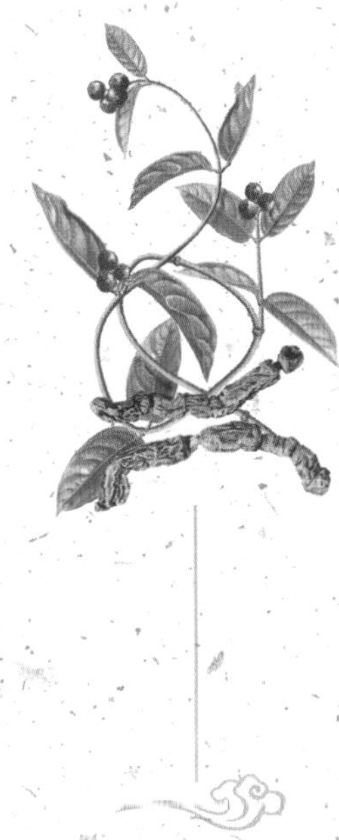

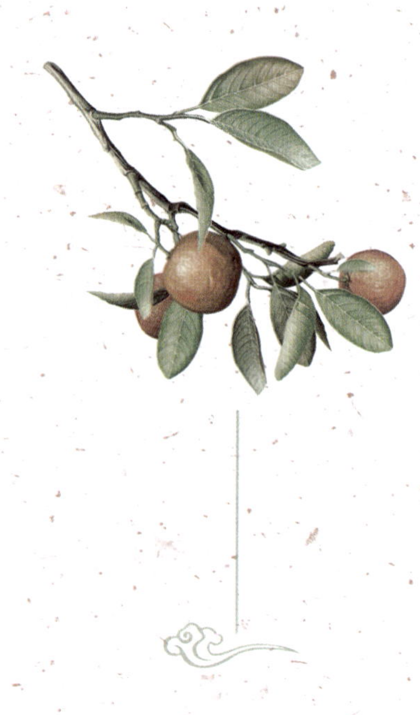

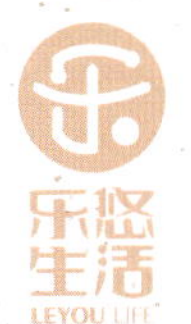

95%的人都不知道的养命方

⊙田元祥 著

95% de ren dou buzhidao de yangmingfang

山西出版传媒集团
山西科学技术出版社

图书在版编目（CIP）数据

95%的人都不知道的养命方 / 田元祥著. —太原：山西科学技术出版社，2015.1

ISBN 978-7-5377-4977-0

Ⅰ. ①9… Ⅱ. ①田… Ⅲ. ①食物养生－食谱 Ⅳ. ① R247.1 ② TS972.161

中国版本图书馆 CIP 数据核字（2014）第 238789 号

95%的人都不知道的养命方

作　　者　田元祥

出版策划　张金柱　　　责任编辑　吴　伟
文图编辑　鹿　瑶　　　美术编辑　王道琴

出　　版　山西出版传媒集团 · 山西科学技术出版社
（太原市建设南路21号　邮编：030012）
发　　行　山西出版传媒集团 · 山西科学技术出版社
（电话：0351－4922121）
印　　刷　北京尚唐印刷包装有限公司

开　　本　710毫米×1000毫米　1/16
印　　张　12
字　　数　250千字
版　　次　2015年1月第1版
印　　次　2015年1月第1次印刷

书　　号　ISBN 978-7-5377-4977-0
定　　价　35.00元

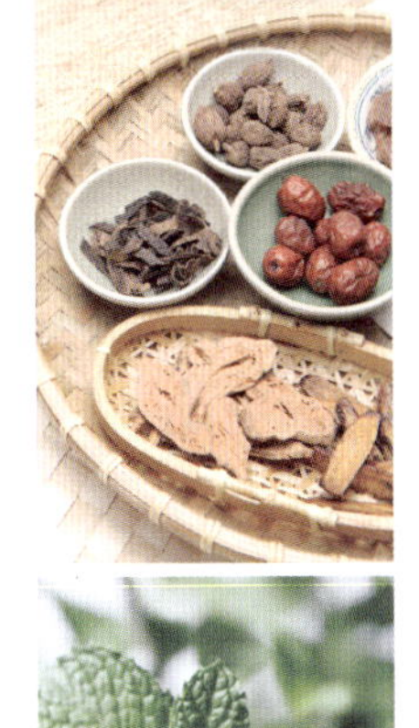

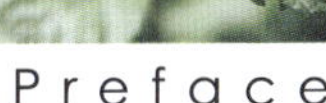

Preface

自序

非常感谢出版社编辑的邀约，让我有机会能把从医多年来积累的常见病症治疗验方汇集成书。我国历史源远流长，医学知识博大精深，流传千年的很多养命方、名方、验方都来自于经典医药典籍和多年医疗实践，因其确实行之有效而历经千年流传经久不衰。书中涉及的药方均源自我国古医书名著，并且在我行医的这些年中，经历了无数次的临床应用和实践。

书中提到的中药材在各大药店都可以轻松买到，且副作用小，配成方剂使用效果非常显著。书中根据不同的病症提供相应偏方并对每种药材的使用剂量进行了严谨、详细的说明。除此之外还为读者提供了食疗方法、按摩疗法、运动疗法等多种辅助治疗手法。

随着现代生活节奏加快，职场压力增加，我所接触的病人年龄层逐渐趋于年轻化。很多年轻人依赖于西医见效快的特点，依赖输液、打针、吃西药来治病。其实这样做对身体的伤害非常大，在我看来，相较于治病，防病更加重要。在个人健康方面不能单纯依赖医生，而要从平时的饮食和作息习惯开始注意养生保健。要想拥有好的体魄，平时就要注意多锻炼身体，保持健康饮食和合理休息。

诚心希望本书能为更多人带去健康。

田元祥

特别提示：本书中的养命方适用于常见小病和慢性病，对于重大疾病患者，应及时接受专业医师的诊治。

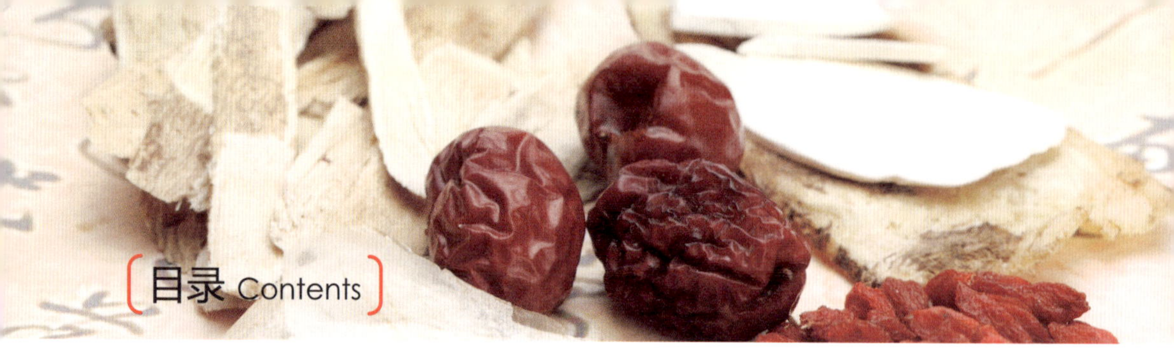

壹 内科养命有灵方，由内而外轻松祛百病

贰 秘传千年的救命外科老偏方

叁 西医不知道的那些抗癌养命方

肆 偏方这么用，腰不酸腿不痛

伍 耳聪目明"方"中来，妙养五官老偏方

陆 一剂妙方就解决皮肤那些烦心事儿

柒 很老很灵的妇科祛病名方

捌 消除"难言之隐"的男科名方

玖 经典儿科名方，宝宝无病家长无忧

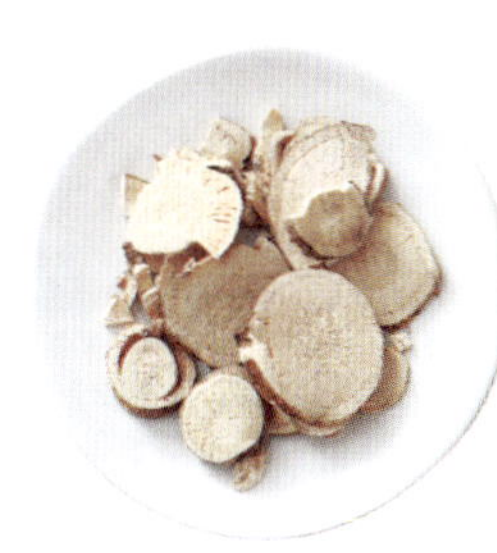

特别提示：本书中的养命方仅作为家庭应急处理或日常辅助治疗用，不可代替医师诊治。

壹 内科养命有灵方，由内而外轻松祛百病

感冒

感冒分为普通感冒和流行性感冒。普通感冒，中医称“伤风”，是由多种病毒引起的一种呼吸道常见病，其中30%～50%是由鼻病毒引起。普通感冒全年均可发病，但以冬、春季节为多。流行性感冒是由流感病毒引起的急性呼吸道传染病。病毒存在于患者的呼吸道中，在患者咳嗽、打喷嚏时经飞沫传染给他人。

01 食疗、药疗

口含生大蒜

配方与食用：大蒜1瓣。将蒜瓣含口中，慢慢嚼，咽下汁液，无味时吐掉杂质，连嚼2～3瓣即可。

功效：大蒜可行滞气、暖脾胃、消症积、解毒、杀虫，具有解表杀毒灭菌之功效。本方治疗感冒初起流清涕、咳嗽。咽痛者禁用。

姜蒜茶

配方与食用：大蒜、生姜各15克。将大蒜去皮，洗净，切片；生姜洗净，切片；大蒜片、生姜片放入锅中，加水1碗，煎至半碗，饮时加红糖10～20克。

功效：生姜可发汗解表、温中止呕、温肺止咳。本方治疗感冒恶寒无汗者。

紫苏叶姜糖饮

配方与食用：紫苏叶15克，生姜5片。生姜、紫苏叶以沸水冲泡10分钟，加红糖少许即可。每日两次，趁热服食。

功效：紫苏叶味辛、性温。本方可发汗解表，适用于风寒感冒，对患有恶心、呕吐等症的胃肠型感冒更为适宜。

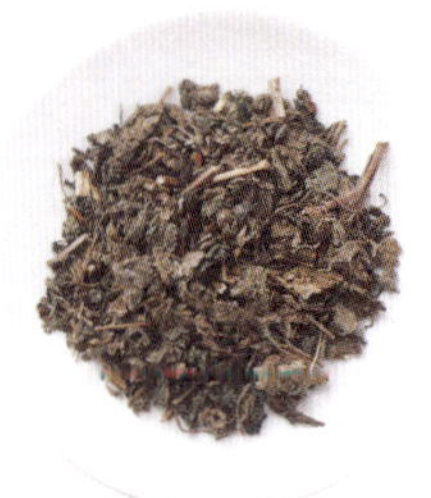

◎紫苏叶

葱姜茶

配方与食用：葱白5根，姜3片，淡豆豉20克。所有材料放入砂锅中，加水1碗，煎5分钟，趁热喝，服后盖被可助发汗。

功效：葱白主治感冒风寒、阴寒腹痛。本方可解表散寒，治疗感冒无汗恶寒者。

如何挑选姜

买姜不能光看模样，那种鲜黄、表皮光滑的大部分是用硫黄熏的。好姜表皮看得清纹理，比较粗糙，颜色淡黄，发点绿头不要紧，出点芽也不要紧。很多人习惯买了姜放很长时间，这是不对的。天热，姜保质期只有一周左右，冬天可以放一两个月。

姜糖饮

配方与食用：生姜片15克，葱白适量，红糖20克。葱白切成3厘米长的段（共3段），与生姜片一起，加水50毫升煮沸3～5分钟，加入红糖即可。趁热一次服下，盖被助发汗。

功效：生姜片可发汗解表、和中散寒。本方适用于风寒感冒、发热头痛、身痛无汗者。

葱白粥

配方与食用：大米50克，葱白、白糖各适量。先煮大米，大米熟时把切成段的葱白2～3段、白糖放入即可。每日1次。热服，取微汗。

功效：本方可解表散寒，适用于风寒感冒。

桑菊薄竹饮

配方与食用：桑叶、菊花各5克，薄荷3克，苦竹叶、白茅根各30克。所有材料洗净，同放入茶壶内，用沸水泡10分钟即可。代茶随时饮用。

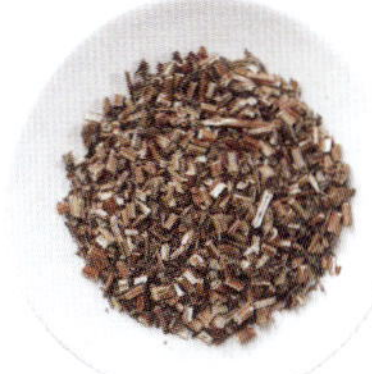

◎薄荷

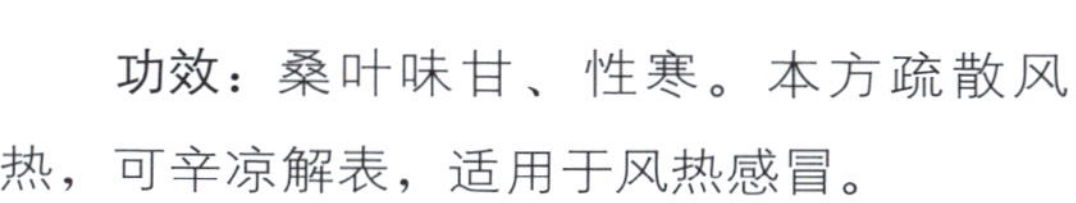

功效：桑叶味甘、性寒。本方疏散风热，可辛凉解表，适用于风热感冒。

葱豉黄酒汤

配方与食用：豆豉15克，葱须30克，黄酒50克。豆豉加水1小碗，煎煮10分钟，加葱须，续煎5分钟，加黄酒，出锅。

功效：本方可解表和中，适用于风寒感冒。

百合红枣汤

配方与食用：新鲜百合35克（或干百合17克），去核红枣10颗，红糖适量。将百合和红枣放入锅内，加入500毫升的清水，先用大火煮至水沸腾，再转小火继续熬煮，煮至百合熟透，再加红糖调味即可。

功效：百合鲜品含黏液质，具有润燥清热作用，中医用之治疗肺燥或肺热咳嗽等症常能奏效，因而本方可以缓解因感冒引起的咳嗽症状。

葛根汤

配方与食用：葛根6克，升麻、秦艽、荆芥、赤芍各3克，苏叶、白芷各2.4克，甘草1.5克，生姜两片。将上述几味药一起放入锅内水煎。温服。

功效：本方具有发汗解表的功效，对于发烧、头痛、全身酸软有很好的辅助疗效。

02 | 特效理疗养命方

生姜蒲公英水泡脚

方法：将生姜、蒲公英各50克洗净后，生姜切片，与蒲公英放入锅中，加适量水将生姜、蒲公英煎成汤药，待药温适宜时用来泡脚，每次约40分钟，每日2～3次，连续坚持3天。本方发汗解表、散寒退热，适用于风寒感冒患者。

◎生姜

竹叶辣椒水泡脚

方法：将竹叶、辣椒各30克，加水适量煎煮取汁，待药温适宜时泡脚，然后盖被子卧床，让身体微微出汗。每次30分钟，每日1～2次。本方发汗解表，适用于风寒感冒。

银花连翘薄荷水泡脚

方法：将银花30克、连翘50克、薄荷40克一同入锅中加适量水，煎煮两次，每次20分钟，合并滤汁，与沸水一同倒入洗脚盆中，先熏蒸，后泡洗双足。每次30分钟，每天1～2次，3天为1疗程。

艾灸特效穴位治疗感冒

穴位名称	位 置	主 治	灸 法
合谷穴	在第 1、2 掌骨之间，近第 2 掌骨中央处	头痛，鼻出血，鼻炎，热病无汗，多汗，咳嗽，咽喉肿痛	艾条灸 3 ~ 7 分钟
特效反射区	小腿外侧，胫骨前缘向后方一横指，在足三里穴下四横指之间的条状区域	热病、疟疾、咳嗽、气喘、贫血。《素问·骨空论》云：“灸寒热之法，先灸项大椎，以年为壮数。”	艾条灸 5 ~ 15 分钟，艾罐灸 20 ~ 30 分钟
风池穴	后脑乳突后约 1.5 寸凹陷处	感冒多汗、鼻炎、耳鸣。《胜玉歌》说：“头风头痛灸风池。”	艾条灸 3 ~ 7 分钟，艾罐灸 10 ~ 15 分钟
风门穴	第 2 胸椎棘突下旁开 1.5 寸处	热病、咳嗽、项强、腰间痛。《玉龙歌》曰：“腠理不密咳嗽频，鼻流清涕气昏沉，须知喷嚏风门穴，咳嗽宜加艾火深。”	艾条灸 3 ~ 5 分钟，艾罐灸 20 ~ 30 分钟
椎顶穴	位于项部正中线项肌隆起沟中，第 6、7 颈椎棘突之间陷中	感冒、疟疾、肺结核、咳嗽	艾条灸 3 ~ 7 分钟，艾罐灸 10 ~ 15 分钟

冷水洗脸

方法：用冷水洗脸时，一定要手捧冷水把脸浸湿，然后再用双手搓脸。值得注意的是，当脸上有汗时不宜马上用冷水洗脸，应待汗干后再洗。如果不习惯用冷水洗脸，可先用稍温的水，然后再逐渐降低水的温度。

脸盆冷水操

方法：先用手掌将面部搓热，接着深吸一口气，将脸浸入冷水中，匀速缓慢地呼气，呼气时间尽可能地长一些，随后起身。休息片刻，再进行第二次。需要注意的是，不能将双耳浸入水中。

感冒防治注意事项

感冒初起应及时施灸，灸至身热汗微出为最佳。应多饮温开水，宜食清淡，注意休息。病毒存在于病人的呼吸道中，通过飞沫传染，患有感冒的人在咳嗽、打喷嚏时更要注意，以免传染他人。

咳嗽

咳嗽是因外感六淫，脏腑内伤，影响于肺所致有声有痰之证。《素问·病机气宜保命集》：“咳谓无痰而有声，肺气伤而不清也；嗽是无声而有痰，脾湿动而为痰也。咳嗽谓有痰而有声，盖因伤于肺气动于脾湿，咳而为嗽也。”咳嗽无痰或痰量很少称为干咳，根据病程长短咳嗽又分为急性骤然发生的咳嗽和长期慢性咳嗽。

01 | 食疗、药疗

贝母冰糖汁

配方与食用：川贝母5克，冰糖20克。川贝母研末，同冰糖20克放碗内，加水150毫升，隔水炖煮20分钟，早、晚各1次，连服3～5次。

功效：川贝母味苦、甘，性微寒。本方清热润肺、化痰止咳，用于肺热咳嗽、干咳少痰、阴虚劳嗽、咳痰带血，尤其适用于治疗久咳。

川贝炖雪梨

配方与食用：雪梨1个，川贝末6克。雪梨洗净，切开，去核后放川贝末6克，然后再并拢，用牙签冰固定，碗中放适量水加冰糖20克，隔水炖煮30分钟，吃梨喝汤，每天1次，连服3～5天。亦可川贝母12克，打碎；梨1个，去片；冰糖20克，蒸熟后食用。

功效：雪梨具有生津润燥、清热化痰之功效，适用于肺阴虚者。本方可起到润肺止咳之功效。

川贝的选取和蒸梨的方法

川贝越小越好。贝母还不能选择颜色太白的，因为太白的贝母可能是经过硫黄熏制过的，贝母的天然颜色应该是略带微黄色。有些人将其长时间蒸煮，这是不正确的，极易造成药效挥发。正确的方法是在蒸梨的时候，先将川贝浸泡至手捏上去有些软，再放到梨内烹制。

百部水

配方与食用：百部10克。百部加适量水，煎两次，合并药液约60毫升，每次饮20毫升，每天服3次。服用时可加少许白糖或蜂蜜。

功效：百部治久嗽不已、咳吐痰涎、重亡津液、渐成肺痿、下午发热。本方还对肺虚、肾虚咳嗽等病症有疗效。

萝卜猪肺止咳汤

配方与食用：白萝卜1根，猪肺1个，杏仁15克。白萝卜洗净，切条，与处理好的猪肺、杏仁加水共煮1小时，吃肉饮汤。

功效：萝卜可清热化痰、止咳平喘。本方治久咳不止、痰多气促。

双仁蜜饯治久咳

配方与食用：甜杏仁250克，核桃仁250克，蜂蜜500克。先将甜杏仁、核桃仁去皮、尖，研细，加入蜂蜜，拌匀。每次3克，日服两次。

功效：甜杏仁能润肺、平喘。本方可治虚劳咳喘、肠燥便秘。经常食用可治肺肾两虚久咳、久喘等病症。

冬瓜皮汤

配方与食用：霜冬瓜皮15克。霜冬瓜皮和蜂蜜用适量的水煎服。

功效：冬瓜皮可益气补中、清热解毒。本方主治长期咳嗽。

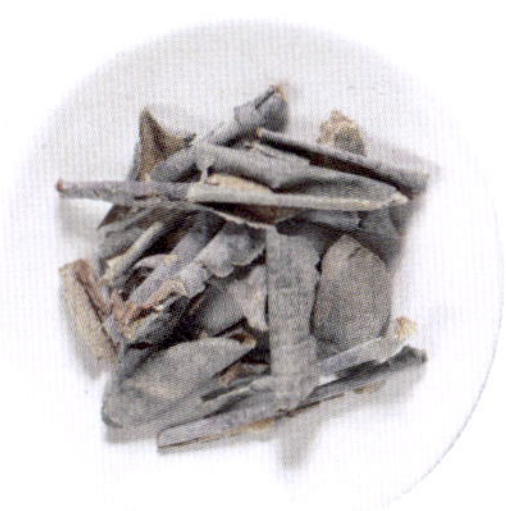

◎冬瓜皮

姜梨汁

配方与食用：梨汁、姜汁、白萝卜汁、蜂蜜各适量。将梨、姜、萝卜汁煎煮后，小火熬膏，加蜂蜜调匀，早晚服用。

功效：梨汁可润肺清热、滋润咽喉、清热去火。本方适用于肺燥咳嗽。

排骨炖白果

配方与食用：小排骨500克，白果30克。小排骨加黄酒、姜片、水适量，小火焖1.5小时；加入去壳白果、盐，再煮15分钟，加味精并撒适量青葱末。

功效：白果可敛肺平喘，减少痰量。适用于咳喘气逆，痰多之症，无论偏寒、偏热均可。本方可以治疗痰多咳嗽气喘。

鱼腥草冲鸡蛋

配方与食用：鱼腥草30克，鸡蛋1个。将鱼腥草浓煎取汁，用沸腾的药汁冲鸡蛋1个，1次服下，每日1次。

功效：鱼腥草有清热、养阴、解毒之功效。本方可以治疗胸痛和肺热咳嗽。

蜜枣扒山药

配方与食用：山药1 000克，蜜枣10颗，板油丁（生猪油切成丁）100克。所有食材放置大碗内蒸熟，撒白糖350克，用桂花汁调匀食用。

功效：山药可补肾润肺，治肺虚久咳、脾虚腹泻、神疲体倦、四肢无力，久食补肾强身。

浙贝母丸

配方与食用：浙贝母、杏仁各45克，甘草9克。三药捣碎研末，炼蜜为丸，如梧桐子大，每次含2～3丸，含化咽津。

功效：浙贝母可清肺热、化痰，治肺热咳嗽痰多、咽干。

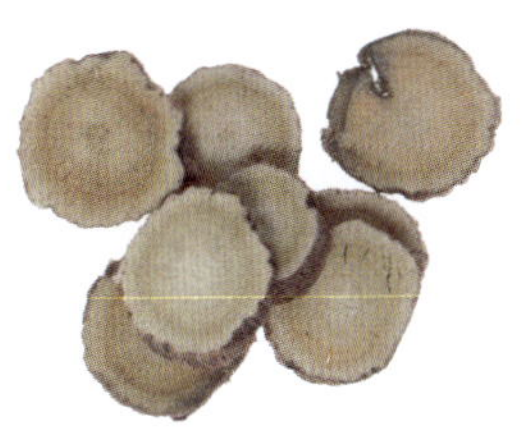

◎甘草

02 | 特效理疗养命方

艾叶水泡脚

方法：将艾叶50克洗净，放入沸水中煎煮约20分钟，去渣取汁。将药液倒入脚盆中，先熏蒸双脚15分钟，水温降低后，浸泡双脚30分钟。每晚1次，连续7晚。

荞麦桔梗水泡脚

方法：金荞麦60克，桔梗、薄荷各25克，洗净，一同放入锅中，加水2 000毫升，煎煮20分钟，去渣取汁，倒入脚盆中，先熏蒸，后泡洗双脚。每天1次，每次40分钟，5天1个疗程。本方疏风理气、化痰止咳，主治风热咳嗽。

萝卜葱白水泡脚

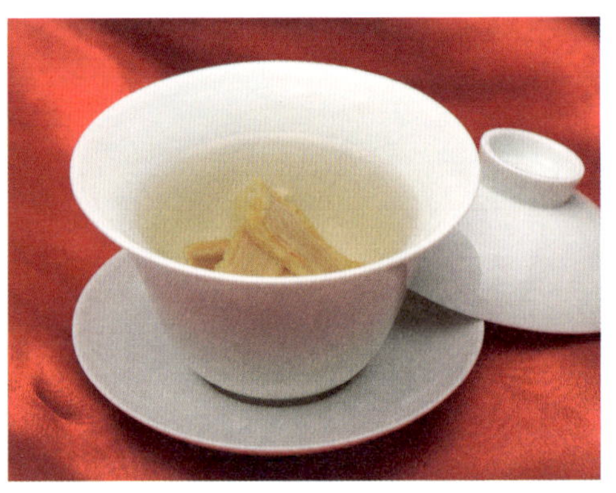

方法：将1根萝卜切成小片，用水先将萝卜煮熟，再放葱白6根、姜15克，煮剩1碗汤，与1 000毫升沸水同入洗脚盆中，先熏蒸，待水温适宜时浸泡双脚。每天两次，每次30分钟。本方宣肺解表、化痰止咳，主治风寒咳嗽、痰多泡沫、伴畏寒、身倦酸痛等。

喉咙运动法

方法：紧闭嘴巴，将舌头在口内平行往前伸展，且脖子两边淋巴结鼓起，此动作有助于强化气管与肺部，能够有效改善肺病及咽喉炎等问题。

葱白包喉咙

方法：可取2～3根大葱的葱白，切成5厘米长，用火烤一下，待冷却后，纵向切开，用长条布或纱布卷起来包住喉咙来缓解咳嗽。先将一段葱白用刀切开，火烤后用长条布或纱布卷起来，然后包在脖子上；还可以用一叉子将葱白叉起，火烤后凉凉些，直接放在脖子处，用纱布绑住。葱白包喉咙可缓解喉痛、鼻塞、咳嗽等症。

中药外敷法

方法：如果是家中的宝宝患有咳嗽，可以使用一些比较安全有效的中药外敷方法。因为很多婴幼儿在家中治疗咳嗽时，由于他们的生理原因，用药很容易产生呕吐，使喂药很困难，这时可以配合一些外贴药，可以产生事半功倍的效果。如百草琼浆益气贴、夏季使用的三伏贴等。

夜间抬高宝宝头部

方法：如果是宝宝夜间开始咳嗽，或是宝宝入睡时咳个不停，可将其头部抬高，咳嗽症状会有所缓解。头部抬高对大部分由感染而引起的咳嗽是有帮助的，因为平躺时，宝宝鼻腔内的分泌物很容易流到喉咙下面，引起喉咙瘙痒，致使咳嗽在夜间加剧，而抬高头部可减少鼻分泌物向后引流；还要经常调换睡的位置，最好是左右侧轮换着睡，有利于呼吸道分泌物的排出。

灸疗列缺可治咳嗽

咳嗽的原因不离外感和内伤，外感之咳嗽由于客邪外侵，肺气被束而不宣；内伤之咳嗽大都为阴虚于下，肺燥于上，或是脾阳不运，生湿生痰而发。本病灸疗应以列缺穴为主穴，平常生活应随节气变化增减衣物，饮食宜清淡。

艾灸特效穴位治疗咳嗽

穴位名称	位 置	主 治	灸 法
特效反射区	位于掌面第 2、第 3 基节指骨和第 2、第 3 掌骨的交界处	咳嗽，慢性支气管炎、哮喘、肺气肿等	艾条灸 3 ~ 7 分钟
列缺穴	位于两手虎口交叉，当食指指尖端到达的凹陷处	偏头痛、咳嗽、咯血、气喘、咽喉肿痛。《玉龙歌》曰："寒痰咳嗽更兼风，列缺二穴最可攻，先把太渊一穴泻，多加艾火即成功。"	艾条灸 3 ~ 7 分钟
膻中穴	胸部正中线，平第 4 肋间隙，两乳头连线的正中点	咳嗽、气喘、胸胁痛。《千金方》道："上气咳逆，灸膻中五十壮。"	艾条灸 3 ~ 7 分钟，艾罐灸 20 ~ 30 分钟
肺腧穴	第 3 胸椎棘突下旁开 1.5 寸处	咳嗽、气喘、咯血、肺痨。《灸法秘传》称："咳嗽见血者，灸肺腧或灸行间。"	艾条灸 5 ~ 15 分钟，艾罐灸 20 ~ 30 分钟
膏肓穴	第 4 胸椎棘突下旁开 3 寸处	肺痨、咳嗽、气喘、盗汗、神经衰弱。《针灸资生经》说："久咳嗽宜先灸膏肓，次灸肺腧。"	艾条灸 7 ~ 15 分钟，艾罐灸 20 ~ 30 分钟

哮喘

哮喘是四大顽症之一，是由多种细胞特别是肥大细胞、嗜酸性粒细胞和T淋巴细胞参与的慢性气道炎症；在易感者中此种炎症可引起反复发作的喘息、气促、胸闷和咳嗽等症状，多在夜间或凌晨发生；此类症状常伴有广泛而多变的呼气流速受限，但大多数人会自然缓解或经治疗缓解；此种症状还伴有气道对多种刺激因子的反应性的增高。

01 | 食疗、药疗

白果调蜂蜜

配方与食用：白果（银杏）20克，蜂蜜适量。白果炒制后，去壳，取仁，加水煮熟，用蜂蜜调食。

功效：白果具有祛痰定喘的作用，用于治疗喘咳痰多，能消痰定喘。本方适用于支气管哮喘、老年人气喘。

薏米杏仁粥

配方与食用：薏米30克，杏仁10克，冰糖少许。将薏米煮粥，待半熟时，加入杏仁，小火煮至熟，加冰糖，早晚食用。

功效：杏仁可祛痰利湿，止咳平喘。本方适用于咳嗽痰多之喘症。

胡桃粥

配方与食用：胡桃仁50克，大米100克。胡桃仁、大米洗净入锅，加入适量水，煮约20分钟，成粥后即可食用。

功效：胡桃仁具有益肾补脑、止咳定喘的功效。本方是冬季哮喘病常用的食疗方，经常食用可防止喘咳旧病复发。

柚子皮百合汤

配方与食用：柚子皮1个（约1 000克柚子，去肉），百合120克，白糖125克。所有材料加水600毫升，小火煎2小时。每日分3次服完，3个柚子为1个疗程。儿童减半。

功效：柚了皮可补脾虚、清肺热、消痰涎，适用于久嗽、痰多、哮喘、肺气肿者。忌食油菜、萝卜、鱼虾。

陈醋冰糖液

配方与食用：冰糖500克，陈醋500毫升。所有材料放入锅内，大火煮沸，每次服10毫升，每日两次。

如何加工柚子皮

先将柚子清洗干净，削去外面的青皮，去掉絮状物，留中间柔软的白色海绵部分，切成薄片。再将切好的柚子皮放入锅中，加清水浸泡2～3天的时间，其间每天换一次水，以去除苦涩之味。若着急食用，下锅前，将切好的柚子皮在沸水里面焯一下，可去除苦涩味。柚皮不但营养丰富，而且还具有暖胃、化痰、润化喉咙等食疗作用。

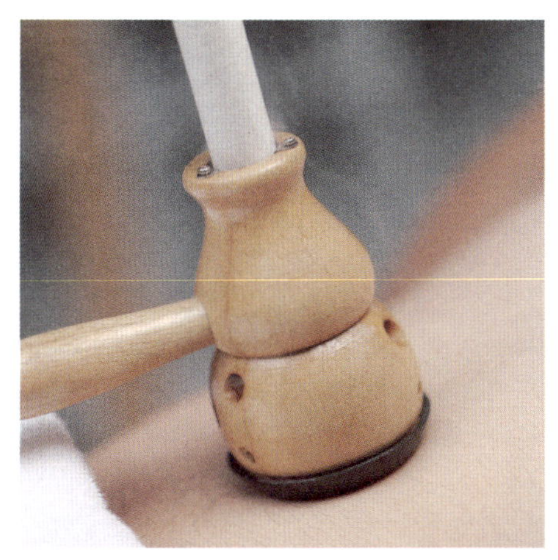

功效：陈醋可滋肾益肺，主治阴虚哮喘痰鸣、口燥咽干、消瘦、烦热、舌质红、脉细数。

02 | 特效理疗养命方

推墙缓解哮喘法

方法：首先找一个地面平坦、宽敞的屋子。自然站立在墙壁前面，双脚分开与肩同宽，身体距墙壁的距离为30～40厘米，然后双脚十趾抓地，双掌与肩平或略偏高于肩按在墙上，同时要用身体前倾之力把双臂压弯。这样坚持3分钟，同时要意守膻中穴。

缩唇呼吸法

方法：先用鼻子做两次深吸气，再从收成圆筒状的口唇间缓慢呼气。呼吸力求柔和舒适。时间长短可随意，但初练时宜短，然后再根据习惯和体力调整呼吸深度和频率，逐渐增加。

艾灸注意事项

1.要掌握施灸的程序：如果灸的穴位多且分散，应按先背部后胸腹，先头身后四肢的顺序进行。

2.注意施灸的时间：有些病症必须注意施灸时间，如失眠症要在临睡前施灸。不要饭前空腹时或在饭后立即施灸。

3.要循序渐进：初次使用灸法要注意掌握好刺激量，先少量、小剂量，如用小艾炷，或灸的时间短一些，壮数少一些。以后再加大剂量，不要一开始就大剂量进行。

艾灸特效穴位治疗哮喘

穴位名称	位置	主治	灸法
膻中穴	胸部正中线，平第4肋间隙，两乳头连线的正中点	咳嗽、气喘、胸胁痛	艾条灸3～7分钟，艾罐灸10～20分钟
天突穴	胸骨上窝正中，喉结下4寸处	咳嗽、哮喘、咽喉肿痛	艾条灸3～7分钟
肺腧穴	第3胸椎棘突下旁开1.5寸处	咳嗽、气喘、咯血、肺痨	艾条灸5～15分钟，艾罐灸20～30分钟
定喘穴	位于背部正中线，在右旁开2寸，与第7颈椎棘突平高处	哮喘、支气管炎、胸膜炎	艾条灸3～7分钟，艾罐灸15～20分钟

慢性支气管炎

慢性支气管炎是由于感染或非感染因素引起气管、支气管黏膜及其周围组织的慢性非特异性炎症。其病理特点是支气管腺体增生、黏膜分泌增多。临床出现有连续两年以上，每次持续三个月以上的咳嗽、咳痰或气喘等症状。早期症状轻微，多在冬季发作，春暖后缓解；晚期炎症加重，症状长年存在，不分季节，严重影响工作和健康。

01 | 食疗、药疗

●猪肺杏仁煎剂

配方与食用：猪肺250克，杏仁10克，姜汁1～2汤匙。将猪肺洗净，切块，放入杏仁及清水煲汤，汤将好时冲入姜汁，加少许盐，调味，饮汤食猪肺。

功效：杏仁味苦、性微温，有止咳平喘之效，适当配伍，还可用于风热、肺热、寒饮引起的哮喘。本方适用于慢性支气管炎。

●沙参百合茶

配方与食用：沙参、百合各15克，川贝母3克。所有药材共研粗末，冲入沸水，加盖焖30分钟，代茶饮用。每日1剂。

功效：百合可清热益肺、润燥生津。本方治燥热型急性支气管炎，症见干咳无痰，或痰中带血，鼻燥、咽干，大便干燥、小便黄少。

●苏子大米粥

配方与食用：苏子15～20克，大米100克，冰糖适量。将苏子捣烂如泥，加水煎取浓汁，去渣，入大米、冰糖，同煮为稀粥。

功效：苏子可止咳平喘、养胃润肠。本方适用于急慢性气管炎、咳嗽多痰、胸闷气喘、大便干结者。

●黄精冰糖

配方与食用：黄精30克，冰糖50克。黄精放入砂锅内加适量水慢煮，直至黄精烂熟，加冰糖服用。

功效：黄精可清肺、健脾、益肾。本方治疗肺燥干咳无痰、食少口干、肾虚腰痛支气管炎。

●蜜枣甘草汤

配方与食用：蜜枣8颗，生甘草6克。将蜜枣、生甘草加清水两碗，煎至1碗，去渣即可。饮服，每日两次。

功效：本方补中益气、润肺止咳。本方适用于慢性支气管炎咳嗽、咽干喉痛。

预防感冒，同样重要

支气管炎患者会因感冒而诱发，应防止呼吸道感染，提高免疫力，锻炼身体增强体质，注意换季保暖。经常食用菌类能够调节免疫力，如香菇、平菇等，可减少支气管哮喘的发作频次。

02 | 特效理疗养命方

意想膻中穴法

方法：取立、卧、坐式均可，身体放松，自然呼吸，意想两乳之间的膻中穴。经常意想此穴，可有效预防和缓解支气管炎。

吞舌根法

方法：嘴巴闭着，将舌头在口内平行往前后伸展，当舌根往后挤时，脖子两边的淋巴结同时要鼓起。此动作对于支气管炎有很好的缓解作用。

烟熏法

方法：取向日葵的花瓣晒干，研成细末，卷成香烟，点燃吸烟。每次1支，1天1次。此法可缓解支气管炎症状。

敷足心法

方法：取糯米、白胡椒、桃仁、杏仁各7粒，栀子9克，共研末，以鸡蛋清调和均匀后敷于足心（涌泉穴），然后用布包好即可。此方对老年慢性支气管炎有很好的辅助治疗效果。

芳香疗法

桉树、薰衣草、松木和迷迭香的精炼油可帮助缓解呼吸不适、鼻充血。通过深吸气，吸入由以上一种或几种精油涂在手帕上的芳香气味即可。此外，也可将精油混合放入热水中，将毛巾浸湿，然后盖住头面部，并在芳香蒸汽中进行自由呼吸。

中府穴

中府穴是肺经的一个募穴，也是脾肺两经交会的一个穴，这个穴调气最好。如果人体的气乱了，就易咳嗽、哮喘、堵闷，这时一定要多揉中府穴。两手叉腰立正，锁骨外侧端下缘的三角窝中心是云门穴，由此窝正中垂直往下推一条肋骨（平第一肋间隙）处即是本穴。中府穴是治疗咳喘的要穴。另外，有心血管方面疾病的人，有个非常简单有效的方法可以调理，就是同时推云门穴和中府穴。

滴鼻法

方法：将地龙提取液、葱白提取液各8毫升，混合滴鼻。每次1~3滴，1日3次，10日为1个疗程。

家庭减轻支气管炎的按摩操

方法：取坐位，双脚分开与肩同宽，腰微挺直，全身放松，双目微闭，呼吸调匀，双手重叠，掌心朝内放于小腹上，静坐两分钟。双手中指指腹按摩对侧中府穴，注意力度要适中，每次1分钟，以感觉酸胀为宜。

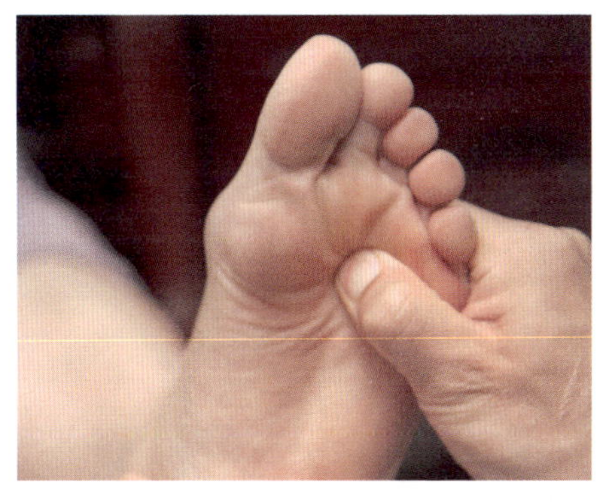

呃逆

呃逆是一个生理上常见的现象，是由横膈膜痉挛收缩而引起的。以胃气不降，上冲咽喉而致喉间呃呃连声，声短而频不能自制，有声无物为其主要表现病症。病位主要在中焦，由于胃气上逆动膈而成。可由饮食不节，胃失和降；或情志不和，肝气犯胃；或正气亏虚，耗伤中气等引起。呃逆的辨证施治，须先辨虚实寒热。

01 | 食疗、药疗

橘皮竹茹汤

配方与食用：橘皮10克，竹茹8克，生姜5克，红枣3颗。所有材料水煎两次，分次服用，每日1剂。

功效：橘皮可疏理气机、调畅中焦、降逆止呃，治疗呕吐、呃逆。

鲜韭菜水

配方与食用：鲜韭菜30克。韭菜洗净，捣烂，取汁，加入1小杯烫热的黄酒趁热服下。如不饮酒，用沸水加入韭菜汁同服亦有同样效果。

功效：韭菜的辛辣气味有散瘀活血、行气导滞作用，适用于跌打损伤、反胃、肠炎、吐血、胸痛等症。

皂角粉

配方与食用：皂角20克。皂角去中仁，研细末。吸入鼻中少许，直到打喷嚏为止，每日3～4次。

功效：皂角粉可温中散寒、行气止痛，治胃寒脘腹冷痛、呕吐、呃逆。

荔枝末

配方与食用：荔枝7颗。荔枝连皮核烧炭，研为末。白汤送服。

功效：荔枝末可散滞气，治呃逆不止、咽喉肿痛。

冰糖芦根水

配方与食用：鲜芦根100克，冰糖50克。鲜芦根、冰糖加适量清水共煮，代茶饮用。

功效：芦根有清热生津、除烦止呕的作用，主治胃热引起的口臭、烦渴、呃逆、呕吐等。

白糖辅助治疗呃逆

配方与食用：白糖1汤匙。打嗝时立即吃1汤匙白糖。持续打嗝6周以上者，可重复使用此法数次。对呃逆有较好的疗效。

青皮鸭蛋汤

配方与食用：青皮鸭蛋1个。将青皮鸭蛋磕入碗中，搅拌均匀，加入红糖。温开水冲服。

功效：可理气止呃，适用于病后呃逆。

荜拨煎剂

配方与食用：荜拨3克，干姜5克，厚朴6克。所有材料用水煎两次，早晚服用，每日1剂。

功效：干姜味辛、性热。本方

可温中散寒、回阳通脉、温肺化饮，治疗胃寒脘腹冷痛、呕吐、呃逆、泄泻等。

02 | 特效理疗养命方

缓解呃逆的按摩法

方法：将手掌放在上腹部，以中脘穴为中心，顺时针方向抚摩，反复50圈，至腹部发热为宜。

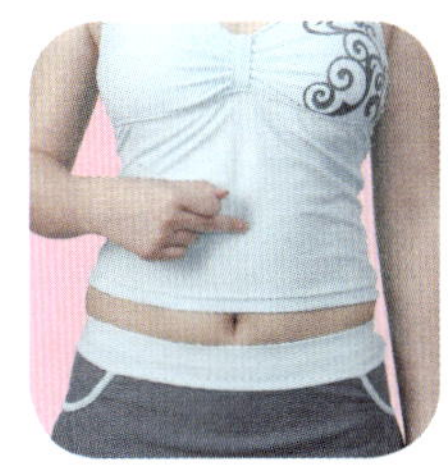

◎中脘穴

按压眉头治呃逆

方法：双手微蜷，食指贴于额头着力，以拇指指腹按压眉头（攒竹穴），力道要均匀、持久、柔和，以自觉胀痛为最佳效果。一次按压持续5～10秒，3～5次见效。

自我治疗法

用手掌罩住口鼻法：用手掌罩住口鼻，正常呼吸。这样能增加体内的二氧化碳，缓解打嗝。

按对穴位，治疗打嗝

眉头实际上是指“攒竹穴”，它位于眉毛内侧边缘凹陷处，对治疗打嗝很有效。该穴名意指膀胱经湿冷水气由此吸热上行。中医认为，打嗝是胃气不降、上逆胸膈、气机逆乱所致。刺激攒竹穴有宽膈降逆止呃的作用。

掌心按压法：用拇指按压掌心，越重越好，可缓解呃逆。

按压虎口法：用拇指按压左手虎口，分散注意力，缓解打嗝。

吸气法：深吸一口气，然后屏息片刻。随着肺中二氧化碳的增加，膈膜会松弛下来。

伸舌头法：伸出舌头，这样便能使左右声带间的裂隙（声门）扩张。呼吸顺畅了，就不会打嗝了。

按压耳垂法：按压耳垂后颅骨基部的柔软部位，这便能使膈膜放松下来。

艾灸特效穴位治疗呃逆

穴位名称	位置	主治
内关穴	位于前臂掌侧，从近手腕之横皱纹的中央，往上约三指宽的中央	按摩此穴可缓解胃炎胃痛、呕吐、呃逆等症状
中脘穴	采用仰卧的姿势，中脘穴位于人体上腹部，前正中线上	通过按摩此穴可缓解胃炎、呃逆、呕吐等症状
缺盆穴	人体的锁骨上窝中央，距前正中线4寸	按摩此穴可改善呃逆症状
涌泉穴	涌泉穴位于足前部凹陷处第2、3脚趾趾缝纹头端与足跟连线的前1/3处位置	按摩此穴对缓解呃逆有很好的疗效

呕吐

呕吐的病名可追溯到《黄帝内经》。《素问·至真要大论》《灵枢·经脉》中称“呕”“呕逆”。病因病机方面，《素问·至真要大论》云：“诸呕吐酸……皆属于热。”“诸逆冲上，皆属于火。”认为火、热之邪上逆可致呕吐。呕吐是胃内容物反入食管，经口吐出的一种反射动作。呕吐可分为三个阶段，即恶心、干呕和呕吐，但有些呕吐可无恶心或干呕的先兆。

01 | 食疗、药疗

萝卜蜂蜜

配方与食用：萝卜1个，蜂蜜50毫升。将萝卜洗净，切丝，捣烂成泥，拌蜂蜜。分两次吃完。

功效：常吃萝卜有健脾和中、养胃的功效。本方可软化血管、稳定血压，治疗动脉硬化、胆石症等疾病。

芦根绿豆粥

配方与食用：绿豆、芦根各100克，生姜10克，紫苏叶15克。先煎芦根、姜，再下紫苏叶，片刻后，去渣取汁；绿豆煮粥，与药液混合，再稍煮片刻。任意食用。

功效：芦根味甘、性寒。《药性论》记载：“芦根能解大热，开胃，治噎哕不止。”本方可止呕利尿，用于胃热呕吐及热病烦渴、小便赤涩，并解鱼鳖中毒。

甘蔗姜汁

配方与食用：甘蔗汁半杯、鲜姜汁1汤匙。甘蔗捣烂绞取汁液。姜汁制法与此同。将两汁混合加温水饮用，每日两次。

功效：甘蔗可清热解毒、和胃止呕。本方可治妊娠反应、慢性胃痛等引起的反胃吐食或干呕不止。

姜汁砂仁

配方与食用：鲜生姜100克，砂仁5克。将鲜姜捣烂为泥，用纱布挤汁。将姜汁倒入碗内，加水，放入砂仁，隔水炖半小时，去渣饮汤。

功效：本方可温胃散寒、行气止呕，治胃寒呕吐、腹痛、妊娠呕吐等。

黄连香薷汤

配方与食用：黄连3克，香薷8克，厚朴6克，白扁豆15克。所有材料用水煎两次，混合后分上、下午服，每日1剂。

功效：香薷治脾胃不和、胸膈痞滞，适用于呕吐脾胃湿热证，症见呕吐吞酸、胃痛嘈杂、心烦、口渴、小便黄。

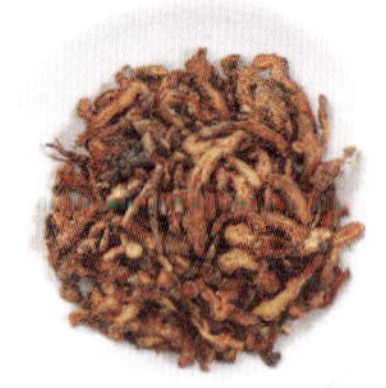

◎黄连

02 | 特效理疗养命方

胡椒末敷脐

方法：胡椒9克。将胡椒研为细末，填满肚脐，外用胶布固定，隔日更换1次。本方可辅助治疗脾胃寒湿性呕吐。

热敷葱白饼止久呕

方法：葱白适量，盐少许。葱白拌盐捣烂，蒸熟捏成饼。敷于肚脐上，固定。本方可温中散寒降逆，用于久呕不止。

十滴水滴肚脐治呕吐

方法：把十滴水滴在肚脐里，外面用纱布及胶布封盖，12小时以后取下。十滴水是一味常见的中成药，它的主要成分是樟脑、干姜、大黄、小茴香、肉桂、辣椒、桉油和酒精，既能祛寒，又能去火，一滴入脐，可治暑天之火和食物之寒，寒热两邪通吃，治疗夏天易出现的肠胃问题。

较急的呕吐按摩疗法

掐内关穴：用拇指指尖掐住对侧内关穴（在手腕上两横指，两筋之中）1分钟，以有麻胀感为度。

肚脐敷药的经络原理

肚脐是人体的"先天之本源，生命之根蒂"。它是任脉上的穴位，与人体的五脏六腑都有密切联系，人体六条阴经的经气全部聚积于此穴。可以说任何药物的药性都可以通过这个穴位到达五脏六腑，能有效治疗肠胃受寒、呕吐及腹泻。

擦任脉：用一手的手掌自膻中穴（在两乳中间）擦至肚脐，由上向下反复5～7遍。

推膀胱经：让别人用其一手手掌自肺腧穴（在第3胸椎棘突下督脉旁开1.5寸处）推至胃俞穴（在第12胸椎棘突下督脉旁开1.5寸处），自上向下左右各5～7遍。

慢性呕吐

按揉中脘、天枢穴：自己用手掌或他人用拇指按揉中脘穴（脐上4寸处）、天枢穴（肚脐横开2寸处），每穴各2分钟。

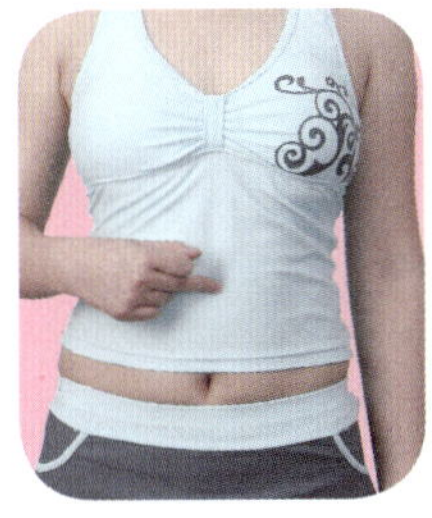

◎中脘穴

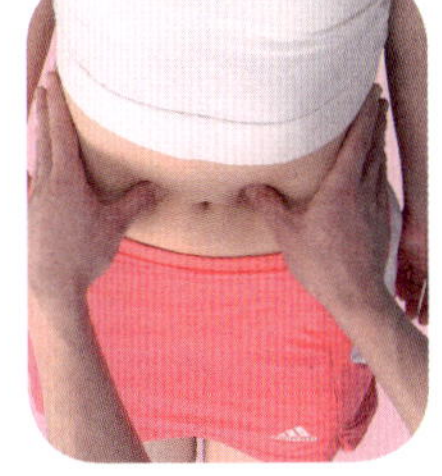

◎天枢穴

擦腹直肌：自己的双手分别放在肚子的腹直肌上，自上而下反复擦动，约1分钟。

点揉脾俞、胃俞穴：他人用拇指指尖或肘尖点揉脾俞（在第11胸椎棘突下督脉旁开1.5寸处）、胃俞穴，每穴约半分钟，不可用蛮力。

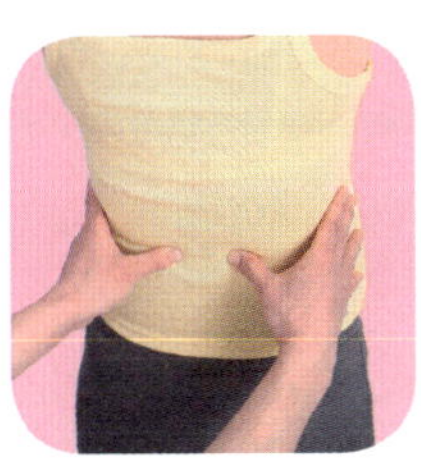

◎脾俞穴

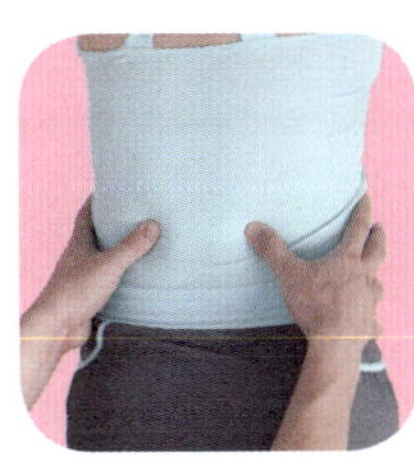

◎胃俞穴

胃痛

胃痛是由于脾胃受损、气血不调所引起的胃脘部疼痛的病症，又称胃脘痛。历代文献中所称的“心痛”“心下痛”，多指胃痛而言。如《素问·六元正纪大论》说：“民病胃脘当心而痛。”胃痛是临床上常见的一个症状，多见急慢性胃炎，胃、十二指肠溃疡病，胃神经官能症，也见于胃黏膜脱垂、胃下垂、胰腺炎、胆囊炎及胆石症等病。

01 | 食疗、药疗

百合乌药煎剂

配方与食用：百合3克，乌药9克。百合、乌药用水煎两次，混合后分上、下午服，每日1剂。

功效：乌药治气逆胸腹胀痛、宿食不消、反胃吐食、寒疝、脚气、小便频数。本方治胃痛（萎缩性胃炎或溃疡）胃热阴虚者，症见胃脘痛、空腹时胃痛、口干欲饮等。

玫瑰花膏

配方与食用：玫瑰花100克。将玫瑰花捣碎，与白砂糖300克混匀，置阳光下，待糖融化后服用，日服3次，每次10克。

功效：本方可治疗胃痛、消化不良、肺结核咯血，此膏可以长期食用，具有强身健体、和脾健胃、润肤美容之功效。

玫瑰花茶

玫瑰花茶性质温和，可缓和情绪、平衡内分泌、补血气、美颜护肤，对肝及胃有调理的作用，并可消除疲劳、改善体质。玫瑰花茶还有助消化、消脂肪之功效，有助于减肥；还可润肠通便。由于玫瑰花茶有一股浓烈的花香，治疗口臭效果也很好，长期饮用还可改善睡眠。玫瑰花茶的味道清香幽雅，饭后饮用效果最好。

土豆泥

配方与食用：土豆洗净（不去皮）250克。将土豆加水煮熟，捣烂成糊状。服时加蜂蜜少许，清晨空腹食用，连服半月。

功效：土豆可和中养胃。本方用于胃脘隐痛不适。禁食发芽的土豆，否则轻者导致泻痢，重者中毒呕吐。

乌贼骨等研末

配方与食用：乌贼骨3份，白芍、川楝子、生甘草各2份。所有材料共研细末，每次服1.5克，日服3次，空腹温开水送下。

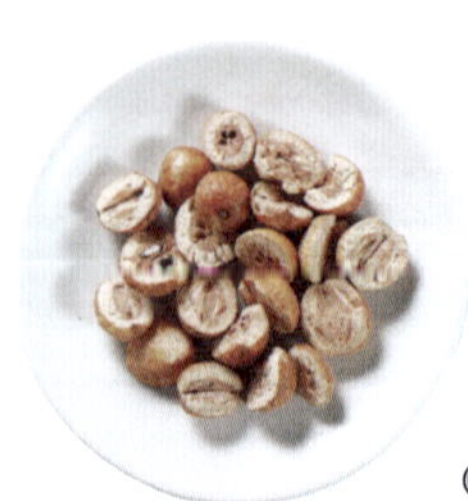

◎川楝子

功效：乌贼骨味咸、涩，性微温，归肝、肾经，有收敛止血、止痛之功效。持久服用本方，可使溃疡面逐渐愈合达到治疗胃痛的目的。

02 | 特效理疗养命方

●甘草填肚脐

方法：准备甘草若干，取一小截捣碎，填在肚脐内，再用医用纱布和医用胶布固定。晚上贴敷，早上取下即可。

●附子木香药饼敷脐

方法：取制附子、广木香、延胡索各10克，甘草4克，共研细末，生姜汁调匀，制成药饼，敷于脐腹部疼痛最明显处，可温中行气，散寒止痛，治疗脾胃虚寒型胃脘痛疗效较好。

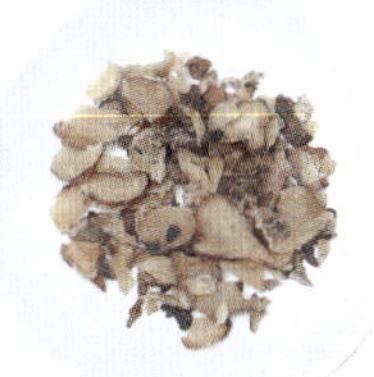

◎附子

甘草为何能够治胃痛

甘草是补胃的贤良之药，而且不寒不热，性质如谦谦君子一样平和；第二，它和中补气，有“缓急止痛”的功效。所以，治胃痛，无论急性、慢性，都可用甘草来治。

缓解胃痛的6大特效穴位

穴位名称	位置	主治	灸法
胃俞穴	在背部，当第12胸椎棘突下，旁开1.5寸	按摩此穴能够缓解胃脘痛、呕吐、腹胀等症状	艾条灸3～7分钟，艾罐灸15～20分钟
内庭穴	在足之大趾次趾外凹陷中，属足阳明胃经穴	经常按摩此穴可起到缓解胃痛的作用	艾条灸3～5分钟，艾罐灸10～15分钟
中脘穴	采用仰卧的姿势，中脘穴位于人体上腹部，前正中线上	按摩此穴可缓解胃痛、腹胀、呕吐、吞酸等多种脾胃疾病	艾条灸3～5分钟
神阙穴	神阙穴位于肚脐中央	这个穴位有络脉直通肠胃，因此按摩此穴有健脾强肾、和胃理肠的作用	艾条灸5～15分钟
足三里穴	找穴时左腿用右手、右腿用左手以食指第2关节沿胫骨上移，至有突出的斜面骨头阻挡为止，指尖处即为此穴	此穴位能通胃，善治胃中寒。经常按摩此穴位对缓解胃痛有很好的作用	艾条灸5～15分钟，艾罐灸20～30分钟
内关穴	位于前臂掌侧，从近手腕之横皱纹的中央，往上约三指宽的中央	经常按摩此穴位能够缓解胃痛	艾条灸5～7分钟

慢性胃炎

慢性胃炎是指不同病因引起的各种慢性胃黏膜炎性病变，是一种常见病，在军队发病率居首。自纤维内镜广泛应用以来，对本病的认识有明显提高。慢性胃炎常有一定程度的黏膜萎缩（黏膜丧失功能）和化生，常累及贲门，伴有G细胞丧失和胃泌素分泌减少，也可累及胃体，伴有泌酸腺的丧失，导致胃酸、胃蛋白酶和内源性因子的减少。

01 | 食疗、药疗

枳实麦芽山楂

配方与食用：枳实9克，麦芽12克，山楂肉6克。所有材料用水煎两次，混合后分上、下午服，每日服用1剂。

功效：山楂具有消食导滞和胃的功效。本方适用于慢性胃炎饮食停滞证、胃脘胀痛、拒按、厌食欲吐、嗳腐酸臭等。

姜韭牛奶羹

配方与食用：韭菜250克，生姜25克，牛奶250毫升（或奶粉2汤匙，加水适量）。将韭菜、生姜切碎，捣烂，以洁净纱布绞取汁液，倒入锅内，再加牛奶煮沸。每日早晚趁热顿服。

功效：韭菜含有挥发性精油及硫化物等特殊成分，可散发出一种独特的辛香气味，有助于疏理肝气、增进食欲、增强消化功能。本方适用于胃寒型胃溃疡、慢性胃炎、胃脘痛、呕吐等。

◎韭菜

区别牛奶好坏的方法

1.在盛水的碗内滴几滴牛奶，如牛奶凝结沉入碗底为好，浮散的为质量欠佳。若是瓶装牛奶，只要在牛奶上部观察到稀薄现象或瓶底有沉淀的，则都不是新鲜牛奶。

2.将奶煮开后，表面结有奶皮（乳脂）的是好奶，表面为豆腐花状的是坏奶。凡颜色、气味和状况异常的牛奶，不能食用。

生姜橘子皮

配方与食用：生姜、橘子皮各20克。两种材料用水煎两次，药液混合，每日2或3次分服。

功效：生姜可温中健胃、燥湿行气。本方用于治疗慢性胃炎之胃痛、呕吐黏液或清水。

地龙治慢性胃炎

配方与食用：地龙适量。烤干研末，每次服2克，每日3～4次，饭后1小时服。

功效：可活血化瘀、理气止痛，治慢性胃炎瘀血阻滞症，见胃脘疼痛，痛有定处而拒按，痛如针刺或刀割，病程日久。

02 | 特效理疗养命方

白参片贴极泉健胃消食

方法：用拳头或保健小锤敲击左侧极泉穴，连续敲击20下，胃胀很快就会得到缓解。然后把捣碎的白参片贴在此穴上，再用医用纱布及胶布固定好，贴12小时，休息12小时。

极泉穴位于手少阴心经之上（腋窝顶点，腋动脉搏动处），是一个消化大穴，可以促进体液循环，增强肠胃消化能力。

揉内外关治慢性胃炎

方法：取坐位或仰卧。以拇指、食指分置于内关、外关穴上，相对用力挤1～2分钟。两手交替施治，用力大小要以自己能忍受为度。操作前，要修平指甲，以免损伤皮肤。

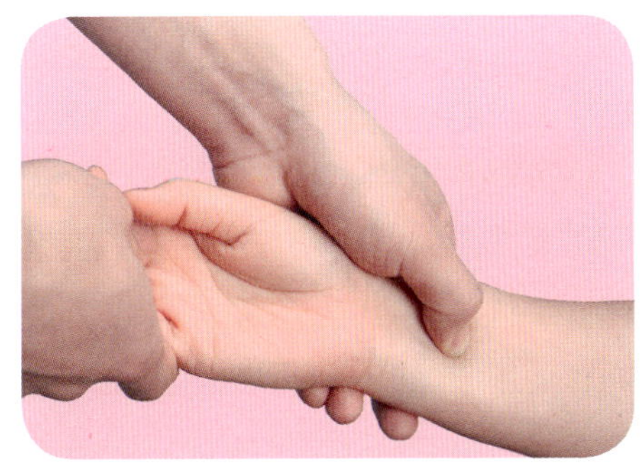

◎内关穴

艾灸特效穴位治疗慢性胃炎

穴位名称	位置	主治	灸法
足三里穴	犊鼻穴下3寸，胫骨外一横指处	胃痛、腹痛、腹胀、消化不良。《四总穴歌》曰："肚腹三里留。"	艾条灸5～15分钟，艾罐灸20～30分钟
中脘穴	腹部正中线，脐上4寸处	胃痛、反胃吞酸，呕吐、消化不良。《灸法秘传》讲："饮食减少，灸其中脘。"《得效方》道："忧思结气心痛、呕吐、不食不消，太仓。"	艾条灸5～15分钟，艾罐灸20～30分钟
期门穴	在胸部，当乳头直下方，第6肋间隙，前正中线旁开4寸	胸胁疼痛、乳腺炎。《中华针灸学》说："主治胁下积气，伤寒心痛、呕酸。"	艾条灸3～5分钟，艾罐灸10～15分钟
手部特效反射区	在手掌第4掌骨和钩骨的交界处	胃下垂、胃炎、胃痉挛、十二指肠溃疡	艾条灸10～15分钟
头部特效反射区	位于头正中线，入前发际5寸约当两耳尖连线之中点处	《中医大辞典》云："主治头痛、耳鸣、目眩、健忘、中风等。"	艾条灸5～7分钟

胃及十二指肠溃疡

胃及十二指肠溃疡是一种常见病。它的局部表现是位于胃和十二指肠壁的局限性圆形或椭圆形的缺损。患者有周期性上腹部疼痛、泛酸、嗳气等症状。常因情绪波动、过度劳累、饮食失调、吸烟、酗酒、某些药物的不良作用诱发。中医认为本病不单纯是局部疾病，而是全身性疾病，与肝脏关系密切，临床多见肝胃不和、脾胃虚寒和脾虚肝郁等证型。

01 | 食疗、药疗

海蜇糖枣膏

配方与食用：海蜇450克，红枣500克，红糖250克。将海蜇、红枣先煎15分钟后，加入红糖小火熬成膏状。每次1匙，每日两次。

功效：本方清热润肠，适用于胃及十二指肠溃疡。

海螵蛸大黄粉

配方与食用：海螵蛸、生大黄等份。将两味药材各研细粉，混合装入胶囊，每个胶囊0.3克，每次3粒，凉开水送服，每日两次。

功效：生大黄可收敛止血、清热解毒。本方治疗胃及十二指肠溃疡引起的上消化道出血。

挑选优质海蜇

优质海蜇皮应呈白色或浅黄色，有光泽，自然圆形，片大平整，无红衣、杂色、黑斑，肉质厚实均匀且有韧性的最好，无腥臭味，口感松脆适口。劣质的海蜇皮皮泽变深，有异味，手捏韧性差，易碎裂。

莲草红枣汤

配方与食用：鲜旱莲草50克，红枣8～10颗。将旱莲草、红枣加水煎煮半小时。滤出药液，再煎一次，两次药液混合，分次服用。

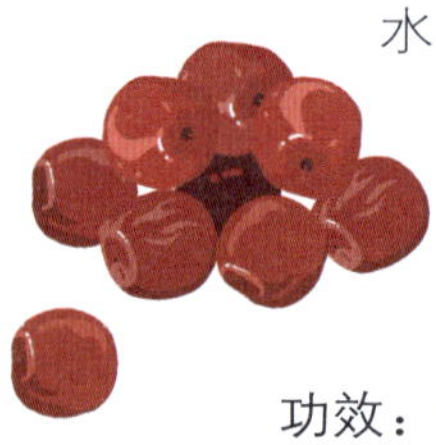

功效：红枣可滋阴补血、止血。本方适用于胃、十二指肠溃疡出血以及失血性贫血等。

蜂蜜辅助疗法

配方与食用：蜂蜜适量。空腹服用蜂蜜，早晚两次，温开水调服。坚持1个疗程（20天）有明显的疗效。

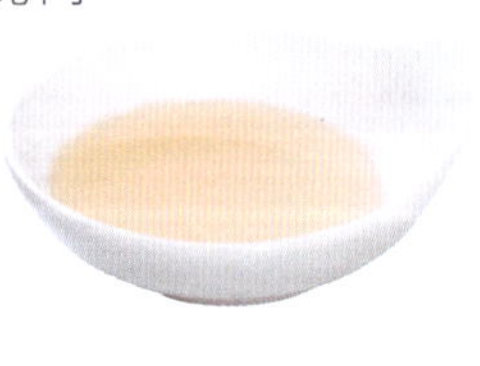

功效：蜂蜜不仅能补中益气、健胃、润肠、通便，还能抑制胃酸的分泌，减少胃黏膜的刺激而缓解疼痛。

玫瑰花茶

配方与食用：干玫瑰花瓣6～10克（鲜品加倍）。干玫瑰花瓣用沸水冲泡开，代茶饮用。

功效：玫瑰花有疏肝解郁、健脾和胃的功效，可治疗肝气郁结胁痛、胃溃疡及十二指肠球部溃疡疼痛等。

02 | 特效理疗养命方

按揉丹田

方法：先自然站直，双脚分开与肩同宽，双手自然下垂放于身体两侧，眼睛平视前方，自由呼吸，将注意力集中在丹田穴位，舌顶上颚，然后将右手放在神阙部位，左手顺时针按摩丹田，范围可逐渐扩大，直至按摩整个腹部，1次按摩9～10次为宜。最后再换左手固定，右手逆时针从腹部外沿向里一圈圈按摩，一直按摩到丹田，按摩9～10次。

腹部按揉法

方法：仰卧，右手掌放于上腹部，左手轻压于右手背上，稍用力向右下腹按摩，经下腹、左下腹，回到上腹部，反复30次。然后更换左手，反方向按摩。

灸神阙穴

方法：神阙穴可用隔盐灸，可请家人帮忙，将足量的盐置于神阙穴处，再把艾条或艾炷放于盐上施灸，每日1次。也可隔附子或姜片、蒜片进行施灸。

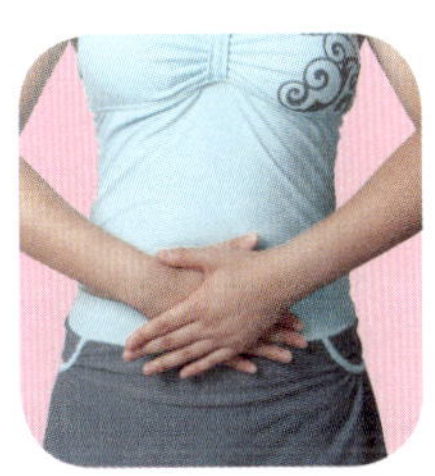

◎神阙穴

灸内关穴

方法：准备清艾条（一般药店有售），用火点燃，采用正坐或仰卧的姿势，对着左侧内关穴灸。注意保持一定距离，要以温热为度，不要烫伤皮肤。内关穴位于前臂掌侧，从近手腕之横皱纹的中央，往上约三指宽的中央。

如何挑选好的艾条

艾灸的治疗效果要靠艾灸条点燃后的烟、味、温、热对穴位进行治疗。艾条质量不好或无烟无味，会影响艾灸的治疗效果。好的艾条硬度适中，没有扎手的感觉，用手一捏，感觉很柔软的艾条内部较为松散，治疗时艾草灰容易掉落。虽然艾草的叶子是绿色的，但绿色的艾条最好不要选择，好的艾条应该是土黄色。另外，艾条的味道应该是清香味，而不是单纯的青草味。

胃肠炎

胃肠炎是胃肠黏膜及其深层组织的出血性或坏死性炎症。其临床表现以严重的胃肠功能障碍和不同程度的自体中毒为特征。胃肠炎可分为慢性胃肠炎和急性胃肠炎两种。慢性胃肠炎最常见的症状是腹泻，每日1次或多次；急性胃肠炎主要是由于不洁饮食引起，常常因为各种细菌的感染，如痢疾杆菌、沙门氏菌属感染等。

01 | 食疗、药疗

罂粟壳金银花煎剂

配方与食用：罂粟壳3克，金银花10克，山药30克。所有药材用水煎两次，早晚分服。

功效：金银花可清热解毒、收敛、止泻。本方对慢性胃肠炎、结肠炎、消化不良、特异性胃肠炎、慢性腹泻等疗效显著。

风干鸡

配方与食用：净母鸡1只，丁香2克，白芷3克，葱、姜、盐、料酒各适量。将盐抹在鸡身上，把丁香、白芷、葱、姜片塞入鸡膛内，再洒上料酒，放入盆中；次日将鸡挂在通风处两天，然后洗净，把膛内药物取出；把鸡放在盆里，入葱、姜、料酒加水蒸烂为止；拣去葱、姜，趁热拆去鸡骨，把肉浸泡在汤中，随时食用。

功效：丁香可健脾和胃。本方适于食欲不振、恶心反胃、慢性腹泻、乏力等脾胃虚寒患者。

金银花的由来

传说三国时期诸葛亮七擒孟获时，大部分将士水土不服，中了山岚瘴气。一位白发老人得知此事，派自己的一对孪生孙女金花、银花去采几筐仙药来解难，3天后，姐妹仍未归来，人们多方寻找，在一处山崖处，只见药筐中采满了草药，金花、银花却为此献出了生命，为了纪念她们，人们就把这种草药开的花叫作“金银花”。由于忍冬花初开为白色，后转为黄色，因此得名金银花。

藿香滚鸡蛋

配方与食用：鸡蛋1个，藿香15克。藿香加水与鸡蛋共煮，鸡蛋不可煮破，待蛋煮熟后，取出稍候，然后用鸡蛋在患儿脐部周围划圈滚动，蛋凉再煮，煮热再滚，如此反复滚动10～15分钟，每日两次。

功效：藿香可清热健脾、除湿止泻，可治小儿急性胃肠炎感寒腹痛腹泻。

胃寒且有慢性肠胃炎者饮食调理注意事项

1.饮食要规律，避免暴饮暴食，减轻胃肠负担。如热量摄入不足，可用干稀搭配的加餐办法补充。

2.避免各种刺激性食物，如烈性酒、浓咖啡、生蒜、芥末等，同时避免吃过硬、过酸、过辣、过咸、过热、过冷及过分粗糙的食物。可选用温和食谱，除去对胃肠黏膜产生不良刺激的因素，创造黏膜修复的条件。食物要细、碎、软、烂。烹调方法多采用蒸、煮、炖、烩与煨等。

3.注意酸碱平衡。胃酸过多时，可多食用用牛奶、豆浆或带碱的馒头干以中和胃酸。

4.吸烟会影响胃黏膜的血液供应以及胃黏膜细胞的修复和再生，因此，有吸烟史者应戒烟或少吸烟。

5.平时注意腹部保暖，避免受凉。

02 | 特效理疗养命方

按摩内关穴治胃肠炎

方法：取葱白、生姜各30克捣烂，加水300毫升，煮沸30分钟，趁热用食指蘸药液在患者的拇指及小指根部的掌面向外擦12次，再向内关穴、手臂上方推擦各12次，每日1～2次，连用2～3日。

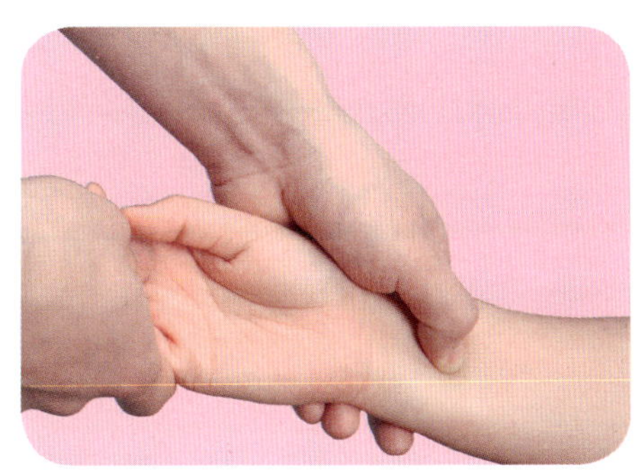

◎内关穴

内关穴的妙用

内关穴所属的这条经络叫心包经，通于任脉，会于阴维，是八脉交会穴之一。内关穴的真正妙用在于能打开人体内在机关，有补益气血、安神养颜之功。内关穴很好找，在手臂内侧，腕横纹上2寸，取穴时手握虚拳向上平放，另一手食指、中指、无名指三指以腕横纹为准并齐，食指点按的地方就是内关穴。这个穴位在养生上的好处是：随时随地都可以点揉，以略感酸胀为宜。

敷贴法治胃肠炎

方法：取薏米、白术、香附、当归、茯苓各30克，青皮、橘皮、白芍各15克，共同研成细末，然后放入锅内炒热，装入布袋中，敷贴在小腹部。如果要想贴牢固，还可以用绷带或胶布固定。

热熨法治胃肠炎

方法：取补骨脂、吴茱萸各15克，干姜45克，肉桂20克，共同研成细末，加入适量的大葱，捣烂如泥，装入布袋，放在脐部及关元、气海穴部位，外用热水袋反复热熨30分钟。

药垫法缓解胃肠炎

方法：将干姜、五倍子、升麻、黄芪、补骨脂、荷叶、吴茱萸各50克一同研成细末，随后加入葱白10克，共捣碎，用纱布包裹，制成药垫可经常坐于上面，此方法简单方便，随时可用，能够有效缓解胃肠炎。

胃下垂

胃下垂的发生多是由于膈肌悬吊力不足，肝胃、膈胃韧带功能减退而松弛，腹内压下降及腹肌松弛等因素，加上体型或体质等因素，使胃呈鱼钩状。病程较长者，由于心理精神因素或贫血、消瘦等因素，患者常有头昏、头痛、失眠、心悸、乏力等症状，少数甚至出现忧郁症的症状；严重者同时伴有肝、脾、肾、横结肠等下垂。

01 | 食疗、药疗

黄芪升麻半夏汤

配方与食用：黄芪15克，升麻8克，半夏9克。所有药材用水煎两次，早晚分服，一日1剂。

功效：黄芪可补气升提。本方治胃下垂气虚乏力、胃虚呕吐。

黄芪炖带鱼

配方与食用：带鱼1 000克，炒枳壳15克，黄芪50克，盐、姜片、葱节、味精、植物油、料酒各适量。将黄芪、炒枳壳洗净，研细，用白纱布包好，扎紧；将带鱼去头，除内脏，切成5指长的段，洗净，放入油锅中略煎片刻，再放入药包及佐料，注入清水适量；用中火炖30分钟后，拣去药包、葱节、姜，加入味精，调好味即可。佐餐食之。

功效：黄芪有补五脏、和开胃、温养脾胃、固护卫阳、充实表分、补气生血、长举脾阳之功效。本方适于胃下垂、久泻、脱肛等中气下陷的患者食用。

胡适为何常喝黄芪水

胡适先生开始与黄芪结下不解之缘是在1920年。那年秋天他因病吃了不少西药，总不能完全见好。后来幸得名医诊治，遂以黄芪为主药医好了他的病。中年以后，他渐感疲惫不堪，力不从心，便常用黄芪泡水，代茶饮用。特别是在讲课之前，总要先呷几口黄芪水，以至于精力倍增，讲起话来声如洪钟，滔滔不绝。黄芪泡茶的方法：只需到中药店买点生黄芪回家，每次用15克泡水代茶饮，20天为1疗程，一般1疗程即可见效。

营养均衡同样有效

胃下垂患者大多体力和肌力都很弱，加之消化吸收不好，容易产生机体营养失衡，故较正常人更感到疲劳和精神不振。因此，患者要注意在少量多餐的基础上力求使膳食营养均衡，糖类、脂肪、蛋白质三大营养物质比例适宜。其中脂肪比例偏低些。因为脂肪特别是动物脂肪在胃内排空最慢，若食脂过多，就会使得本已排空不畅的胃承受压力增加，加重食物滞留，故而要适当限制。而蛋白质食物应略有增加，如鸡肉、鱼肉、猪瘦肉、半熟鸡蛋、牛奶、豆腐、豆奶等，将其做得细软些并不会影响消化吸收。通过增加蛋白质摄入，可增加体力和肌力、缓解易疲劳等症状，也可改善胃壁平滑肌的力量，促进胃壁张力提高，蠕动增强。

02 | 特效理疗养命方

●仰卧起坐

仰卧在床上，两手放在身体两侧，头向上抬，用腹肌的力量使身体坐起来，然后再躺下。如不用手扶床坐不起来，可用手稍加帮助，每天早晚各做10～20次。

●仰卧挺胸

仰卧在床上，以头和腿支撑身体，用力将胸腹部挺起来，一起一落，每天早晚各做10～20次。

●仰卧抬头

仰卧在床上，两手扶住头的后脑勺，头尽量往上抬，停两秒钟后落下，每天早晚各做10～20次。

●仰卧抬臀

仰卧在床上，两手放在身体两侧，两腿屈曲，两脚掌蹬在床上，臀部尽量向上抬，停两三秒后放下，每天早晚各做5～10次。

●举腿运动

仰卧位，两腿并拢，直腿举起，悬在离床20～30厘米高处停止不动，控腿约10秒钟，然后还原做第二次，每天早晚各做10～20次。

运动疗法注意事项

患者可从特效理疗中介绍的动作里选2～3项，每天坚持练习，即能收到较好的效果。但要注意，采用运动疗法，不可急于求成，需从小运动量做起。每次饭后应注意适当休息，不宜多运动，以免增加胃的负担。治疗胃下垂目前没有特效药，一般只是对症治疗，疗效欠佳。体育锻炼疗法以卧位锻炼腹肌和腰背肌肉为主，并配合腹部的按摩活动，效果比较显著。

●摆腿运动

取仰卧位，两腿并拢，直腿举起，在离床20～30厘米处停止不动，再慢慢地向两侧来回摆动，每天早晚各做10～20次。

●V字形平衡操

取正常的坐姿，双脚上举，膝与脚尖均伸直，双臂上举，使全身保持V字形，坚持30秒钟，每天早晚各做5～10次。

●高抬腿原地走

正常站在地上，两条腿轮流高抬，膝关节屈曲，大腿和身体呈直角，抬后放下，像原地踏步一样，每日走200步。

●腹壁运动

配合呼吸运动，使腹壁一张一缩前后运动，增强腹肌的力量，使其对胃有一定的支撑力。每顿饭前做1次，每次30～50下。

消化不良

消化不良是一种临床症候群，是由胃动力障碍所引起的疾病，也包括胃蠕动不好的胃轻瘫和食道反流病，分为功能性消化不良和器质性消化不良。功能性消化不良属中医的“脘痞”“胃痛”“嘈杂”等范畴，其病在胃，涉及肝脾等脏器，宜辨证施治，予以健脾和胃、疏肝理气、消食导滞等法治疗；器质性消化不良是由某器官病变引起的消化不良症状。

01 | 食疗、药疗

香砂藕粉糊

配方与食用：砂仁2克，木香1克，藕粉30克，白糖适量。将砂仁、木香研为细末，同藕粉及白糖一起放入碗内和匀，沸水冲泡，搅拌成糊状即可。每日1～2次，可当点心温热食用，连用2～3天。

功效：藕粉能增进食欲，促进消化，开胃健中，有益于胃纳不佳、食欲不振者恢复健康。本方适用于消化不良，宜趁热食用，不宜冷服，以免伤脾胃。

砂仁粥

配方与食用：砂仁2～3克，大米50～75克。先把砂仁捣碎研为细末；再将大米煮粥，待粥将熟时，调入砂仁末，稍煮即可。每日可供早晚餐，温热服食。

功效：砂仁可健脾胃，助消化。本方适用于食欲不振、消化不良。注意砂仁放入粥内后，不可久煮，以免有效成分挥发。

鸡内金

配方与食用：鸡内金若干。将鸡内金晒干，捣碎，研末过筛。饭前1小时服3克，每日两次。

功效：可消积化滞。治消化不良，积聚痞胀等。

鹌鹑山药党参汤

配方与食用：鹌鹑1只，党参25克，淮山药50克，盐少许。将鹌鹑处理洗净；党参洗净，切成小段；淮山药去皮，切成块；将鹌鹑、党参、淮山药加水共煮约50分钟至熟。吃肉饮汤。

功效：本方可补中益气，强筋壮骨。治脾胃虚弱之不思饮食、消化不良等。

无花果饮

配方与食用：干无花果两个（鲜品加倍），白糖适量。将干无花果洗净，捣烂，炒至半焦，加白糖冲服，代茶饮用。

功效：本方可开胃助消化，治胃虚所致的消化不良。

02 | 特效理疗养命方

缩小腹

方法：此法可调整胃酸，增强肠胃功能。其具体做法是收缩肚脐周围的腹部肌肉，以拉动下腹部与丹田，与命门产生共振。

仰卧起坐法

方法：此法有利于腹肌的增强，从而防止内脏下垂。可每天坚持做12～24个仰卧起坐，分两次完成。仰卧起坐的个数可逐渐增多。

咽津法

方法：此法能促进舌头灵活性，保持唾液腺分泌通畅，生津并调整胃肠消化功能。其具体做法是，在刷牙漱口后，口唇微闭，两腮和舌头沿齿龈内外做漱口运动，接着鼓腮，保持唾液在口中漱动约20次，再慢慢吞咽唾液。

节律提肛法

方法：此法能促进肛周血液循环和静脉回流，有利于肛门括约肌的功能，可预防脱肛、直肠脱垂。其具体做法是，吸气时将注意力集中在会阴部，用力上提肛门，肛门紧缩持续片刻，然后随呼气放松肛门，可连续做10～20下，以肛门不疲劳为度，每日两次。

热敷法

方法：把湿毛巾放进微波炉加热，然后趁热将湿毛巾用塑料袋装起来，放在腹部上方，躺下休息。这里需要注意的是，湿毛巾的热度以不被烫伤为宜。除此之外，还可以将热水灌进暖水袋里，进行热敷，同样也是以不被烫伤为宜。

饭后不宜立即活动

饭后胃正处于充盈状态，这时必须保证胃肠道有充足的血液供应，以进行初步消化。饭后适当活动一下，可保证胃肠道能得到更多的血液供应量。但是，如果饭后立即运动，势必会有一部分血液集中到运动系统去，这样就延续了消化液的分泌，反而破坏了胃的正常消化，容易诱发功能性消化不良。尤其对于平时运动比较少的人，如果饭后立即运动，则会引起更为严重的不良后果，因此应在饭后20分钟后再开始运动，否则会适得其反。

胆囊炎

胆囊炎是细菌性感染或化学性刺激引起的胆囊炎性病变，为胆囊的常见病。急性胆囊炎的症状主要是右上腹疼、恶心、呕吐和发热等；慢性胆囊炎是最常见的一种胆囊疾病，患者一般同时有胆结石，但无结石的慢性胆囊炎患者在中国也不少见。胆囊炎多见于35～55岁的中年人，女性发病较男性为多，尤多见于肥胖且多次妊娠的妇女。

01 | 食疗、药疗

金钱银花炖瘦肉

配方与食用： 金钱草80克（鲜品200克），金银花60克（鲜品150克），猪瘦肉600克，黄酒20克。材料洗净后，将金钱草与金银花用纱布包好，同猪肉加水浸没，大火烧沸加黄酒，小火炖2小时，取出药包。饮汤食肉，每次1小碗，日服两次。过夜煮沸，3日内服完。

功效： 金钱草可清热利胆、利尿通淋。本方可用于治疗胆囊炎。

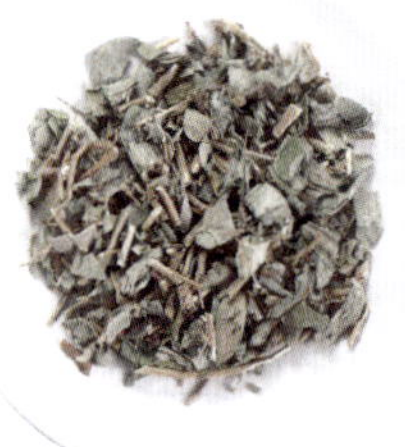

◎金钱草

山楂三七粥

配方与食用： 山楂10克，三七3克，大米50克，蜂蜜适量。三七研细末，先取山楂、大米煮粥，待沸时调入三七、蜂蜜，煮至粥熟服食。每日1剂，早餐服食。

功效： 山楂可活血化瘀、理气止痛，有助于解除局部瘀血状态。本方具有扩张血管、降低血压及利尿和镇静神经的作用。

丹参三七汤

配方与食用： 丹参30克，红枣10克，三七5克。将丹参用布包，红枣去核，三七去皮，洗净，加水同炖至熟后，去药包，以盐、味精调味，喝汤吃红枣，每日1剂。

功效： 丹参可清热凉血、疏肝利胆。本方适用于慢性胆囊炎肝区疼痛、大便燥结者。

02 | 特效理疗养命方

摩腹疗法

方法： 用手掌在脐的周围做顺时针推摩20～30次。以拇指或中指指尖按揉章门穴（位于屈肘合腋，肘尖尽处）、梁门穴（位于脐上4寸，旁开2寸处）、期门穴（位于乳头下方的第6肋间隙）各1分钟。用双手掌根部自剑突至小腹部自上而下推20～30次。

按摩足底反射区

肝 位于右足掌第4、5跖骨上半部，前方与肺反射区有一小部分重叠。手法为用食指扣拳法，自足趾向足跟外端压刮3次。适用于胆囊和胆管疾病及肝炎、肝硬化等。

胆囊 位于右足掌第3、4跖骨向中上部，在肝反射区之内。手法为单食指扣拳法，以食指靠近手掌一端的指节顶点施力，定点向深部足跟方向顶压或压刮3～4次。适用于胆石症、胆囊炎及其他肝胆疾病。

脾 位于左足旁第4、5跖骨间基底部，横向与十二指肠反射区相对。手法为单食指扣拳法，直接向下按压3～4次。适用于食欲不振、消化不良、贫血、发热，具有增强免疫力的作用。

胃 位于足掌第1足趾跖关节后方，即第1跖骨体前段。手法为单食指扣拳法，以食指近指间关节顶点施力，由足趾向足跟方向从轻逐渐到重压刮3次。适用于脾胃病症，如呕吐、腹胀、消化不良等。

胰腺 位于足掌第1跖骨体下段，在胃和十二指肠反射区之间。手法为单食指扣拳法，以食指近指间关节顶点施力，由足趾向足跟方向从轻逐渐到重压刮3次。适用于胃脘腹胀、胆石症、胆囊炎及胰腺炎。

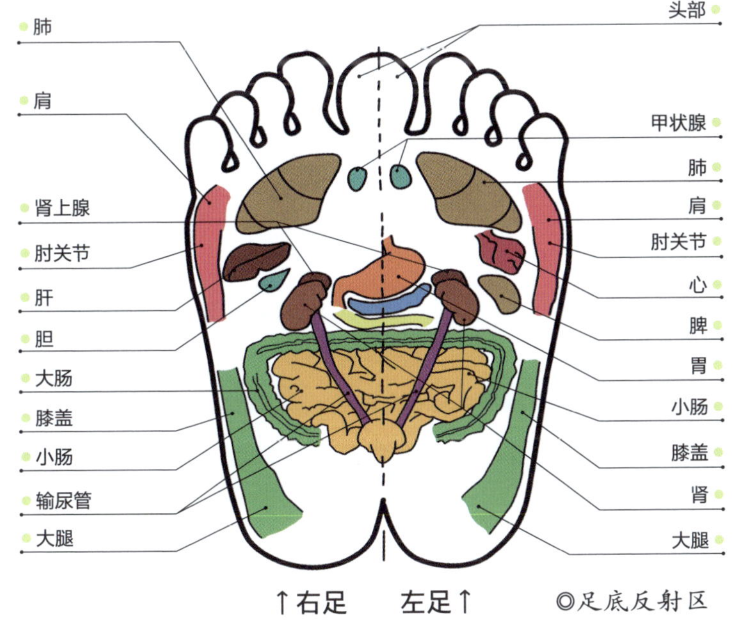

◎足底反射区

肺结核

结核病是由结核杆菌引起的慢性传染病，可累及全身多个器官，但以肺结核最为常见，可扩散至全身长期潜伏，在机体抵抗力降低时发病。本病病理特点是结核结节和干酪样坏死，易形成空洞。结核病仍是目前常见、多发的慢性传染病之一。临床上多呈慢性过程，少数可急起发病。常有低热、乏力等全身症状和咳嗽、咯血等呼吸系统表现。

01 | 食疗、药疗

大蓟根炖猪肉

配方与食用：干大蓟根30克，猪瘦肉100克。大蓟根与猪瘦肉加适量的水煮，肉熟即可。分早、晚服用，每日1剂，3个月为1个疗程。

功效：干大蓟根可凉血、散瘀解毒。本方适用于肺结核患者。

猪肺纳贝母

配方与食用：猪肺1个，贝母15克，白糖60克。将肺脏开一小口，装入贝母及白糖蒸熟，食用。每日两次。吃完后再继续蒸食。

功效：贝母味苦、性微寒，归肺经，具有清热化痰止咳之功效，可用于治疗痰热咳喘，又兼甘味，故善润肺止咳。本方可润肺清热，可使结核病灶很快吸收。

银耳红枣粥

配方与食用：银耳15克，大米100克，红枣5颗。所有材料一起熬煮，煮沸后加冰糖煮为粥，经常服用。本方润肺补气，适用于肺结核患者。

食用银耳宜忌

好的银耳颜色呈淡黄色，且朵形是完整的。若银耳呈深黄色，有奇怪臭味的，就千万不要购买了。此外，银耳宜用沸水泡发，泡发后应去掉未发开的部分，特别是那些呈淡黄色的东西。发好的银耳要充分漂洗，摘除银耳的基底部才可以食用。银耳虽然好吃，但也不宜吃太多，一般一人一次15克就足够了；还有冰糖银耳含糖量高，所以睡前就不要再吃了，以免血黏度增高。

冬虫夏草炖鸭

配方与食用：冬虫夏草4根，雄鸭1只，姜、盐、酱油、味精各适量。将鸭开膛去内脏，加适量水，下冬虫夏草及各种调料，炖至鸭熟为止。食肉饮汤，每日两次。

功效：冬虫夏草味甘、性平，能补肾壮阳、补肺平喘、止血化痰。传统医学《本草从新》记载冬虫夏草："味甘性温，秘精益气，专补命门。"本方可滋阴补肾，适用于肺结核属于肺肾两虚者。

●胡萝卜蜂蜜汤

配方与食用：胡萝卜1 000克，蜂蜜100毫升，明矾3克。将胡萝卜洗净，切片，加水350毫升，煮沸20分钟，去渣取汁，加入蜂蜜、明矾，搅匀，再煮沸片刻即可。日服3次，每次服50克。

功效：本方可祛痰止咳，适用于咳嗽痰白、肺结核咯血等症。

●银耳鸽蛋羹

配方与食用：银耳2克，冰糖20克，鸽蛋1个。先将银耳用清水浸泡20分钟后揉碎，加水400毫升，用大火煮沸后加入冰糖，小火炖烂；然后将鸽蛋打开，用小火蒸3分钟，再放入炖烂的银耳羹中，煮沸即可。日服3次，每次服50克。

功效：本方养阴润肺、益胃生津，适用于肺结核干咳。

02 | 特效理疗养命方

●按压尺泽穴

方法：以圆珠笔笔端按压于肘部尺泽穴1～2分钟，然后指揉尺泽穴3～5分钟，至局部有酸胀感为宜。

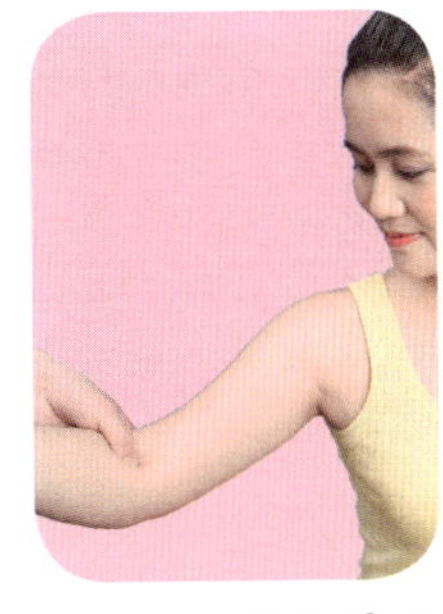

◎尺泽穴

●点按内关穴

方法：患者取坐位，以一手拇指指端置于内关穴上，内关穴在腕掌横纹上3横指，掌长肌腱与桡侧腕屈肌腱之间。着力按压3～5分钟，指按后可配合指揉，局部有酸胀感，并向上肢放射。

●按揉中府穴

方法：一手四指并置于一侧胸大肌胸骨缘，沿肋间隙向外疏摩至中府穴，再用拇指于中府穴处着力，长按3～5分钟，上肢有麻胀感。中府穴取穴于两手叉腰立正，锁骨外侧端下缘的三角窝中心是云门穴，由此窝正中垂直往下推一条肋骨（平第一肋间隙）处即是本穴。男性乳头外侧旁开两横指，往上直推三条肋骨处即是本穴（平第一肋间隙）。

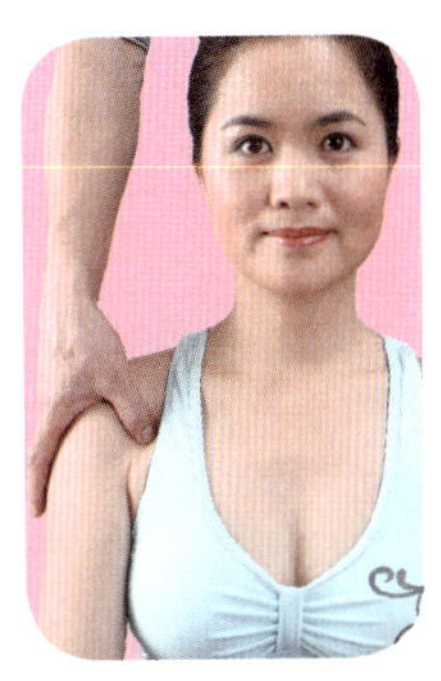

◎中府穴

尺泽穴功效解析

尺泽穴为肺经合穴，既具有合穴的共性，又有自己的特性。此穴位于肘横纹中，肱二头肌腱桡侧凹陷处。穴位概述尺泽穴最早见于《灵枢·本输》篇："入于尺泽，尺泽，肘中之动脉也，为合，手太阴经也。"后世多沿用此名。配太渊穴，经渠穴治咳嗽，气喘；尺泽穴是最好的补肾穴，通过降肺气而补肾，最适合上实下虚的人，高血压患者多是这种体质。肝火旺，肺亦不虚，脾气大但很能克制自己不发火（金能克木）的人常会感到胸中堵闷，喘不上气来。此时可点揉肺经的尺泽穴。

肺气肿

肺气肿系指终末细支气管远端气腔增大，并伴有腔壁破坏性改变的一种病理状态。肺气肿主要包括阻塞性肺气肿、老年性肺气肿、代偿性肺气肿及灶性肺气肿等。阻塞性肺气肿最为常见，它是由于慢性支气管炎或其他原因逐渐引起的细支气管狭窄，终末细支气管远端气腔过度充气，气腔壁膨胀、破裂而产生的肺脏充气过度和肺容积增大的阻塞。

01 | 食疗、药疗

南瓜蜂蜜糖

配方与食用：南瓜1 000克，蜂蜜100毫升，冰糖50克。将南瓜顶部开口，挖去一部分瓤，将蜂蜜和冰糖装入，再将开口盖好，蒸至熟烂。早晚吃，连吃7天。

功效：南瓜性温、味甘，无毒，入脾、胃二经，能润肺益气、化痰排脓、驱虫解毒。本方可治咳喘、肺气肿。

百尾笋炖鸡治肺气肿

配方与食用：百尾笋30克，白鲜皮15克，鹿衔草15克，鸡肉200克。先将百尾笋洗净，再将百尾笋、白鲜皮、鹿衔草一起放入煎锅中，加入适量清水，用大火煮沸后，转小火煎至汤汁浓郁，加入洗净的鸡肉，切成小块，放入汤汁中继续熬煮，熬至鸡肉完全熟透后，熄火，取汤汁。每日服用。

功效：百尾笋具有润肺止咳、健脾消积的作用，主治虚损咳喘、痰中带血、肠风下血、食积胀满。

桑白皮猪肺汤

配方与食用：猪肺500克，桑白皮、甜杏仁各30克，黄酒1匙，盐少许。将猪肺切块，同桑白皮、甜杏仁入锅中，加水适量煮沸，加黄酒、盐后再转小火炖2小时，弃渣吃肺喝汤，每日两次，两天食完。

功效：桑白皮可泻肺平喘、行水消肿，主治肺热喘咳、吐血、水

肺气肿患者的饮食禁忌

1. **忌食刺激性食物：**忌食辣椒、葱、蒜、酒等辛辣刺激性食物，因刺激气管黏膜，会加重咳嗽、气喘、心悸等症状。

2. **忌食海腥油腻之品：**非清蒸做法做出的鱼，由于用油量过大，容易引起上火。此外，有过敏体质的人以及血尿酸高的人也应少吃油量大的黄鱼、带鱼、虾、蟹以及肥肉等，以免助火生痰。

3. **避免食用产气食物：**如红薯、韭菜等，因其对肺气宣降不利，应多食用碱性食物。

4. **禁止吸烟：**抽烟是支气管炎发生发展的祸根之一，对哮喘性支气管炎极为不利，应绝对禁止。

肿、脚气、小便不利。本方可治慢性支气管炎伴有肺气肿。

02 | 特效理疗养命方

揉合谷穴、曲池穴

方法：以一手的拇指指骨关节横纹，放在另一手拇、食指之间的指蹼缘上，当拇指尖下是合谷穴。

曲池穴位于肘横纹外侧端，屈肘，当肘横纹与肱骨外上髁连线中点。

用手的拇指，按揉对侧的合谷穴和曲池穴，指压下去以感觉酸胀为佳。每穴按揉2分钟。然后交换手继续按揉。每天做3次。此二穴是人体强壮的要穴，能够有效提高免疫力，提升整体精神状态，促进受损组织的修复。

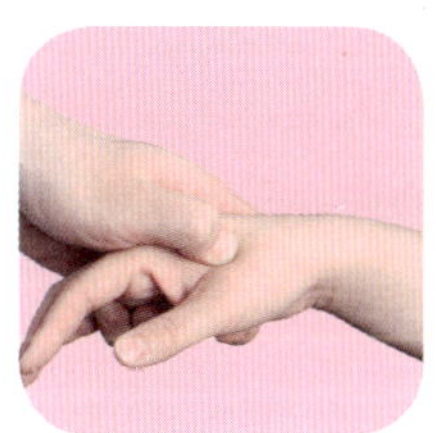

◎合谷穴

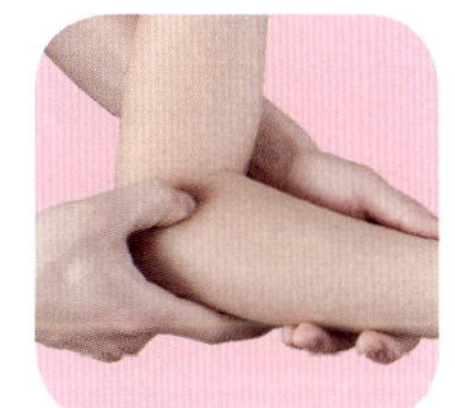

◎曲池穴

揉尺泽穴

方法：尺泽穴位于肘横纹中，肱二头肌腱桡侧凹陷处。用拇指按揉对侧胳膊的尺泽穴，按摩1～2分钟。以按压酸胀感为佳，操作同按揉合谷穴、曲池穴。尺泽穴具有补肺气、滋

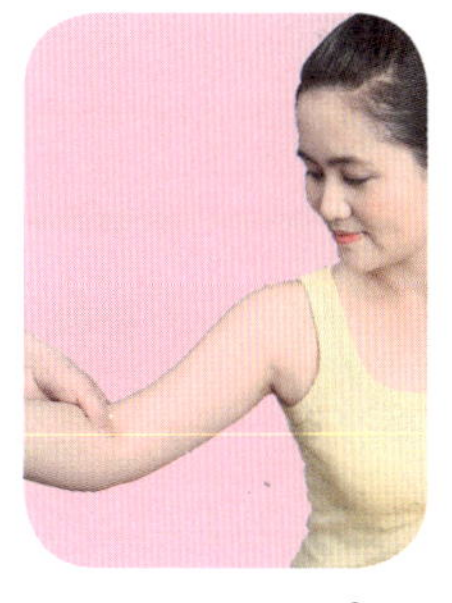

◎尺泽穴

如何自我诊断肺气肿

如果有以下症状，建议马上到医院就医，以确诊是否患上肺气肿：在吸烟多年的基础上，出现咳嗽，咳大量白痰、喘息气促三个月以上；在吸烟多年的基础上，出现乏力，不能胜任体力劳动，容易出汗、感冒。

肺阴的作用，是治疗肺病的特效穴位。与合谷穴、曲池穴不同，尺泽穴的补益作用更为专一。

按揉小腹

方法：双手重叠，稍微用力按压于脐下小腹部，然后顺时针方向和缓地按揉，每次按揉10分钟，每日两次。注意千万不要过于用力，也不要憋气，以免出现喘憋，甚至加重病情。小腹部有人体补气强身健体的重要穴位——气海穴和关元穴。轻柔和缓地按揉小腹部可以有效地刺激此二穴，达到补气平喘，增进食欲的作用。

毛巾擦背、擦颈、擦腰

方法：洗澡中或洗澡后，用一条湿润的长毛巾，先擦后颈部，再斜着擦后背，最后横擦腰部，每个部位擦1分钟，擦到皮肤发红微热为佳。目的是刺激背部的定喘穴、肺腧穴、肾腧穴等强壮穴，以宽胸理气、补肾平喘止咳。临床证实，此做法能够在一定程度上促进肺泡的回缩，增加血液中的含氧量，有效提高生活质量。

高血压

高血压病指在静息状态下动脉收缩压和舒张压增高（≥140/90mmHg），常伴有脂肪和糖代谢紊乱以及心、脑、肾和视网膜等器官功能性或器质性改变，以器官重塑为特征的全身性疾病。中间间隔5分钟以上，两次以上非同日测得的血压≥140/90mmHg可以诊断为高血压。高血压病的发病率会随着年龄的增加而升高。

01 | 食疗、药疗

鲜芹菜汁

配方与食用：鲜芹菜250克，蜂蜜适量。将鲜芹菜洗净，切碎，放入榨汁机中榨汁。每次服50毫升，加适量蜂蜜调服，每日两次。

功效：本方有清热平肝的作用，主治肝阳上亢型高血压，症见头痛眩晕、颜面潮红、烦躁易怒等。

鲜芹菜根红枣汤

配方与食用：鲜芹菜根10个，红枣10颗。将芹菜根洗净，捣烂，与红枣同煮30分钟，每次服用50毫升，15～20天为1个疗程。

功效：本方有清热平肝降压的作用，主治高血压伴头晕头痛、面红目赤等症。

芹菜粥

配方与食用：新鲜芹菜60克，大米50～100克。将芹菜洗净，切碎，与大米入砂锅内，加水600毫升左右，同煮为菜粥。每天早晚餐时，温热食。

功效：此粥清热平肝、固肾利尿，适用于高血压患者，但此粥作用较慢，需要坚持长期食用，方可见效。

茶叶玉米须水

配方与食用：玉米须60～80克，茶叶适量。将玉米须、茶叶用沸水冲泡，代茶饮。

功效：玉米须具有利尿作用，适用于高血压合并肾炎兼有眼睑浮肿、下肢轻微水肿的患者。

山楂大米粥

配方与食用：山楂30～40克，大米100克，白砂糖10克。将山楂洗净，放入锅中，大火煮至浓稠，滤出浓汁，去渣，然后加入大米、白砂糖煮粥。在两餐之间当点心服，不宜空腹食用。

功效：山楂具有消积化滞、收敛止痢、活血化瘀等功效，非常适用于高血压兼有积滞或高脂血症的患者食用。

菊花糯米酒

配方与食用：甘菊花10克（剪碎），糯米酒适量。将两种材料放入锅内拌匀，加入适量水煮沸后食用。每日两次。

功效：糯米酒温中益气，菊花有清热散风的作用。本方适用于高血压肝阳上亢见有眩晕、面红目赤、急躁易怒、口苦咽干等症。

绿茶苹果皮蜂蜜水

配方与食用：绿茶1克，苹果皮50克，蜂蜜25毫升。将苹果皮洗净，加清水450毫升，煮沸5分钟，加入蜂蜜、绿茶即可。凉温后分3次服用，日服1剂。

功效：本方能够有效治疗高血压，有降压的作用。

乌龙茶杭菊花茶饮

配方与食用：乌龙茶（或龙井茶）3克，杭菊花10克。乌龙茶、杭菊花开水泡茶饮用。不宜太浓，以免失眠、心慌。

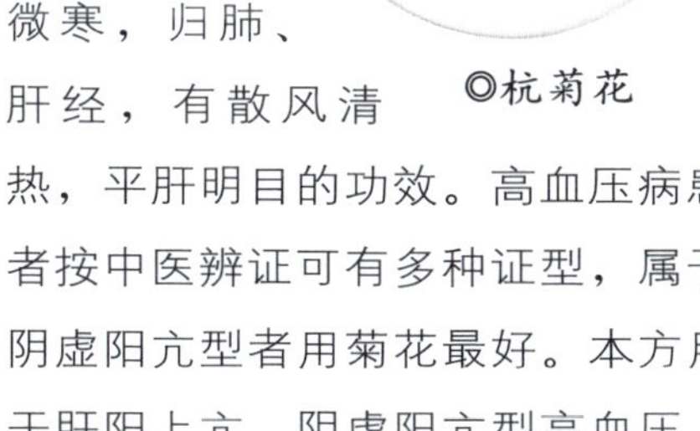

◎杭菊花

功效：菊花味辛、甘、苦，性微寒，归肺、肝经，有散风清热，平肝明目的功效。高血压病患者按中医辨证可有多种证型，属于阴虚阳亢型者用菊花最好。本方用于肝阳上亢、阴虚阳亢型高血压、见有头晕头痛，颜面潮红等症。

醋泡黄豆防治高血压

配方与食用：醋、黄豆各适量。黄豆炒熟，装入瓶中占1/3，倒入醋，加盖，1周即可。每日饮1匙，若腹泻减量。

功效：本方用于软化血管，对于血管硬化久服效果明显。

醋泡花生米

配方与食用：花生米、米醋各适量。浸泡5日后食用，每天清晨空腹吃10粒。

功效：本方具有祛瘀生新、消食健胃、补中益气、清热的功效，适用于高血压偏于阴虚和血脉瘀滞者。还可用于软化血管。

灵芝治高血压

灵芝能够起到降低高血压患者血压的作用，能够有效改善高血压病患者的自觉症状，特别是与常规应用的降压药合用时有协同作用，使血压更易控制，血黏度降低，微循环得到改善。

除此之外，灵芝的调节血脂作用亦有利于防治高血压病及其并发症。灵芝的降压作用主要与其所含三萜类成分有关。

蜂蜜黑芝麻粉

配方与食用：蜂蜜100毫升，黑芝麻75克。先将黑芝麻炒熟，凉凉，捣成芝麻粉，加入蜂蜜搅拌均匀，用温开水冲化。每日分两次服用。

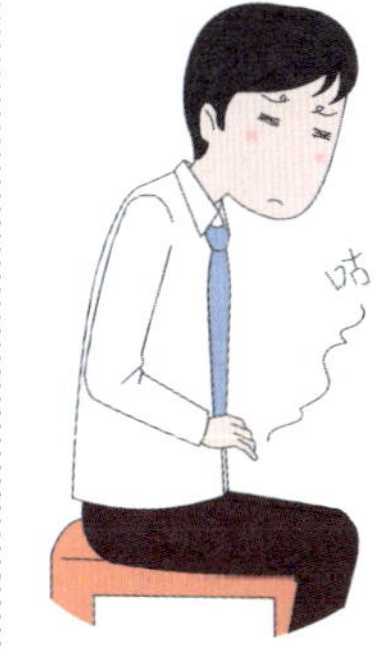

功效：蜂蜜清热润燥，对心脑血管有益，每日早晚各服1杯蜂蜜水，会使血压趋于正常，能给高血压患者消除烦恼。

02 | 特效理疗养命方

按摩涌泉穴

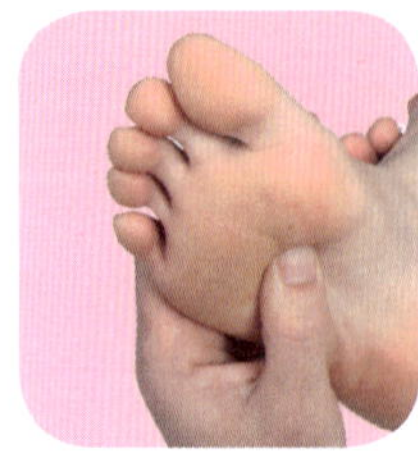

◎涌泉穴

方法：涌泉穴，是人体足底穴位，位于足前部凹陷处第2、3趾趾缝纹头端与足跟连线的前1/3处，为全身腧穴的最下部，乃是肾经的首穴。中国现存最早的医学著作《黄帝内经》中说："肾出于涌泉，涌泉者足心也。"意思是说，肾经之气犹如源泉之水，来源于足下，涌出灌溉周身四肢各处。所以，涌泉穴在人体养生、防病、治病、保健等各个方面显示出它的重要作用。

每天晚上用热水泡脚半小时后按揉涌泉穴3分钟。在床上取坐位，双脚自然向上分开，或取盘腿坐位，然后用双拇指从足跟向足尖方向涌泉穴处，做前后反复的推搓；或用双手掌自然轻缓地拍打涌泉穴，以足底部有热感为宜。

足底贴敷

方法：吴茱萸100克，龙胆草60克，土硫黄20克，朱砂15克，明矾30克。将以上药材共研成细末，每次用药适量，用醋调成糊状，每天晚上睡觉前贴到两侧涌泉穴上，外面用医用纱布包好，以防止脱落，早上起来之后拿下。

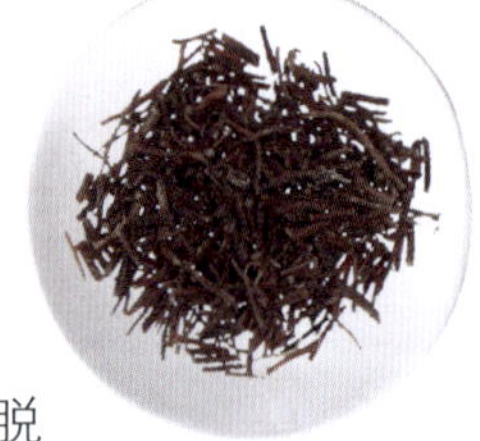

◎龙胆草

如何挑选足浴桶

1.**看外观**：做工好的足浴桶外表光滑，手感细腻，板与板之间、桶与箍之间接合良好。

2.**比重量**：同等规格、尺寸的浴桶，云杉较轻，橡木和香柏木较重；云杉足浴桶价格较低，橡木和香柏木浴桶价格较高。

3.**看证书**：一般来说，好的产品都经过质量认证，质量和售后服务比较有保证。

4.**看装水后是否变形**：好的足浴桶因为选材优良，加上做工精细，一般很少会变形，而质量较差的足浴桶则会出现金属箍变紧或松动的情况。制作工艺上，木桶的木材是经高温烘干处理的，木材含水率控制在12%左右。

艾灸特效穴位治疗高血压

穴位名称	位置	主治	灸法
曲池穴	屈肘时，在肘横纹外端凹陷处	《新医疗法》称："主治耳鸣、头痛、高血压、半身不遂、瘫痪等。"	艾条灸3～7分钟，艾罐灸15～20分钟
血海穴	屈膝，于髌骨内上缘2寸处	《新医疗法》指出："主治贫血，高血压等。"	艾条灸3～5分钟，艾罐灸10～15分钟
平心穴	位于掌心正中央，以手掌与中指交界横纹中和腕横纹之中点互相连线之中点是穴，左右计两穴	《针灸奇穴》道："主治高血压。"	艾条灸3～5分钟
手部反射区	位于第2掌骨和第3掌骨间隙的中点处	高血压、胃痉挛	艾条灸5～15分钟
足三里穴	犊鼻穴下3寸，胫骨外侧一横指处	高血压、眩晕、贫血等	艾条灸5～15分钟，艾罐灸20～30分钟
百会穴	位于头正中线，入前发际5寸约当两耳尖连线之中点处	《中医大辞典》云："主治头痛、耳鸣、目眩、健忘、中风等。"	艾条灸5～7分钟

中药足浴法

方法：钩藤30克剪碎，放到盆里加适量水煮，不宜用大火，10分钟后端下，稍微凉一点的时候加一点冰片，然后把双脚放进去，每次泡30～45分钟（可不断加热水保持水温）。早晚各1次，10日为1个疗程，连续2～3个疗程。

李时珍药枕

方法：野菊花、淡竹叶、冬桑叶、生石膏、白芍、川芎、磁石、蔓荆子、青木香、蚕沙、薄荷各20克，装到枕头里面，每天枕的时间不能少于6小时。

心理平衡很重要

高血压患者的心理表现是紧张、易怒、情绪不稳，这些又都是使血压升高的诱因。

患者可通过改变自己的行为方式，培养对自然环境和社会的良好适应能力。

避免情绪激动及过度紧张、焦虑，遇事要冷静、沉着；当有较大的精神压力时应设法释放，向朋友、亲人倾诉或积极参加轻松愉快的业余活动，将精神倾注于音乐或寄情于花卉之中，使自己生活在最佳境界中，从而维持稳定的血压。

低血压

低血压是指体循环动脉压力低于正常的状态。由于高血压在临床上常常引起多种危险病变，世界卫生组织也对高血压的标准有明确规定，但低血压的诊断尚无统一标准，一般认为成年人肢动脉血压低于12／8 kPa（90／60 mmHg）即为低血压。低血压是指由于血压降低而引起的一系列症状，如头晕、晕厥等。

01 | 食疗、药疗

芪麻鸡汤益气补虚

配方与食用：嫩母鸡1只，黄芪30克，天麻13克，葱、姜各8克，盐15克，黄酒10克，陈皮12克。将母鸡去内脏，入沸水中焯去浮沫，冲洗；将黄芪、天麻装入鸡腔内，放于砂锅中，入葱、姜、盐、酒及陈皮，加水适量，小火炖至鸡烂熟，放胡椒粉少许即可食用。

◎黄芪

功效：本方可补益肺脾，主治低血压引起的食欲不振、头晕目眩、眼冒金花、久立卧突然起身时出现眼前发黑，并伴有心悸、面色苍白等。

荔枝红枣汤

配方与食用：荔枝干、大枣各7颗。将荔枝干与大枣水煎两次，混合药液，分两次服，每日1剂。

功效：荔枝具有通神益智、填精充液、辟臭止痛等多种功能。本方可补虚理气，适用于低血压患者。

人参枳壳煎剂

配方与食用：人参10克，枳壳5克。将以上药材用水煎两次，混合药液，早晚服用，每日1剂。

功效：人参能够补气升阳、健脾理气，可治疗低血压头晕、腹胀纳差者。

鱼鳔当归汤

配方与食用：鱼鳔、当归各10克，红枣10颗。将上三味水煎。每日两次，早晚分服。长期服用。

功效：当归能够补血养血，适用于再生障碍性贫血所导致的头晕，以及血压偏低者。

如何挑选鲜桂圆

鲜桂圆果皮新鲜、饱满，果柄鲜活不萎；果肉肉质白润细嫩，果肉饱满、透明、多汁；用手指微按果实手感紧硬；味道香甜可口。变质桂圆果皮为黑褐或黑色，汁液外渗；果肉肉质松软，甚至腐烂变质；微按果实感觉松软；有酒味、涩味或酸味等异味。

桂圆粥

配方与食用：桂圆肉30克，小米50～100克、红糖适量。将小米与桂圆肉同煮成粥；待粥熟，调入红糖。空腹食，每日两次。

功效：桂圆可补益心脾、养血，本方适用于用于低血压见气血不足、失眠多梦者。

02 | 特效理疗养命方

推摩脊柱

方法：俯卧位，按摩者用手掌在被按摩者背部沿脊柱从下往上进行推摩，反复3次。拇指和食指、中指相对用力，提捏被按摩者的脊柱两旁，从腰向上，反复10次。

床上运动

方法：1.坐在床上，头向左侧旋转，再向右侧旋转，重复5～6次。上身左右扭转，重复4～5次。

2.两腿伸直坐在床上，上体前倾，双臂向前平伸，尽量用双手触及双脚。重复5～6次。呼气时坐起，立即向右转身1次，躺下，恢复预备姿势。第二次呼吸时再坐起，立即向左转身1次，躺下，恢复预备姿势，重复4次。

3.仰卧，双腿伸直并拢，抬高50～60度，抬腿时吸气，放下时呼气，重复6～8次。

刺激足底

方法：用拇指轻揉患者双足，并对在按摩中疼痛明显的反射区继续按揉5分钟。坚持每日按摩。可用空可乐瓶或拳头轻轻敲打足底15～20分钟，每日1次；用发卡或牙签刺激足跟15～20分钟，每日两次；旋转足踝15～20分钟，每日两次。

孕妇为什么取左侧卧位好

因为孕妇增大的子宫大部分是呈右旋，而下腔静脉在脊柱前右侧，左侧卧位可减轻对下腔静脉的压迫，从而达到防治低血压的目的。也要注意观察，有少数孕妇子宫偏左，如果取左侧卧位，则反倒压迫下腔静脉而发生低血压综合征，这种情况应采取右侧仰卧位。

防治孕妇仰卧低血压综合征

方法：应从妊娠28周（孕7个月）开始，对孕妇进行此项监测，一是孕妇个人要留心在仰卧一定时间以后有无低血压综合征出现；二是让孕妇仰卧10分钟左右测定其血压，看血压是否降低，这样就可能及时发现。防治的办法很简单，就是改变卧姿，多采取左侧卧位，改变经常仰卧的习惯，起码不要长时间仰卧。

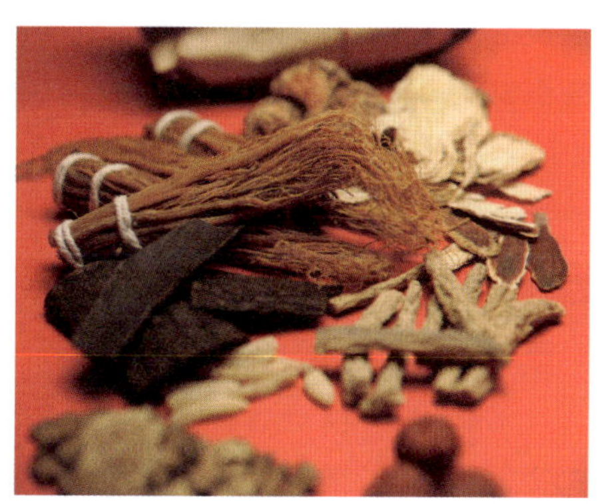

心律失常

心律失常指心律起源部位、心搏频率与节律以及冲动传导等任一项异常。心律失常既包括“心律紊乱”或“心律不齐”，又包括频率的异常。正常心律起源于窦房结，频率60～100次/分钟（成人），比较规律。窦房结冲动经正常房室传导系统顺序激动心房和心室，传导时间恒定（成人0.12～1.21秒）；冲动经束支及其分支以及浦肯野纤维到达心室肌的传导时间也恒定（<0.10秒）。

01 | 食疗、药疗

延胡索散剂

配方与食用：延胡索100克。延胡索研粉，每次服5克，每日两次。

功效：延胡索性温，味辛、苦，既入血分，又入气分。《本草纲目》说：“延胡索能行血中气滞，气中血滞，故专治一身上下诸痛，用之中的，妙不可言”。本方可活血行气，治疗各种心律失常。

党参桂枝炙甘草汤

配方与食用：党参30克，桂枝20克，炙甘草10克。所有药材水煎两次，混合药液，分两次服用，每日1剂。

功效：党参味甘、性平，归脾、肺经，质润气和，具有健脾补肺、益气养血生津的功效。本方可温通心脉，治疗心律失常之窦性心动过缓。

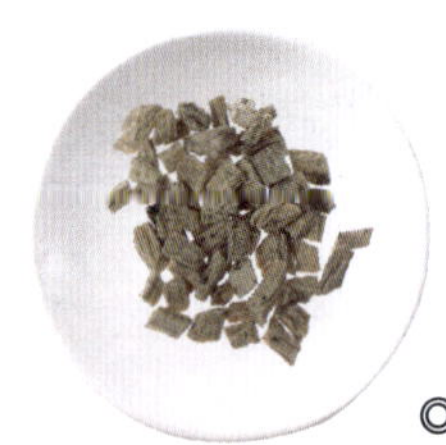

◎党参

灵芝研末

配方与食用：灵芝1个。灵芝晒干研末，每次1～3克，每日两次。

功效：灵芝可益精气、强筋骨，治疗冠心病伴有心律失常者。

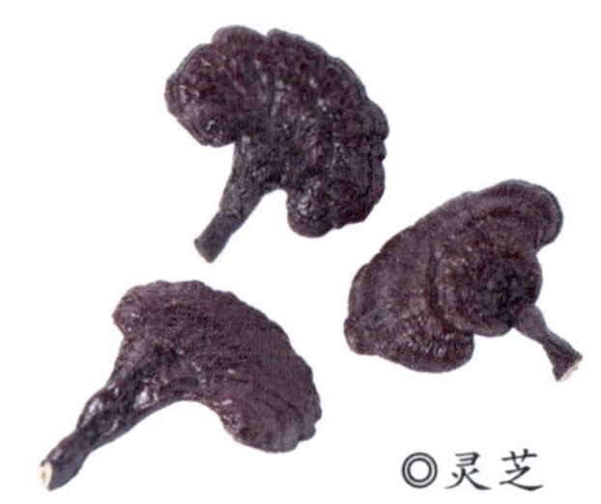

◎灵芝

灵芝酒

配方与食用：灵芝100克，白酒1 000毫升。将灵芝浸泡白酒中，放置1个月后，每日饮酒50毫升。

功效：本方可活血益精气，治疗心律失常。

蛋黄油治心律不齐

配方与食用：熟鸡蛋3个。将煮熟的鸡蛋剥去皮，取蛋黄放入铁锅内，以小火煎熬出蛋黄油即可。每日服两次，每次1小匙，连续服用。

功效：本方可滋阴润燥养血，治疗心律不齐。

西洋参黄芪饮

配方与食用：西洋参10克，黄芪15克，甘草3克。所有药材泡服，代茶饮，每日1服。

功效：本方可补气养阴，治疗心律失常气阴双亏者。

02 | 特效理疗养命方

按揉神门穴

方法：神门穴是全身安神养心最好的穴位之一，位于腕部，腕掌侧横纹尺侧端，尺侧腕屈肌腱的桡侧凹陷处。点揉神门穴时，因皮下组织结构较内关更致密，因此可以稍加点压的力量，点揉此穴能够松弛白天过度紧张焦虑的中枢神经，以扩张冠状动脉，增加冠状动脉血液流量，还有益气血、安神补心的功能。点揉每侧各1分钟，最适合晚间睡前操作。

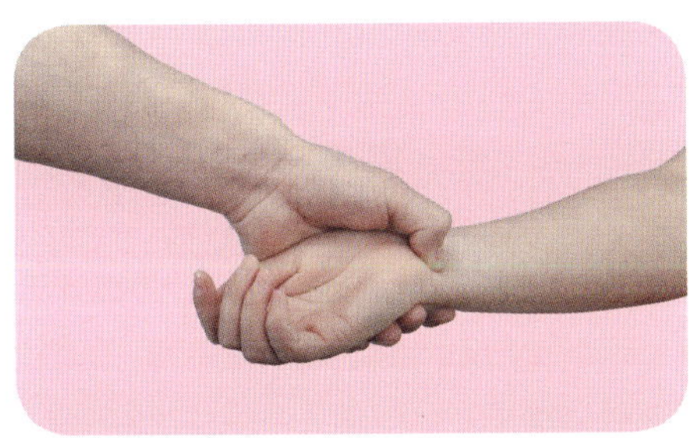

◎神门穴

十指功治心慌

方法：用一只手的食指、中指紧夹另外一只手的小拇指两侧，由手指根部向指部拉拔，感到指尖有温热、胀、麻的感觉。再依次从无名指到拇指，各做1次，两手交替进行。心脏不好的人，建议最好能坚持早晚各做1次，每次约5分钟。坚持做十指功可以扩张冠状动脉，增加心肌供氧量，调节心肌代谢及心脏功能，缓解冠状动脉痉挛，增加冠脉血流量，从而可改善心肌供血，对心血管病具有一定的辅助治疗作用。

耳针

主穴：内分泌、心、交感、神门、枕。

配穴：皮质下、小肠、肾，心动过速加耳中，心房颤动加心脏点。

心脏点位置：屏上切迹微前凹陷后下缘。

灵芝辨识

灵芝自古以来就被认为是吉祥、富贵、美好、长寿的象征，有“仙草”“瑞草”之称。灵芝为真菌类植物，其子实体由菌盖和菌柄两部分组成，市场上销售的灵芝子实体主要为紫芝和赤芝两种，形状基本相似，仅颜色有所不同。

紫芝：菌盖与菌柄与赤芝相类似，但皮壳及菌柄均呈黑色，菌肉呈锈褐色。购买时应注意以体大、色泽鲜艳者为佳。

赤芝：菌盖形状为半圆形或肾形，大小不等，木栓质，皮壳颜色为黄褐色或红褐色，有光泽和环状棱纹及辐射状皱纹，边缘薄，多向内卷。菌肉类白色或淡褐色，厚约1厘米，菌柄侧生，呈紫红褐色，有光泽，质坚硬。

肺心病

慢性肺源性心脏病最常见者为慢性缺氧血性肺源性心脏病，简称肺心病，是指由肺部胸廓或肺动脉的慢性病变引起的肺循环阻力增高，致肺动脉高压和右心室肥大，伴或不伴有右心衰竭的一类心脏病。肺心病在中国是常见病、多发病。在气候严寒的北方及潮湿的西南地区及抽烟的人群患病率为高，并随年龄的增长而增高。

01 | 食疗、药疗

蛤蚧红参丸

配方与食用：蛤蚧、红参等量。将蛤蚧连尾涂以蜜酒，烤脆研细末，红参研末；两者混合均匀，炼蜜为丸，如豆粒大。每日2～3次，每次3克。

功效：红参是人参的熟制品，可补虚，治疗肺心病乏力体虚者。

参芪白术丸

配方与食用：黄芪、党参各200克，白术150克，蛤蚧5对。将所有药材共研末，炼蜜为丸，每丸重6克，早晚各服1丸。

功效：白术具有健脾益气、燥湿利水、止汗、安胎的功效。《医学启源》记载："除湿润燥，和中益气，温中，去脾胃中湿，除胃热，强脾胃，进饮食，止渴，安胎。"本方适用于肺心病缓解期。

玉竹煎水

配方与食用：玉竹25克。玉竹水煎两次，早晚服用，每日1剂。

功效：本方适用于风心病、冠心病或肺心病引起的心力衰竭者。

02 | 特效理疗养命方

手掌按压术

方法：经常指压位于拇指指甲下方的少商穴，再仔细地按摩拇指的第一节，便可畅通肺经循环，进而活跃呼吸器官机能。

手掌刺激法

方法：分别用单根牙签扎刺肺穴、少商穴，每穴2分钟；用梅花针刺激肺反射区，每穴2分钟，然后进行艾灸，每穴1～2分钟。

老年慢性肺心病如何防治

增强体质：老年人应参加力所能及的体育锻炼，如散步、打太极拳等，对提高全身抵抗力、防止肺心病进展有良好的效果。

预防感冒：平时用冷水洗脸，夏天用冷水擦身，可增强耐寒能力。在感冒流行季节，用食醋蒸熏消毒房间对预防感冒有一定的效果。

呼吸锻炼：用鼻慢慢把肺吸满，呼气时将口嘬小，慢慢把气呼出，这样可以增加肺泡扩张，增加氧气的扩散，对改善缺氧情况十分有利。

充血性心衰、水肿

充血性心力衰竭是指心脏当时不能搏出同静脉回流及身体组织代谢所需相应量的血液供应。妊娠、劳累、静脉内迅速大量补液等均可加重有病心脏的负担，诱发心力衰竭。各种原因导致的体内水液运行障碍，水湿停留，泛溢肌肤，引起头面部、四肢甚至全身水肿的病症，称水肿。如胸腔积水、腹腔积水、心包积水等。

01 | 食疗、药疗

鲜椰子浆煲鹌鹑

配方与食用：鹌鹑4只，雪蛤膏6克，椰子1个，党参15克，红枣10颗，生姜两片，盐少许。将雪蛤膏头晚浸透发开，拣去黑子及杂物，再用清水漂洗干净；椰子去壳取肉，保留椰子汁；鹌鹑宰杀洗净，去毛，去内脏；红枣去核；生姜去皮，切两片；瓦煲内加清水和椰子汁，用大火煲至水沸，放入材料煲沸腾后改用中火煲3小时，加盐调味即可。

功效：本方可扩充血容量，利水消肿。也可取鲜椰子汁饮服，对充血性心衰、水肿有益。

核桃红枣膏

配方与食用：核桃20个，红枣20颗。所有材料共捣烂，加入蜂蜜50毫升熬成膏，每次服3匙，黄酒冲服。

功效：核桃性温、味甘，无毒，有补气养血、润燥化痰、益命门、利三焦、温肺润肠的功效。本方可治虚寒喘咳、腰脚重疼、心腹疝痛等功效。

02 | 特效理疗养命方

按摩足三里穴

中医认为足三里穴是胃经的合穴，所谓合穴就是全身经脉流注会合的穴位。经常按摩足三里穴可治疗因全身气血不和或阳气虚衰引起的病症，还能防病健身、抗衰延年，对各种常见的老年病有很好的防治效果。

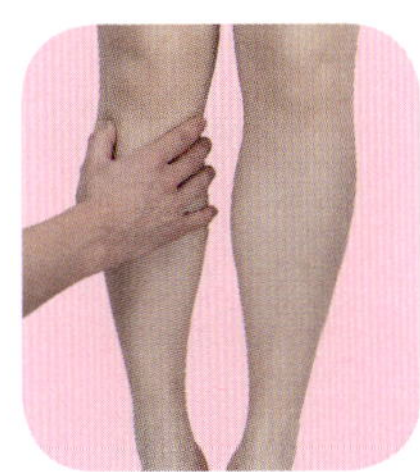

◎足三里穴

方法：用大拇指或中指在足三里穴做按压动作，每次5～10分钟，注意每次按压要使足三里穴有针刺一样的酸胀、发热的感觉。

按摩阳陵泉穴

阳陵泉主要功效是舒经活络、胃理气、祛风解痉、行血降逆、增加脑供血。常按摩阳陵泉可预防心衰水肿。

另外，每天配给早晚做干梳头36次，可以祛头火通胆经；坚持搓两肋36次，可疏肝理气，预防心衰水肿效果更佳。

心悸

心悸是指患者自觉心中悸动，甚至不能自主的一类症状。发生时，患者自觉心跳快而强，并伴有心前区不适感，属祖国医学"惊悸"和"怔忡"的范畴，其重症为怔忡。心悸多因气血虚弱、痰饮内停、气滞血瘀等所致。本病症可见于多种疾病过程中，多与失眠、健忘、眩晕、耳鸣等并存，凡各种原因引起的心脏搏动频率、节律发生异常，均可导致心悸。

01 | 食疗、药疗

莲子桃仁汤

配方与食用：莲子20粒，桂圆肉10粒，桃仁30粒，酸枣仁12克。所有材料与糖水同煮。

功效：酸枣仁味甘、酸，性平。补肝、宁心、敛汗、生津。本方用于虚烦不眠、惊悸多梦、体虚多汗，主治心脏病患者伴有心悸怔忡、神志不安、烦躁、无端忧虑或紧张等。

菖蒲茶

配方与食用：石菖蒲1.5克，酸梅肉、红枣肉各两颗，白砂糖适量。先将菖蒲切片，放茶杯内，再把红枣、酸梅、白砂糖一起煮沸，然后倾入茶杯，将杯盖密封15分钟后服用。

功效：常饮用本方可安神定志，治疗惊恐心悸、失眠健忘、不思饮食。

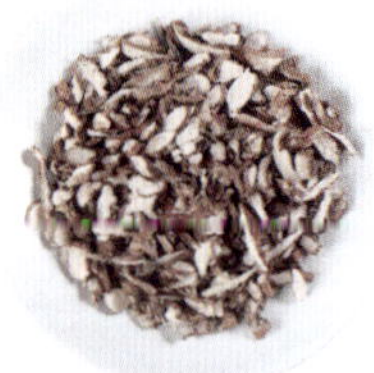

◎石菖蒲

三参饮

配方与食用：丹参30克，党参15克，苦参10克。将三味药同水煎两次，混合药液，早晚服用，每日1剂。

功效：丹参是常用中药，最早记载于《神农本草经》，有活血祛瘀、安神宁心的作用。本方可补气养血、燥湿，适用于心悸心慌者。

心悸与患者的精神因素密切相关

身心健康者在安静状态并不感到自己的心脏在跳动，但有情绪激动或强烈体力活动后也常感到心悸，静息片刻心悸就会消失。神经过敏者则不然，一般心率突然加快或偶发的期前收缩也可感到心悸。

心悸的感觉常与患者的注意力有关，也与心律失常存在时间的久暂有关。当患者注意力集中时，如夜间卧床入睡前或在阴森的环境中，心悸往往较易出现且明显。而许多慢性心律失常者，由于逐渐适应而常不感到明显的心悸。在重度心功能不全的患者，由于较突出的症状如呼吸困难的存在，致注意力分散，也常不感到心悸。

马兰莲子汤防治心悸

配方与食用：马兰头、白茅根、莲子各15克，红枣3颗。将马兰头、白茅根择去杂质，分别用水洗净，同放入锅，加入适量水，煎煮1小时，去渣；莲子去心，同红枣一起放入药液中，再次调整水量，再煮2小时，即可食用。

功效：马兰头清热凉血，白茅根凉血止血，莲子、红枣补脾。本方可祛邪扶正并举，以达到止血清热的功效。

02 | 特效理疗养命方

按摩特效穴位治疗心悸

穴位名称	位置	功效
足三里穴	左腿用右手、右腿用左手以食指第 2 关节沿胫骨上移，至有突出的斜面骨头阻挡为止，指尖处即为此穴	有心悸、气短症状的患者可以用双手拇指指腹按压足三里穴
合谷穴	拇指、食指张开，以另一手的拇指关节横纹放在虎口上，拇指下压处即为合谷穴	按摩此穴可以改善心脏功能，缓解因心脏功能不佳而引起的心悸、气短
心腧穴	正坐或俯卧姿势，于人体的背部，当第 5 胸椎棘突下，左右旁开二指宽处（或左右约 1.5 寸）	刺激心腧穴对于所有类型的心悸都有效，可调节心脏的功能
内关穴	位于前臂掌侧，从近手腕之横皱纹的中央，往上约三指宽的中央	内关穴是对各种心悸症状都很有效的穴位，经常用拇指按揉此穴，可使病症得到一定的改善

松叶浴疗法

方法：取新鲜的松叶适量，将其切成约2厘米长的小段，装入小布袋里，洗澡的时候将松叶袋放入浴缸中，不仅可以促进血液循环，更重要的是可以起到预防心脏疾病的作用，对因心脏功能不良而引起的心悸、气短等症状也可有效得到缓解。

切勿过度劳累

劳累过度、睡眠不足时，会出现心悸胸闷的情况，有人因为对这些情况没有注意，继续工作劳动，结果导致心脏病的发生。连续几日出现心悸、胸闷的人应做一次心脏检查，以便早期发现心脏病，从而采取有效的防治措施。

风湿性心脏病

风湿性心脏病是指由于风湿热活动累及心脏瓣膜而造成的心脏病变，表现为二尖瓣、三尖瓣、主动脉瓣中有一个或几个瓣膜狭窄和（或）关闭不全。初期无明显症状，后期则表现为心慌气短、乏力、咳嗽、肢体水肿、咳粉红色泡沫痰，直至心力衰竭而死亡。本病多发于冬春季节，寒冷、潮湿和拥挤环境下，初发年龄多在5～15岁，初发后3～5年内复发。

01 | 食疗、药疗

桑葚膏

配方与食用：干桑葚200克，白砂糖500克。将白砂糖放入砂锅内，加少许水用小火煎熬至较稠时，加入干桑葚碎末，搅匀，再继续熬至用铲挑起即成丝状而不黏手时停火，将其倒在表面涂过食用油的大搪瓷盆中，待稍冷，分割成小块，即可食用。

功效：桑葚味甘酸，性微寒，入心、肝、肾经，为滋补强壮、养心益智佳果。本方具有补血滋阴、生津止渴、润肠燥等功效，可辅助治疗风湿性心脏病肝肾阴虚者。

梅花大米粥

配方与食用：梅花5～10克，大米50～100克。大米入锅中，加水煮粥，待粥半熟时，加入梅花、少许白砂糖同煮即可。早餐服用，每日1次，连服7天。

功效：大米能提高人体免疫功能，促进血液循环，从而减少心脏病、高血压的机会，辅助治疗风湿性心脏病肝气郁滞者。

海带薏米鸡蛋汤

配方与食用：海带30克，薏米30克，鸡蛋3个，盐、植物油、味精、胡椒粉各适量。将海带洗净，切成条状，与薏米共放入高压锅

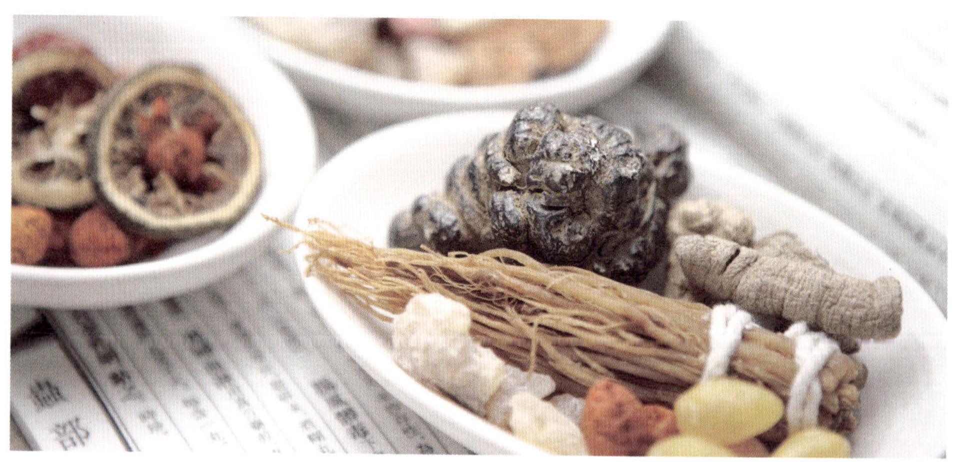

内，炖至极烂，连汤备用；铁锅中放入少许植物油，将打匀的鸡蛋炒熟，再将海带、薏米连汤倒入，加盐、胡椒粉适量，稍煮片刻，起锅时加味精，即可服食。

功效：薏米是对身体非常有好处的食材，应常食。薏米性凉，味甘、淡。李时珍在《本草纲目》中记载薏米能“健脾益胃，补肺清热，祛风除湿。炊饭食，治冷气。煎饮，利小便热淋”。

02 | 特效理疗养命方

可改善心脏功能的穴位

穴位名称	位 置	作 用
心俞穴	正坐或俯卧姿势，位于人体背部，当第5胸椎棘突下，左右旁开二指宽处	心俞穴主心，经常按摩此穴可以有效改善心脏功能
神堂穴	该穴位于人体的背部，当第5胸椎棘突下，旁开3寸	按摩神堂穴，可以缓解由心脏功能不佳而导致的气喘、胸闷症状
厥阴俞穴	取穴时通常采用正坐或俯卧姿势，该穴位于人体的背部，第5胸椎棘突上方，左右二指宽处（2厘米左右）	厥阴俞穴是主心脏的大穴，经常按摩此穴有助于改善心脏功能，预防心脏疾病的发生
劳宫穴	手指弯曲，其中中指所抵住的手掌心部位就是劳宫穴	经常按压此穴位，可有效预防心脏病。此动作可随时进行，也可每天在早晚等固定时间进行
极泉穴	极泉穴位于腋窝正中的腋动脉搏动处	经常对此穴进行按摩可以有助于改善心脏的血液循环，从而进一步改善心脏功能

午间小憩小妙招

1.如果在家里，或是有条件的话，躺在床上或沙发上睡最好，尤其是老年人，最好是躺着睡。

2.在办公室里午睡，最好是靠着睡。可以靠在沙发、椅子上，身体尽量摆平摆直，头部靠稳。

3.在肚子上盖些衣物，防止着凉。尤其是夏天，在办公室里不要对着空调的风口睡午觉，还要把空调的温度调高一点儿。

4.如果周边环境嘈杂，不适宜睡觉，可以采取“静坐”。“静坐”时需全身放松，闭上眼睛，停止各种思维活动，意守头顶的百会或脐下的丹田，静坐10分钟以上，能够养心、养神。

冠心病

冠心病是一种最常见的心脏病，是指因冠状动脉狭窄、供血不足而引起的心肌机能障碍和（或）器质性病变，故又称缺血性心脏病（IHD）。其症状表现为胸腔中央发生一种压榨性的疼痛，并可迁延至颈、颌、手臂、后背及胃部。发作的其他可能症状有眩晕、气促、出汗、寒战、恶心及昏厥。严重患者可能因为心力衰竭而死亡。

01 | 食疗、药疗

红参三七粉

配方与食用：红参粉、三七粉各等量。将两药粉拌匀，每次服1克，每日两次，温开水送下。

功效：红参可补血、化瘀止痛，治疗冠心病、心悸、气短、自汗、失眠多梦、腰腿酸软。本方适用于冠心病气阴两虚证者。

三七红枣鲫鱼汤

配方与食用：三七10克，红枣15颗，去内脏鲫鱼1条（约250克），陈皮5克。将所有材料加清水1 000毫升，共煲2小时，加入少许盐进行调味。

功效：三七可活血化瘀止痛，防治冠心病。

海带决明子煎剂

配方与食用：海带10克，决明子15克，新鲜生藕20克。所有材料水煎约1小时，调味饮汤，食用海带、莲藕。

功效：决明子味苦、性微寒，有清肝明目、润肠通便的功效，主治肝热目赤、肝肾阴虚等症。

蜜饯山楂

配方与食用：生山楂500克，蜂蜜250克。将生山楂洗净，去果柄果核，水煎煮至七成熟烂，将水熬干时加入蜂蜜，再入瓶罐中储存备用。每日3次，每次15～30克。

功效：山楂有消食健胃、活血化瘀、收敛止痢之功效。本方适用于冠心病肉食不消化腹泻者。

益母草鸡蛋汤

配方与食用：益母草30克，鸡蛋两个，红糖适量。将益母草与蛋放入适量水中一起熬煮，蛋熟后剥去蛋壳，加入红糖，复煮片刻，吃蛋喝汤。

功效：益母草味苦、辛，性微寒。本方可活血调经、利尿消肿，主治血瘀型冠心病。

山楂荷叶饮

配方与食用：山楂15克，荷叶12克。将山楂、荷叶水煎，代茶饮，不拘时间。

功效：山楂可活血化瘀、消导通滞。本方适用于高血压兼有高脂血症的患者。

● 丹参降香茶饮

配方与食用：丹参15克，降香3克。将丹参、降香用开水冲泡，代茶饮，至味淡为止，每日1～2次。

功效：丹参可活血止痛、凉血清心。本方适用于冠心病瘀血阻滞证，症见胸闷、胸痛。

02 | 特效理疗养命方

● 点揉内关穴

方法：内关穴是全身对心脏调节作用最强的穴位之一，位于前臂正中，腕横纹上2寸，在桡侧腕屈肌腱同掌长肌腱之间取穴。

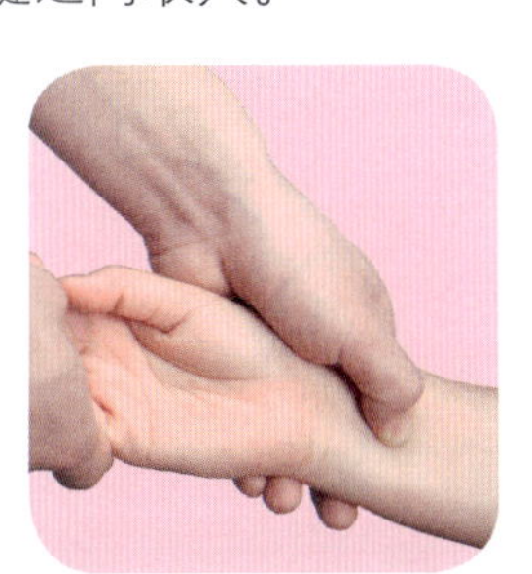

◎内关穴

用一只手的拇指，置于另一只手的内关穴上，稍向下点压用力后，保持压力不变，继之旋转揉动，产生酸胀感为度。两手交替点揉对侧。每天不限时段、场所，均可操作。点揉内关穴能够有效提高心肌无氧代谢的能力，令心肌在缺血缺氧环境仍能正常工作。点揉两侧的内关穴各1分钟能强心，调节心律，缓解胸闷憋气等不适症状。

● 点揉神门穴

方法：神门穴是全身安神养心最好的穴位之一，位于腕部，腕掌侧横纹尺侧端，尺侧腕屈肌腱的桡侧凹陷处。

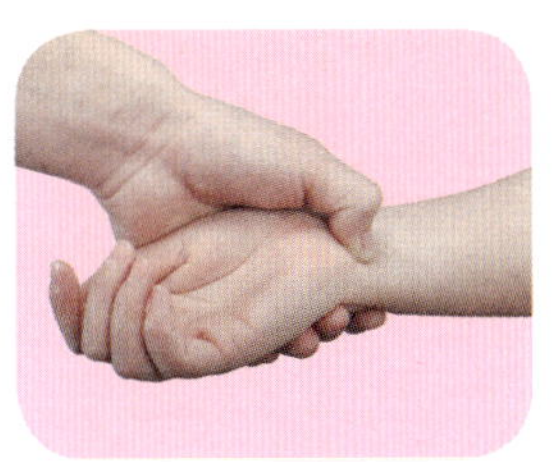

◎神门穴

点揉神门穴时，因皮下组织结构较内关更致密，因此可以稍加点压的力量，点揉此穴能够松弛白天过度紧张焦虑的中枢神经，以扩张冠状动脉，增加冠状动脉血液流量，还有益气血、安神补心的功能。点揉每侧各1分钟，最适合晚间睡前操作。

● 分擦上胸部

方法：两手掌放松伸开，分别置于同侧上胸部，由上向两侧腋窝部斜行分擦，即双侧乳头至两侧锁骨下缘之间这一扇形区域。手掌要紧贴皮肤，力量和缓、均匀，分擦20次为佳。擦完后感觉上胸部皮肤微微发热即达到治疗目的。该法有调节心律，对房颤等心律失常有明显的改善作用，同时可扩张冠状动脉，增加心肌供血。

● 点揉足三里穴

方法：足三里是全身强壮的要穴，位于小腿前外侧，当外侧膝眼下3寸，距胫骨前缘一横指。点揉足三里特别适合中老年冠心病患者的保健。左右各点揉1分钟。

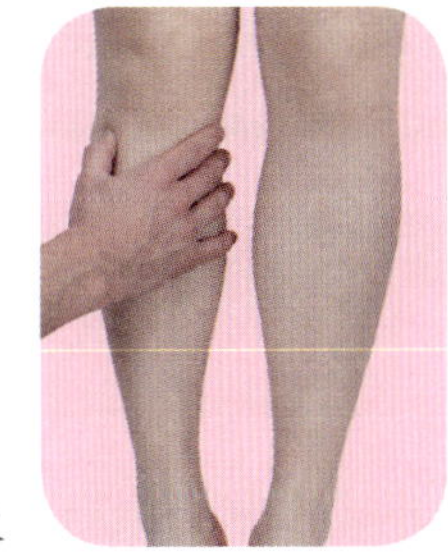

◎足三里穴

糖尿病

糖尿病是由遗传因素、免疫功能紊乱、微生物感染及其毒素、自由基毒素、精神因素等各种致病因子作用于机体导致胰岛功能减退、胰岛素抵抗等而引发的糖类、蛋白质、脂肪、水和电解质等一系列代谢紊乱综合征，临床上以高血糖为主要特点，典型病例可出现多尿、多饮、多食、消瘦等表现，即“三多一少”症状。

01 | 食疗、药疗

白扁豆天花粉丸

配方与食用：白扁豆、天花粉各100克，蜂蜜适量。将白扁豆浸泡去皮，晒干研末，天花粉研末，炼蜜加入药末搅拌为丸，如梧桐子大，每次20～30丸，以天花粉15克煎汁送服。

功效：白扁豆能补气以健脾，兼能化湿，药性温和，补而不滞，可消热健脾止咳，治疗糖尿病口渴引饮。

葛根粉粥

配方与食用：葛根粉30克，大米60克。大米入锅中，加两碗水煮粥，粥将成时加葛根粉，调匀成糊，分两餐食用。

功效：葛根有解热、降血脂、降低血压、降低血糖的作用。本方适用于糖尿病口渴。

玉竹粥

配方与食用：玉竹15～20克（鲜品用30～60克），大米100克，冰糖少许。玉竹煎汤去渣，入大米，加水适量煮为稀粥，粥成后放入冰糖。每日两次，7天为1个疗程。

功效：玉竹可滋阴润肺、生津止渴。本方适用于糖尿病烦渴之口干舌燥、阴虚低热不退的辅助食疗。

生地黄粥

配方与食用：鲜生地黄、大米各50克。生地黄洗净，捣烂，用纱布挤汁；大米加水500毫升，煮成稠粥后，将生地黄汁加入，小火再煮一沸，即可食用，每日1次。

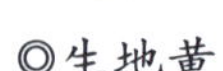
◎生地黄

功效：生地黄可清热凉血，养阴生津。本方治阴虚热盛型糖尿病烦渴多饮、多食易饥、大便干结等症。

山药粉粥

配方与食用：生山药50克，大米60克。大米、山药一同加水如常法煮粥，做早晚餐食用。

功效：山药可润肺健脾、益气固精。本方治疗气阴两虚型糖尿病神疲乏力，口干咽干，泄泻或兼见心悸自汗、眩晕耳鸣等。

地骨皮粥

配方与食用：地骨皮30克，桑白皮15克，麦冬20克，大米100克。先煎三味药，去渣取汁，再与大米共煮为稀粥。渴即食之，不拘时。

功效：地骨皮可清肺、生津止渴。本方适用于糖尿病多饮身体消瘦者，肺病有热咳嗽、身体消瘦等。

枸杞子大米粥

配方与食用：枸杞子15～30克，大米50克，白糖适量。将枸杞子、大米入砂锅内，加水500毫升，用小火烧至粥稠时，停火焖5分钟即可，加入白糖，每日早晚温服。

◎枸杞子

功效：枸杞子具有滋补肝肾、益精明目作用。本方适用于糖尿病肝肾阴虚者，症见头晕目眩、视力减退、腰膝酸软。

02 | 特效理疗养命方

黄芪党参水泡脚

方法：将黄芪45克，党参、苍术、山药、玄参、麦冬、五味子、生地、熟地、牡蛎各15克，洗净，一同放入锅中，加清水2 000毫升，煎至水剩1 500毫升时，滤出药液，倒入脚盆中，先熏蒸，待温度适宜时浸泡双脚，每晚临睡前1次，每次40分钟，20天为1疗程。适用于气阴两虚型糖尿病，疗效非常好。

皂刺抽筋草水泡脚

方法：将皂角刺5克，抽筋草30克在清水中洗净，一同放入锅中，加清水适量，以大火煮沸后，转小火煎煮30分钟，去渣取汁，与2 000毫升沸水一起倒入盆中。

先熏蒸双脚，待温度适宜时泡洗双脚，直至浑身发热。每日两次，每次熏泡40分钟，14天为1疗程。本方清热解毒、燥湿止痛。

经常喝粥养人

唐代医药学家孙思邈在《千金方·食治》中强调说，大米能养胃气、长肌肉；《食鉴本草》也认为，大米有补脾胃、养五脏、壮气力的良好功效。

北宋文人张耒对米粥养人的体会很深，认为每日清晨吃米粥是进食补养的第一妙诀。他在《粥记》中写道："每日起，食粥一大碗，空腹胃虚，谷气便作，又极柔腻，与肠胃相得，最为饮食之妙诀"。

北宋文豪苏东坡也经常食用米粥以调补，他的体验是夜晚吃粥更妙，他说："粥既快美，粥后一觉，妙不可言也"。

诗坛寿翁陆游，享年八十有六，他深受米粥补养之益，从中悟出吃粥养生是延年益寿最简便有效的妙法。他专门写了一首《食粥》诗，大力赞颂："世人个个学长年，不悟长年在目前，我得宛丘平易法，只将食粥致神仙"。

桂枝丹参水泡脚防治糖尿病

方法：将桂枝、制附片、忍冬藤、丹参各50克，生黄芪60克，乳香、没药各20克，洗净，一同放入锅中，加清水适量，煎煮30分钟，去渣取汁，与2 000毫升沸水一起倒入盆中，先熏蒸，待温度适宜时泡洗双脚，每天1次，每次熏泡40分钟，30天为1疗程。本方温阳通络，活血化瘀、发表散寒、止痛生肌。

泡脚取材有妙招

泡脚和泡腿配合按摩效果会更好。可以增加按摩的作用，在家里，可以就地取材，比如像吃芹菜包饺子以后的芹菜水，还有榨萝卜的萝卜汁，最后可以把它热一下泡脚，对糖尿病也有好处。

抱颤腹部

方法：双手自然交叉，两个手掌的掌根按在双侧大横穴上，大横穴的位置在肚脐两侧的一个横掌处，双手小拇指按在关元穴上，关元穴的位置在肚脐下方四个手指处，双手手指抵住中脘穴，中脘穴的位置在肚脐上一横掌处，找好位置后，轻轻下压腹部5分钟左右，这个动作至少每分钟超过150次。

艾灸特效穴位防治糖尿病

穴位名称	位置	主治	灸法
关元穴	腹正中线，脐下3寸处	《扁鹊心书》曰："关元穴用灸法，可累积灸至二百壮。"	艾条灸5～15分钟，艾罐灸20～30分钟
太溪穴	内踝与跟腱之间的凹陷处	《中医大辞典》称："主治消渴，小便频数。"	艾条灸3～7分钟
奇穴小指（趾）穴	位于手足小指（趾）尖端计四穴	《针灸奇穴》说："主治糖尿病。"	艾条灸3～5分钟
胰腧穴	位于第8、9胸椎棘突之间，旁开1.5寸处	《千金要方》云："消渴，咽喉干灸胃管下输三穴各百壮。"	艾条灸5～15分钟，艾罐灸20～30分钟
脾俞穴	第11胸椎棘突下，旁开1.5寸处	《类经·图翼》道："此穴主泻五脏之热，与五脏俞同。"	艾条灸5～15分钟，艾罐灸20～30分钟

血管硬化

血液中沉积了过量的蛋白质、脂肪、糖等有机物，因无法被有效地利用滞留在人体内，这些有机物的黏性系数增大，且呈酸性化，就会导致血液呈酸性化，血液速度减慢或血流不畅，进一步导致血管硬化、内壁炎症等引起的一系列症状。血管硬化可致高血压，严重可致冠心病、脑血栓和脑血管破裂。

01 | 食疗、药疗

绞股蓝

配方与食用：绞股蓝10～20克，水煎服。每日1次。或用新鲜绞股蓝洗净煮熟，当菜拌面吃，可清热益气。

功效：绞股蓝具有增加冠脉状动血流量、抗心肌缺血、增加脑血流量、抑制血栓形成等作用，老年人常吃绞股蓝非常有益处，可防治动脉硬化四肢麻木、头晕等。

双耳汤

配方与食用：银耳、黑木耳各10克，冰糖5克。黑、白木耳温水泡发，放入小碗中，加入水和适量冰糖，放在蒸锅中蒸约1小时。饮汤吃木耳。

功效：黑木耳能阻止血液中的胆固醇在血管壁上的沉积和凝结，从而起到软化血管的作用。本方适于血管硬化、高血压、冠心病患者食用。

燕麦薏米银杏粥

配方与食用：燕麦、薏米各半杯，银杏1大匙，豆浆3杯。燕麦、薏米分别洗净，泡水约1小时。先将豆浆、燕麦和薏米用大火煮沸，然后改用小火，加入银杏慢慢炖煮至粥稠即可。可作为晚餐食用。

功效：燕麦、薏米都含有丰富的膳食纤维，可加速肝脏排出胆固醇的速度，从而起到预防动脉硬化的功效。

02 | 特效理疗养命方

运动疗法

方法：积极参加运动，如每天进行游泳、打太极拳等运动，也可以和家人、朋友到户外散步，欣赏优美的景色都可以愉悦心情，吸入新鲜的氧气，从而间接起到增加体内高密度脂蛋白胆固醇含量的作用，对动脉硬化起到积极的预防和辅助治疗的功效。每天抽出1～2个小时进行运动就可以取得不错的效果。

正确睡眠姿势防止血管硬化

方法：不要仰睡，避免手放在胸部，压迫心肺，而且仰卧时舌根部往后坠缩，影响呼吸，一方面容易发出鼾声，另一方面易导致机体缺氧。

甲状腺肿大

单纯性甲状腺肿俗称“粗脖子”“大脖子”或“瘿脖子”，是以缺碘为主的代偿性甲状腺肿大，青年女性多见，一般不伴有甲状腺功能异常，散发性甲状腺肿可有多种病因导致相似结果，即机体对甲状腺激素需求增加，或甲状腺激素生成障碍，人体处于相对或绝对的甲状腺激素不足状态，血清促甲状腺激素分泌增加，只有甲状腺组织增生肥大。

01 | 食疗、药疗

芝麻拌海带

配方与食用：芝麻100克，水发海带350克，白糖、醋、味精、橄榄油各适量。芝麻洗净，放入锅中用小火微炒，炒至芝麻发香即可出锅凉凉；海带洗净，切丝，用大火蒸15分钟，放入味精、醋、白糖和橄榄油，撒上芝麻，拌匀即可。

功效：海带富含钙与碘，有助于甲状腺素合成，与芝麻搭配食用更有营养，对人体更有益。

怎样让海带柔软

1.用淘米水泡发海带，即易发、易洗，烧煮时也易酥软。

2.在煮海带时加少许食用碱或小苏打，但不可过多，煮软后，将海带放在凉水中泡凉，清洗干净，捞出即可食用。

3.把成团的干海带打开放在笼屉里隔水干蒸半小时左右，然后用清水浸泡一夜。用这种方法处理后的海带又脆又嫩，用它来炖、炒、凉拌，柔软可口。

海藻浸酒

配方与食用：海藻500克，白酒1 000毫升。将海藻浸泡酒中，数日后，饮酒。每日两次，每次15毫升。酒饮完后，药渣晒干研末，每次服6克，每日3次。酒饮完后可如法再浸1剂。3个月为1个疗程。

功效：海藻味咸、性寒，具有清热的功效。本方可治疗甲状腺肿大。

紫菜萝卜汤

配方与食用：紫菜50克，萝卜500克，陈皮6克。所有材料用水煎服，每日1剂，吃萝卜和紫菜，喝汤。

功效：紫菜含碘量很高，可用于治疗因缺碘引起的“甲状腺肿大”。紫菜有软坚散结功能，对许多郁结积块都有作用。

紫菜黄药子浸酒

配方与食用：紫菜50～100克，黄药子30克，高粱酒500毫升。将黄药子同紫菜浸泡酒中，10天后饮用，每日两次，每次10毫升。

功效：黄药子性平、味苦，有清热解毒之功效，适用于咽喉肿痛、甲状腺肿、吐血。本方可治疗痰湿结聚颈部肿大、胸闷纳呆或有恶心呕吐等。

绿豆海带汤

配方与食用：海带20克，绿豆50克，大米30克，陈皮6克，红糖60克。将海带泡软，洗净，切丝；砂锅内加清水，放入大米、绿豆、海带、陈皮，煮至绿豆开花为宜，加入红糖溶匀服食。不喜甜食的人可酌加食盐调味。

功效：本方清凉解毒、消肿软坚，可除瘿瘤，也可治青春期甲状腺功能亢进、缺碘性甲状腺肿大。

02 | 特效理疗养命方

按揉睛明穴

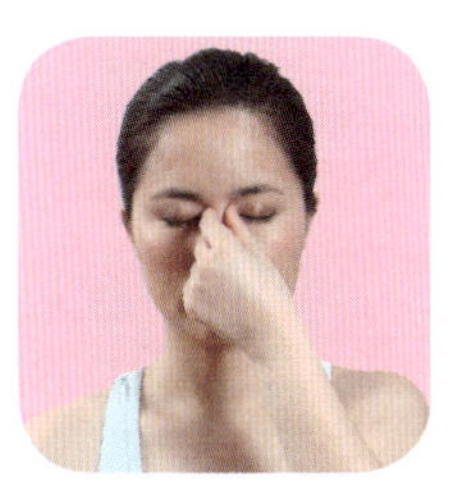
◎睛明穴

方法：用双手拇指的螺纹面按在睛明穴上，按压鼻根部分，先下后上挤压，上下挤压一次为一拍，连续做四个八拍，再按摩眼眶，及推抹前额和颈椎两侧，每次2分钟。睛明穴在鼻梁两侧，距内眼角约0.5厘米。

按压手部的合谷穴

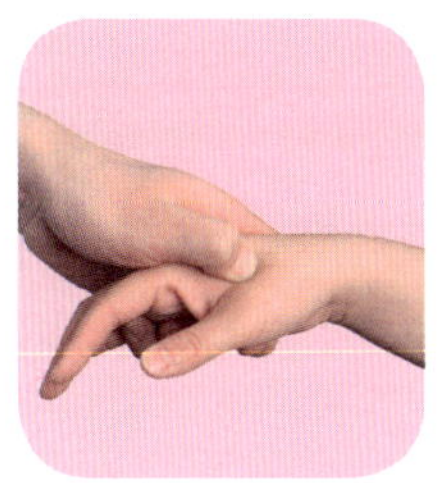
◎合谷穴

方法：按摩左手时，可用右手握住左手，右手的拇指屈曲垂直按在合谷穴上，做一紧一松的按压，一般每2秒钟一次。按压的力量要较强，穴位下面应出现酸、麻、胀的感觉，甚至有蹿到食指端和肘部以上的感觉，即“得气”现象为好。

> **合谷穴指压法**
>
> 将一只手的拇指和食指分开，展露虎口。用一只手的拇指第一个关节横纹正对另一只手虎口边缘，拇指弯曲并按下，指尖所指处即合谷穴。指压时应朝小指方向用力，而并非垂直手背的直上直下按压，这样才能更好发挥此穴道的疗效。

按揉手三里穴

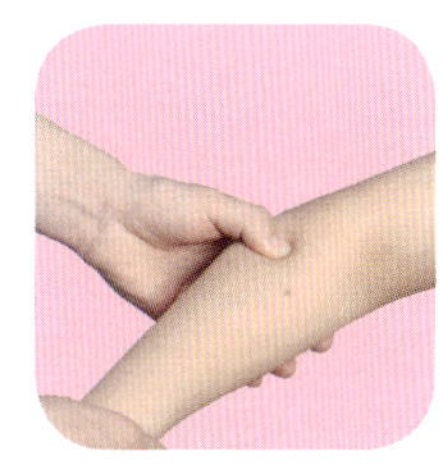
◎手三里穴

方法：左手握空心拳敲击右手臂的手三里，用力不要过大。共敲击108下，每敲6下，做一次呼吸，1～3下为吸气，4～6下为呼气，以此类推。然后换右手敲击左臂手三里。穴位手三里在左、右手前臂处。将肘弯曲成直角，在肘横纹尽头处是曲池穴，曲池穴下面两指宽处就是手三里。

下牙床左右移

方法：端坐，身体和头部都保持不动，将下牙床向左边移动。恢复到起始姿态。接着，再将下牙床向右边移动。通过此动作可锻炼后脑和颈部之间的脊椎、甲状腺以及脑下垂体，从而缓解甲状腺功能亢进症。

梅尼埃综合征

梅尼埃综合征属于内耳的一种疾病，主要表现为旋转性眩晕、耳聋、耳鸣三个突出症状。如同在大海中乘船遇到风浪，站立不稳，恶心、呕吐，感觉自己、周身的景物、天地都在旋转，伴有出汗、耳鸣、听力下降或突发耳聋，不敢睁眼，不敢翻身，只能卧床，而且只能选择某一种姿势卧在原处、闭眼、动也不敢动。本病多见于中老年人，儿童发病极少。

01 | 食疗、药疗

黄芪炖羊脑

配方与食用：黄芪40克，羊脑1个。将黄芪入砂锅内水煎浓汁，再放入羊脑，大火烧沸后加黄酒两汤匙，放葱、姜适量，炖煮烂熟，吃羊脑喝汤。

功效：黄芪有增强机体免疫功能、保肝、利尿、抗衰老、降压的作用。

白果干姜散剂

配方与食用：白果20克，干姜6克。将白果、干姜，研末调匀。分为4等份，每次取1份，温开水送服，早晚饭后各服1次，一般5次即愈。

功效：本方适用于梅尼埃病有恶心呕吐者。

独活煮鸡蛋

配方与食用：独活60克，鸡蛋6个。独活、鸡蛋加水共煮，待鸡蛋熟后将鸡蛋皮打碎，再放入药液中煮15分钟停火，等鸡蛋稍凉，吃鸡蛋，每次1个，每日两次。

功效：独活性微温，味辛、苦。本方有祛风湿、通痹止痛的功效，适用于风寒湿痹、眩晕头痛、腰膝疼痛。

天麻钩藤决明汤

配方与食用：天麻9克，钩藤12克，石决明15克，藕粉20克。所有药材洗净后，用布包包好，加水煮汤，去渣，趁热冲熟藕粉，以白糖适量调服。每日1剂，连服4～5剂。

功效：天麻性平、味甘，可平肝息风止痉。本方适用于头痛眩晕、肢体麻木、癫痫抽搐、破伤风等。

竹茹地龙薏米粥

配方与食用：竹茹10克，地龙干6克，珍珠母20克，陈皮9克，薏米30克。所有药材用布包包好，加

如何预防梅尼埃综合征

1.保持良好的心理状态，避免急躁、愤怒、悲观失望或过度兴奋，防止情绪波动过大。

2.防止过度劳累，劳逸结合。

3.科学把握生活规律，合理安排衣食住行。

4.提高自我保护意识，防止外伤、过敏及疾病的发生。

水煎汤，去渣，加入薏米、红糖适量煮粥食。每日1剂，连服4～5剂。

02 | 特效理疗养命方

按摩印堂、百会、脑户穴

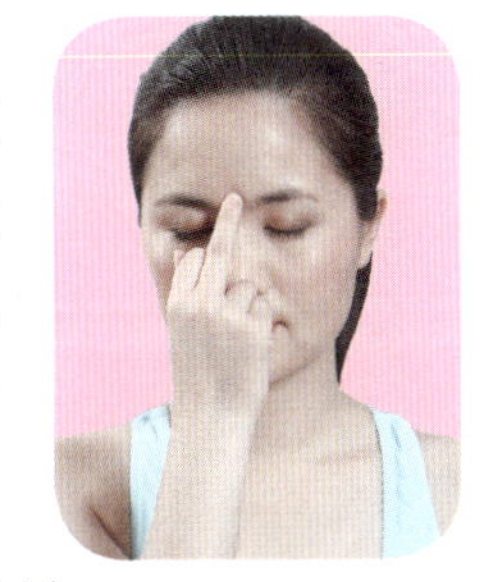

方法：印堂穴在额部两眉之间上向头顶方向，按摩经过百会穴至脑户穴。百会穴位于两耳通过头顶上画一条线与通过鼻子及眉心之间向上延伸线的交叉点，脑户穴在头部后面仰躺刚好靠枕头上的后头部骨头上方的凹处。用拇指逐次按压印堂穴、百会穴和脑户穴各3分钟。

◎印堂穴

按摩有效穴位缓解头晕

穴位名称	位 置	功 效
足三里穴	外膝眼（犊鼻穴）下3寸，距胫骨前缘1横指处	按摩足三里可缓解头痛、神经痛
太冲穴	足背，第1、2跖骨结合部之前凹陷中	按摩太冲可缓解眩晕、头痛
内关穴	腕关节掌侧，横纹正中上2寸，两筋间	按摩内关有益心安神，理气复脉的作用
风池穴	颈后枕骨下两侧，斜方肌上端与胸锁乳突肌之间凹陷中	按摩风池穴可缓解眩晕

按摩睛明穴

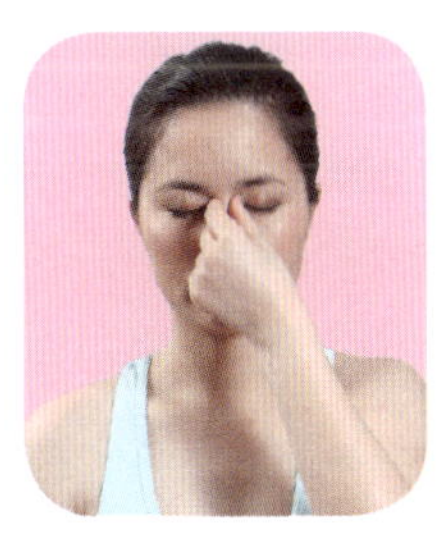

方法：用拇指与食指或中指肚分别按压眼角两侧睛明穴。睛明穴位于眼眶内眼角和鼻根头的正中央。

◎睛明穴

梅尼埃综合征预防护理

1. 发作期间，要卧床休息。注意防止患者离床时突然发作而跌倒。卧室保持安静；空气要畅通，不宜过于温暖。

2. 眩晕发作时注意卧床休息。居室内光线宜暗，尽力安慰患者，切不要使患者产生恐惧感。保持室内空气通畅。

3. 劳逸结合，尤其中年人，在生活和工作中适当调节精神，保持乐观向上的情绪。忌情绪暴怒，或喜怒无常，在日常生活中尽量保持心平气和、情绪平稳。

神经衰弱

神经衰弱是由于长期情绪紧张和精神压力过大，导致大脑精神活动能力减弱，而且病情迁延、有波动、时重时轻。患者的性格特点是：胆怯、自卑、敏感、多疑、依赖性强、缺乏自信、任性、急躁、自制力差。社会心理因素是神经衰弱的主要病因，如工作、学习考试压力大，持续的精神过度紧张，人际关系紧张，竞争激烈和生活受挫等。

01｜食疗、药疗

浮小麦红枣饮

配方与食用：浮小麦30克，红枣10颗，甘草9克，蜂蜜适量。将上述诸药一同放入砂锅中，加适量水煎煮沸后继续用小火煮10分钟，滤取煎汁，加入蜂蜜即可饮用。

鲫鱼糯米粥

配方与食用：鲫鱼300克，糯米60克。鲫鱼处理好，洗净；糯米淘净。将糯米加适量水煮粥，待粥将稠时，将鲫鱼放入，粥好时，去鲫鱼骨，并放入适量的姜末、葱花和盐、味精即可。隔日吃1次，经常服用。

功效：鲫鱼有温中散寒、补脾开胃的功效，适用于胃寒腹痛、食欲不振、消化不良、虚弱无力等症。

巧去鱼腥味

将鱼去鳞剖腹洗净后，放入盆中倒一些黄酒，就能除去鱼的腥味，并能使鱼滋味鲜美；鲜鱼剖开洗净，在牛奶中泡一会儿既可除腥，又能增加鲜味；吃过鱼后，口里有味时，嚼上三五片茶叶，立刻口气清新。

徐长卿散（丸）剂

配方与食用：徐长卿全草研末，每次10克，每日两次；或炼蜜为丸（每丸含生药5克），每次服两丸，每日3次；或将徐长卿散装胶囊服用，每粒胶囊0.5克，每次服20粒，每日两次，20天为1个疗程。

人参猪脑五味汤

配方与食用：猪脑2个，人参、五味子各6克，麦冬、枸杞子各15克，生姜4片，盐少许。把猪脑、人参、麦冬、五味子、枸杞子、生姜分别洗净，一起放入炖盅内，加沸水500毫升，加盖后用小火隔水炖3小时，然后加入盐调味即可。

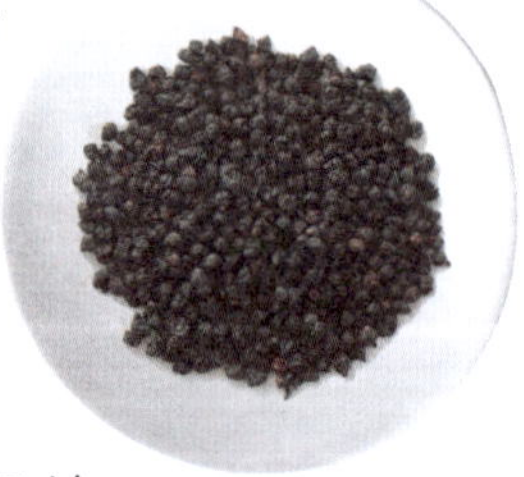

◎五味子

功效：人参可补气养阴、安神健脑。本方适用于失眠症属心肺两虚、肾阴不足所致的头晕目眩、耳鸣多梦以及记忆力减退等的辅助治疗。

02 | 特效理疗养命方

按揉睛明穴

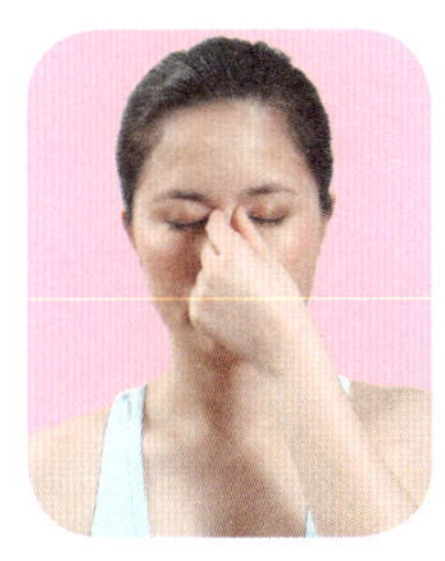

◎睛明穴

方法：用拇指与食指指腹按揉睛明穴可以消除疲劳、安定情绪、缓解压力，对神经衰弱可以起到缓解作用。需要注意的是，睛明穴处于敏感部位，按摩时手法要轻揉，不宜用力过大。

按揉头维穴

方法：取穴时，一般采用正坐或仰靠、仰卧姿势。用拇指螺纹面按揉头维穴，可缓解神经衰弱引起的头痛、失眠等症状。此按摩手法需长期坚持才能收到很好的效果。

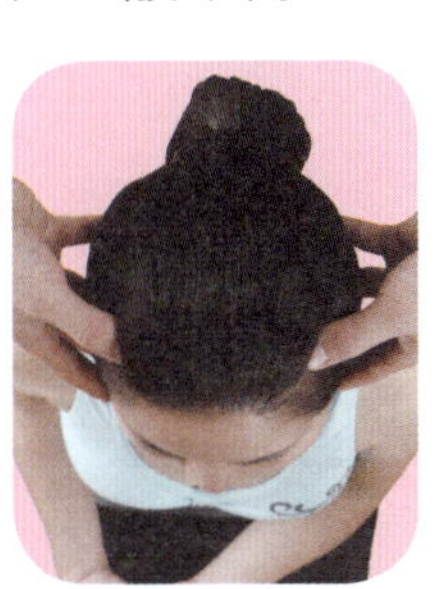

◎头维穴

伸展翻滚

方法：仰卧，两脚伸直，双臂向头部伸展，十指交叉，先向右翻滚，翻滚10次，然后迅速反方向翻滚回来，注意翻滚的速度要快。反复进行5个来回，此小动作可以松弛紧张的神经。长期坚持练习，可收到很好的效果。需注意的是，刚吃饱不宜立即进行。

睡前按揉头部

方法：每晚临睡前半小时先擦热双掌，然后将双掌贴于面颊，两手中指起于迎香穴，向上推至发际，经睛明、攒竹等穴，然后两手分开向两侧至额角而下，食指经"耳门"返回起点，如此反复按摩30～40次。

搓脚掌

方法：取坐位，用左手握左踝关节，右手来回搓左脚掌（足底前半部）30次，然后右手握右踝关节，左手搓右脚掌30次。

艾灸疗法

方法：取10颗米粒大小的干艾，放在第5节胸椎处的神堂穴，施以艾灸疗法，可有效缓解神经衰弱症状。每天早晚各施术1次，长期坚持，可以取到意想不到的效果。

耳穴埋针

主穴：心、肾、神门、枕、皮质下。配穴：胃、肝、脾。主穴均取，效果不明显时，酌加配穴。严格消毒耳穴后，将揿钉式皮内针埋入，并以胶布固定，令患者每日自行按压3～4次，以感到轻微疼痛、胀、发热为佳。每次一侧耳，双耳交替。5～7天换埋针1次，两次为1疗程。

防止晕灸

晕灸虽不多见，但是神经衰弱患者容易发生晕灸，一旦晕灸则会出现头晕、眼花、恶心、面色苍白、心慌、汗出等，甚至发生晕倒。出现晕灸后，要立即停灸，并躺下静卧，再加灸足三里，温和灸10分钟左右。

痛风

痛风又称“高尿酸血症”，是一种因嘌呤代谢障碍使尿酸累积而引起的疾病，属于关节炎的一种，又称代谢性关节炎。痛风是人体内有一种叫作嘌呤的物质的新陈代谢发生了紊乱，尿酸的合成增加或排出减少，造成高尿酸血症，当血尿酸浓度过高时，尿酸即以钠盐的形式沉积在关节、软组织、软骨和肾脏中，引起组织的异物炎性反应，称为痛风。

01 | 食疗、药疗

车前子茶饮

配方与食用：车前子30克。将车前子用布包，加水500毫升，浸泡30分钟后煮沸，代茶饮，每日1剂。

功效：车前子味甘、性微寒，有清热利尿、渗湿通淋、明目、祛痰的功效。本方用于水肿胀满、热淋涩痛、暑湿泄泻、目赤肿痛、痰热咳嗽。用药期间逐渐停服秋水仙碱等药物。

苍术黄柏汤

配方与食用：苍术、黄柏各10克，川牛膝15克，薏米20克，银花藤18克，延胡索、当归尾各8克，蒲公英13克，滑石25克，所有材料以水煎服。

功效：苍术味辛、苦，性温。可祛风散寒，适用于外感湿温、关节肿痛、痿软无力。《本草纲目》记载苍术：“治湿痰留饮，或挟瘀血成窠囊，及脾湿下流，浊沥带下，滑泻肠风”。此外还可用于夜盲症，有明目之功效。

◎苍术

车前子的传说

相传在古代，一位叫心诚的青年樵夫，与瞎眼老母相依为命。盛夏的一天，心诚梦见一位老翁，告诉他山里长着一棵带着紫色露珠的“车前子”，可以让他母亲看见光明。心诚便每日忍受着饥渴疼痛寻找，终在一个午后，他发现一株车前子在石缝隙中，从此老母亲的眼睛恢复了光明，当地便有了“孝子心诚救盲母，神翁点化双目明”的传说。

薏米汤

配方与食用：薏米30克，当归、独活、川芎、生姜各5克。所有材料洗净后，将药泡透，加适量水，然后大火烧沸，再用小火熬30分钟，过滤即可。每日1剂，饭前1小时服。

功效：薏米利尿；当归解热、抗炎、抗贫血；独活有抗关节炎、镇痛、镇静、催眠等作用。本方有镇痛、解热、抗炎、改善血液循环、抗关节炎等作用。

痛风病饮食原则

1.保持理想体重，超重或肥胖就应该减轻体重。不过，减轻体重应循序渐进，否则容易导致酮症或痛风急性发作。

2.碳水化合物即糖类，可促进尿酸排出，患者可食用富含碳水化合物的米饭、面食等。

3.蛋白质可根据体重，按照比例来摄取，1千克体重应摄取0.8克至1克的蛋白质，并以牛奶、鸡蛋为主。如果是瘦肉、鸡鸭肉等，应该煮沸后去汤食用，避免吃炖肉或卤肉等油腻食物。

4.少吃脂肪，因脂肪可减少尿酸排出。痛风并发高脂血症者，脂肪摄取应控制在总热量的20%～25%以内。

5.大量喝水，每日应该喝水2 000～3 000毫升，促进尿酸排除。

6.少吃盐，每天应该限制在2～5克以内。

7.禁酒。酒精容易使体内乳酸堆积，对尿酸排出有抑制作用，易诱发痛风。

栀子的寓意

栀子喜温暖湿润阳光，但又不能经受强烈的阳光照射，栀子花是从冬季开始孕育花苞，直到近夏至才会绽放，含苞期越长，它的清香越浓郁，正是这样的习性才赋予了栀子花又一个更深的寓意——永恒的爱与约定。

02 | 特效理疗养命方

栀子、鸡蛋清治痛风

方法：栀子25克，鸡蛋清1个，用高度白酒调成糊状，敷在痛处，外面用纱布包好，每日换1次，一般2～3天即可见效，无任何副作用。敷药后局部皮肤可能变黑，但无痛痒，不破溃。以上剂量可敷1个痛处，如疼痛部位多，可酌增剂量。敷药期间，少吃海鲜、少喝啤酒。

膝前方按摩法

方法：拇指环揉髌骨周缘：从髌骨的上缘起始，分别沿髌骨内侧缘或外侧缘，以拇指揉法操作，一直到髌骨的下缘。重点点按内外膝眼穴。半屈曲膝关节时，髌骨下缘是绳索样的髌韧带，韧带内、外侧各有一个凹陷，即膝眼穴。

放松膝关节后方

方法：以拿、掌揉等大面积放松手法，放松膝关节后方腘窝上下的大腿、小腿肌肉5～10分钟。

按揉膝后腘窝肌腱

方法：先以拇指按揉、弹拨手法放松腘窝上方的两个边，即膝关节用力屈曲时内侧、外侧出现的两个大筋（内侧的半腱肌、半膜肌，外侧的肱二头肌的肌腱）；再放松腘窝下方的腓肠肌、比目鱼肌的肌腱，每个肌腱都应放松到肌腱在骨的附着处，以便放松膝关节后方的肌腱、韧带。

膀胱炎

膀胱炎有特异性和非特异性细菌感染。非特异性膀胱炎系大肠杆菌、变形杆菌、绿脓杆菌、粪链球菌和金黄色葡萄球菌所致。急性膀胱炎发病突然，排尿时有烧灼感，并在尿道区有疼痛感，有时有尿急和严重的尿频。上述症状白天、晚间均可发生，女性常见，常见终末血尿，时有血尿块排出。患者感到体弱无力，有低热，也可有高热，以及腰背痛。

01 | 食疗、药疗

阳桃煎水

配方与食用：鲜阳桃5个，蜂蜜适量。将阳桃切成块，加水煎煮10分钟，放温后冲入蜂蜜适量饮用。

功效：阳桃能清热、解毒、利尿、通便。本方可治疗膀胱结石及膀胱炎。

金银花蒲公英煎水

配方与食用：金银花、蒲公英各10克。两味药材洗净后，放入锅中，加水煎煮两次，药液混合，早晚分服，每日1剂。

功效：金银花、蒲公英具有清热解毒、消肿散结、利尿的作用。本方可治疗膀胱炎。

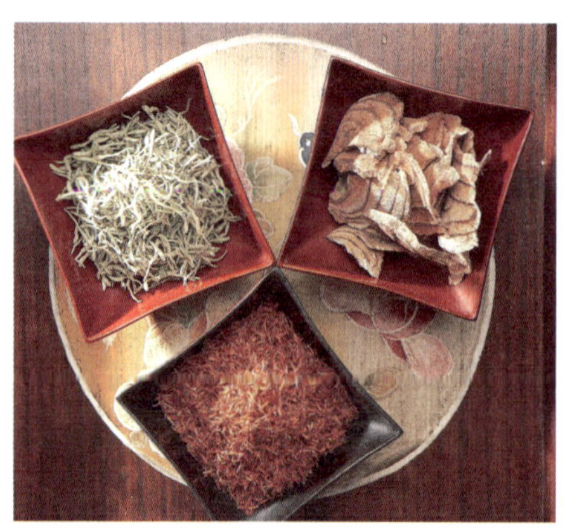

玉米如何存放

剥去玉米外皮，留3层玉米的内皮，不择玉米须。放入保鲜袋封口，放入冰箱冷冻室保存。至少在下一个玉米上市季节之前，能保证你随时可以吃到鲜嫩的玉米。食用前，把玉米从冰箱里拿出，用清水洗净后，放入锅中大火煮沸后，继续煮8分钟即可。不用提前解冻，更不要水沸后再放入冷冻的玉米煮。

玉米须饮

配方与食用：玉米须60克。玉米须洗净，用沸水冲沏，跟喝茶一样饮用。

功效：玉米有利湿清肾的作用。本方对慢性膀胱炎、肾炎、胆囊炎、糖尿病、高血压、肥胖病等均有疗效。

车前草猪膀胱煎汤

配方与食用：鲜车前草60～100克（干品用20～30克），猪膀胱200克。上述材料同煮汤，加少许盐调味食用。

功效：车前草有清热利湿、利

尿通淋的功效。本方适用于尿道炎、膀胱炎、咽结膜炎、妇女湿热白带或黄带等症。

玉米粥

配方与食用：玉米楂50克，盐少许。玉米楂加适量水煮成粥后，加盐少许即可。空腹食用。

功效：本方具有健脾利湿、利尿的作用，可治疗膀胱炎。

膀胱炎营养防治

1.多吃利尿性食物，如西瓜、葡萄、菠萝、芹菜、梨等。

2.玉米、绿豆、葱白可帮助缓解尿频、尿急、尿痛等症状。

3.多饮水，保持每日至少1 500毫升以上的排尿量。

4.忌食酸辣刺激性食物，如烈酒、辣椒、原醋、酸味水果等。

5.避免食用柑橘，因为柑橘可导致碱性尿的产生，有利细菌生长。

6.避免饮用咖啡，咖啡因能导致膀胱颈收缩而使膀胱产生痉挛性疼痛。

02 | 特效理疗养命方

锻炼耻骨运动

取站姿，手肘弯曲，以右手握住左腿膝盖，上半身向前屈，左腿保持直立。然后换成左手握住右膝盖，右腿保持直立。

拉紧、松弛韧带运动

用力缩紧肚脐，保持一段时间后缓缓拉动下腹部肌肉。

生活中的自我保健

1.勤换洗内裤。每天换内裤，洗后的内裤放在阳光下晒干消毒。

2.保持会阴部卫生。注意会阴部清洁，注意性生活卫生，男女双方性生活前后都要彻底清洗干净。

3.性生活后应排尿一次。由于性生活会将附着于肛门和阴道的细菌驱入尿道，性生活后及时排尿可以刷洗尿道，免患膀胱炎。

4.排尿要排干净。因为膀胱内残留的尿液易滋生细菌，所以一定要尽量排干净尿。

5.女性要特别注意经期卫生。有反复膀胱炎病史的女性经期可在医生指导下服用一些抗生素。

收缩腹部运动

用力收缩肚脐周围的腹部肌肉，以拉动丹田，从而与命门穴产生共振。

提肛运动

将肛门使劲向上提缩，似憋大便状。此动作可拉动括约肌及小腹肌肉，从而改善膀胱炎症。

前后移动大腿运动

端坐在椅子上，小腿与地面呈直角，然后以膝盖为轴心前后轻移双脚，右小腿向前移动时，左小腿同时向后移动，两腿交替进行，以此拉动腹部、臀部、尾椎等部位的穴位，可缓解膀胱炎症。

尿血

尿血是指小便中混有血液或夹杂血块。《素问》称“溺血”“溲血”。尿血之症，多因热扰血分，热蓄肾与膀胱，损伤脉络，致营血妄行，血从尿出而致尿血，发病部位在肾和膀胱，但与心、小肠、肝、脾有密切的联系，并有虚实之别。常见的有心火亢盛、膀胱湿热、肝胆湿热、肾虚火旺、脾肾两亏等症。

01 | 食疗、药疗

车前子煎剂

配方与食用：车前子适量。车前子研为末，每次服6克；车前草15克煎汤送下，每日两次，每日1剂。

功效：车前子主治小便黄赤、灼热，尿血鲜红，或伴尿道疼痛。

白茅根汤

配方与食用：白茅根50克，白糖25克。水煎白茅根，连煎两次，将药液混合后分两次服，服用时加入白糖，每日1剂。

功效：本方主治下焦热盛尿血鲜红、尿频、尿急等。

大蓟煎水

配方与食用：鲜大蓟30～60克。鲜大蓟用清水洗净，捣烂，加水煎煮，分3次服用，每日1剂，饭前服下。

功效：本方可凉血止血，主治尿血热痛。

韭菜生丸

配方与食用：韭菜200克，生地黄1 000克。将韭菜捣烂，纱布包囊取汁，生地黄切碎，浸泡韭菜汁中，烈日下晒干，以生地黄黑烂、韭菜汁干为度，将生地放入石臼中捣烂如膏状，制成丸如弹子大，早晚各服两丸，白萝卜汤送下。

功效：韭菜有散血、行气、解毒、止血作用。本方可治尿血。

02 | 特效理疗养命方

刺激足部反射区

前列腺在足的反射区位于脚跟内侧，内踝后下方的三角区域。前列腺的敏感点在三角形的顶点附近，靠近膀胱处。足部按摩能有效地预防前列腺肥大、前列腺炎，对尿频、排尿困难、尿血、膀胱和尿道疼痛等症状都有较好的效果。

按摩肾腧穴

取俯卧位，按摩者半跪于女性一侧，并用两手拇指点按患者的两侧肾腧，具有补肾温阳、强身健体的功效。肾腧穴位于腰部，第2腰椎棘突下，旁开1.5寸处即是。

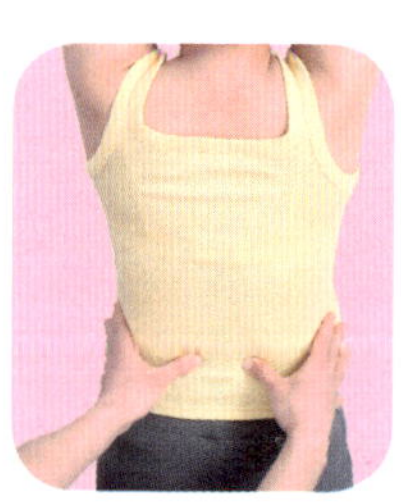

◎肾腧穴

贫血

贫血是指单位容积血液内红细胞数和血红蛋白含量低于正常。正常成人血红蛋白量男性为12～16克／100毫升，女性为11～15克／100毫升；红细胞数男性为400万～550万／立方毫米，女性为350万～500万／立方毫米。凡低于以上指标的即是贫血。贫血者的临床表现为面色苍白，伴有头昏、乏力、心悸、气急等症状。

01 | 食疗、药疗

菠菜鸡蛋汤

配方与食用：菠菜60克，羊肝100克，鸡蛋两个，姜丝、盐各适量。将菠菜切段，水煮，放入羊肝、姜丝、盐，打入鸡蛋卧熟。分两次服。

功效：菠菜可补虚损、理气血。经常食用。本方可治疗贫血、面色无华、心烦失眠。

蒸红枣黑木耳

配方与食用：黑木耳15克，红枣15颗，冰糖10克。将黑木耳、红枣用温水泡发并洗净，放入小碗中，加水和冰糖；将碗放置锅中蒸约1小时。一次或分次食用，吃枣、木耳，饮汤。

功效：红枣能补中益气、养胃健脾、养血壮神。配以滋补强身的黑木耳，其补益、滋养、活血、养容的作用增强。本方主治贫血、面色苍白、口唇苍白、失眠。

猪肝汤

配方与食用：猪肝300克，新鲜的枸杞子叶200克，盐水适量。将猪肝冲洗干净，浸泡在盐水中，然后切成薄片；将猪肝、枸杞子叶和水一起放入锅中，煮熟即可食用。食用时可按照个人口味加入盐和酱油调味。

功效：动物的肝脏（尤为猪肝）不仅含铁量丰富，极易被人体吸收，还含有维生素B_{12}，具有造血的功能。

黄芪母鸡汤

配方与食用：母鸡1只（重1 000～1 500克），黄芪15克，大米100克。将母鸡煮熟，取鸡汤，将黄芪煎煮后去药渣，留汁液，鸡汤与黄芪汁混合后入大米煮粥。早晚趁热服食。

功效：黄芪可益气血、填精髓、补气升阳、固表止汗。本方适用于久病体虚、气血双亏、营养不良的贫血患者。感冒发热，外邪未尽者忌服。

紫苏酒

配方与食用：紫苏适量，35度的白酒（约为紫苏5倍的量）。紫苏洗净后，去除水分，切成大片，放至背阴处晾半天，直至叶子八成干，然后将紫苏装入纱布袋，放入带盖的宽口径瓶子里，再倒入白酒，盖上盖子。将其在阴凉处放置两个月左右，直至紫苏变色，最后把叶子捞出即可。

功效：紫苏中所含的维生素C、钾、铁等成分皆能有效预防贫血。

●党参黄芪肉桂汤

配方与食用：党参10克，炙黄芪15克，肉桂1.5克。所有药材水煎两次，混合后分上、下午服，每日1剂。

功效：党参具有补气助阳生血的功效，本方主治脾肾阳虚贫血、面色苍白、乏力泄泻、四肢不温者。

●肉苁蓉芡实杜仲汤

配方与食用：肉苁蓉10克，杜仲9克，芡实12克。所有药材用水煎两次，药液混合后分上、下午服，每日1剂。

功效：肉苁蓉可补肾精、益肾健脾。本方主治脾肾阳虚贫血、腰膝酸软无力、畏寒怕冷者。

●荷兰芹牛奶饮

配方与食用：荷兰芹3棵（约50克），牛奶200毫升，蜂蜜1小匙。荷兰芹洗净，去茎，芹叶切碎；将荷兰芹放入研钵中，用研磨棒压挤成糊状；倒入牛奶，搅拌均匀，再加入蜂蜜即可饮用。每日饮用200～300毫升即可。

功效：荷兰芹中的铁和维生素C能起到补血的作用，而牛奶中的蛋白质又能生成红细胞，双重营养结合在一起能有效预防贫血。

●番茄酸奶

配方与食用：番茄1个，酸奶1/2杯，柠檬汁少许。用沸水把番茄烫10秒钟，然后用凉水将番茄冲一下，去皮、切成块；把番茄块和酸奶、柠檬汁一起放入搅拌器中搅拌即可食用。亦可按照个人口味加入蜂蜜。

功效：番茄中的维生素C和酸奶中的蛋白质都能提高铁的吸收。

02 | 特效理疗养命方

●按揉期门穴

方法：按摩者将食指、中指、无名指并拢，用三指的指腹按揉被按摩者期门穴及其周围10分钟。用中指指腹按揉腕骨处3分钟，力度适中。

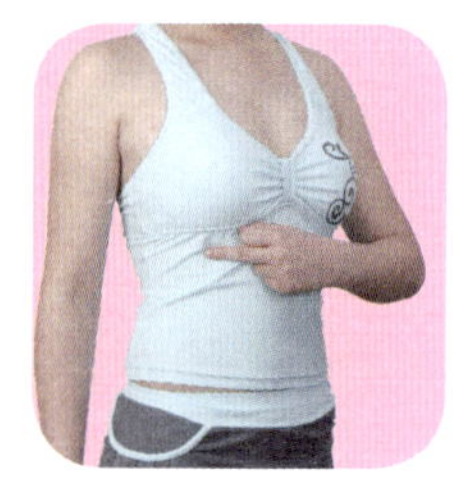

◎期门穴

●按摩血海和足三里穴

方法：将一手食指与中指重叠，中指指腹放在同侧足三里穴上，适当用力按揉3分钟。双下肢

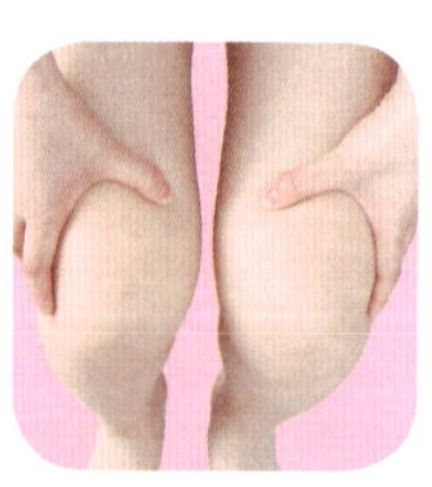

◎血海穴

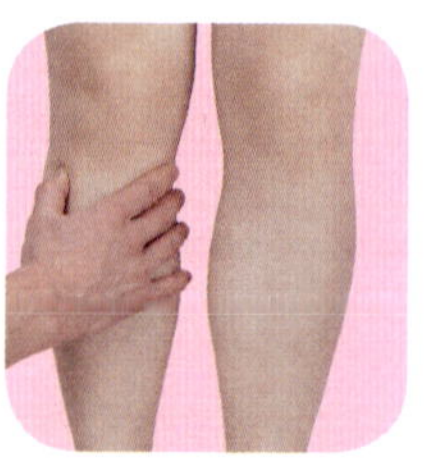

◎足三里穴

交替进行，按摩足三里可补脾健胃、调和气血。足三里穴在外膝眼下3寸，距胫骨前嵴1横指，当胫骨前肌上；掌揉血海穴，将双手掌心放在同侧血海穴上，适当揉按1分钟。双下肢交替进行。血海穴的寻找方法：患者应采用仰卧或正坐的姿势，血海穴位于大腿内侧，从膝盖骨内侧的上角上面约三指宽筋肉的沟，一按就感觉到痛的地方。按摩血海可祛瘀血生新血。

血海穴的奇妙

古代人们发现刺破这个地方就可祛除体内瘀血，因此用它来治疗体内瘀血病症。它不仅能祛瘀血，还能促生新血，因此才给它起名叫“血海”。每天上午的9～11点做一次按揉。这个时辰是脾经经气运行最旺盛的时候，人体的阳气也正处于上升趋势，所以直接进行按揉就好了。每一侧3分钟，要掌握好力道，不宜大力，只要能感觉到穴位有微微的酸胀感即可。

简单易学的预防贫血操

方法：仰卧在床或垫子上，身体伸直，放松心情，双手抚摸脸庞，保持呼吸平稳。右腿伸直，左腿向前屈，用左脚的脚后跟敲打位于膝关节下方的足三里穴。敲打片刻，以脚部感到温热为宜，换脚同法施行。

艾灸特效穴位治疗贫血

穴位名称	位置	主治	灸法
足三里穴	犊鼻穴下3寸，胫骨外一横指处	高血压、眩晕、贫血。《华佗》曰：“三里主五劳羸瘦、七伤虚乏、胸中瘀血、乳痈。”	艾条灸5～15分钟，艾罐灸30～40分钟
关元穴	腹部正中线，脐下约3寸处	《腧穴》云：“主治虚劳冷备，羸瘦无力。”	艾条灸5～15分钟，艾罐灸30～40分钟
特效反射区	腕横纹的中点凹陷处	心烦心痛、心悬如饥、血液循环障碍	艾条灸3～10分钟
腰阳关穴	第4腰椎棘突下凹陷处	《中国灸法集萃》指出：“既可温通全身之阳，加强经脉的运行，统摄而濡养四肢百骸，又可潜镇阴血之亏所致之亢阳而使血循常适，有双重调节的作用。”	艾条灸10～15分钟，艾罐灸20～30分钟
脾俞穴	第11胸椎棘突下旁开1.5寸处	《类经图翼》称：“此穴主泻五脏之热，与五脏俞同。”	艾条灸5～15分钟，艾罐灸20～30分钟
大椎穴	第7颈椎与第1胸椎棘突之间	《新医疗法》指出：“主治咳嗽、贫血、气喘……”	艾条灸5～15分钟，艾罐灸30～40分钟

白细胞减少症

白细胞减少症是一种常见的血液病。凡外周血液中白细胞数持续低于4×10^9/L时，即统称为白细胞减少症。白细胞减少症在中医学无此病名，临床主要表现以乏力、头晕为主，常伴有食欲减退、四肢酸软、失眠多梦、低热心悸、畏寒腰酸等症状，归属于中医学“气血虚”“虚劳”“温病”“诸虚不足”等范畴。

01 | 食疗、药疗

●枸杞银耳汤

配方与食用：枸杞子15克，银耳100克，冰糖30克。银耳用水泡发，撕小块，与枸杞子、冰糖煎水饮用。

功效：银耳具有润肺生津、滋阴养胃、益气安神、强心健脑等作用。

●牛蹄筋灵芝汤

配方与食用：牛蹄筋100克，灵芝、黄精、鸡血藤各15克，黄芪20克。牛蹄筋切片，将灵芝、黄精、鸡血藤、黄芪洗净装入布袋，与牛蹄筋一同放入砂锅中，加水适量，用小火熬1小时，加盐调味。

功效：牛蹄筋可补精养髓，强筋健骨。本方适用于肝虚血亏所致的腰膝酸痛、神疲乏力、白细胞减少等。

02 | 特效理疗养命方

●按摩足三里穴配三阴交穴

足三里是一个能防治多种疾病、强身健体的重要穴位。用足三里穴防病健身的方法简便易行。

方法：每天用大拇指或中指按压足三里穴一次，每次每穴按压5～10分钟，每分钟按压15～20次，注意每次按压要使足三里穴有针刺一样的酸胀、发热的感觉。加按三阴交3分钟，每分钟按压15～20次。此法可治疗因化疗引起的白细胞减少症。

●艾灸足三里穴防病健身

方法：用艾条做艾灸，每周艾灸足三里穴1～2次，每次灸15～20分钟，艾灸时应让艾条的温度稍高一点，使局部皮肤发红，艾条缓慢沿足三里穴上下移动，以不烧伤局部皮肤为度。此法只要坚持使用2～3个月，就会使肠胃及免疫系统功能得到改善，使人精神焕发，精力充沛。

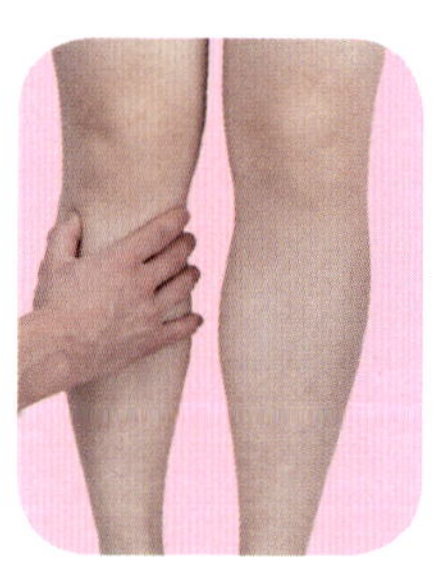
◎足三里穴

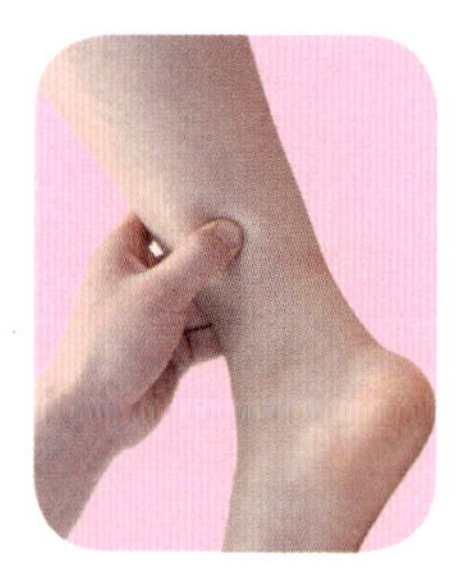
◎三阴交穴

血友病

血友病是一组由于血液中某些凝血因子的缺乏而导致患者产生严重凝血障碍的遗传性出血性疾病，男女均可发病，但绝大部分患者为男性。包括血友病A（甲）、血友病B（乙）和因子XI缺乏症（曾称血友病丙）。前两者为性连锁隐性遗传，后者为常染色体不完全隐性遗传。血友病在先天性出血性疾病中最为常见，出血是该病的主要临床表现。

01 | 食疗、药疗

藕梨甘地汁

配方与食用：鲜藕1000克，鲜梨、甘蔗各500克，鲜生地黄250克。所有材料洗净后共捣烂取其汁。每次服50毫升，每日3次。

功效：鲜藕性寒、味甘，有清热、凉血、止血的作用，适宜血热实证尿血之人，生食或捣汁饮。本方主治血友病鼻出血、齿出血、咯血等症。

虫草肉丝汤

配方与食用：冬虫夏草3克，瘦猪肉50克，盐少许。冬虫夏草、瘦猪肉加水煮2小时即可食之。

功效：本方可辅助治疗血友病。

核桃猪蹄冻

配方与食用：核桃20个，花生100克，山药100克，猪蹄4只，盐少许。所有材料处理好后，加水3 000毫升，猪蹄煮烂后去油，冷却后食之。

功效：核桃性温、味甘，有健胃、补血、润肺、养神等功效。本方可补气养血，适用于血友病气虚出血。

海参藕食疗

配方与食用：海参30壳，鲜藕50克，盐、味精各少许。先将海参洗净泡开切条，鲜藕切条，油稍热翻炒，加盐、味精调味即可。

功效：海参是海产八珍之一，具有滋补强身、补血之功效，是一种良好的滋补珍品。在《本草从新》中说："海参补肾益精，壮阳疗萎"。

02 | 特效理疗养命方

按摩膝关节有利术后恢复

方法：坐床上，双手左右护住膝关节，双手除拇指外，其余卡在膝下轻轻揉捻；有意识地做伸、屈运动；抚摸大腿、关节、小腿及脚趾；轻揉捻、拍打小腿肌肉。

按摩肘部关节

方法：用未出血的手轻轻抚摸手臂从上至下，轻揉捻上臂、前臂至腕部。①只能在出血停止后方可进行。必须经常、长期地进行。②只能循环渐进，从较小运动强度、较短的持续时间、较小的运动量开始。

尿失禁

尿失禁是由于膀胱括约肌损伤或神经功能障碍而丧失排尿自控能力，使尿液不自主地流出的病症。尿失禁按照症状可分为充溢性尿失禁、无阻力性尿失禁、反射性尿失禁、急迫性尿失禁及压力性尿失禁五类。尿失禁可以发生在任何年龄及性别，尤其是女性及老年人。此病除了令人身体不适外，还严重影响患者的生活质量和心理健康，被称为“不致命的社交癌”。

01 食疗、药疗

盐炒补骨脂小茴香

配方与食用：盐炒补骨脂、盐炒小茴香等份。两种材料分别研细末，混合，用酒调糊为丸，如梧桐子大，每次服30～50粒。饭前温酒或盐水送服。

功效：补骨脂味辛、性苦。《本草纲目》记载补骨脂治肾泄、通命门、暖丹田、敛精神。补骨脂可温肾助阳、纳气、止泻，适用于肾虚作喘、腰膝冷痛、五更泄泻。本方可补肾散寒缩尿，治疗尿失禁、小便无度。

菟丝子白茯苓石莲子

配方与食用：菟丝子150克，白茯苓90克，石莲子（去壳）60克。所有药材研末，白酒适量，同药末调糊为丸，如梧桐子大，每次服30粒，饭前盐水送服。

功效：菟丝子性温、味甘，可滋补肝肾、固精缩尿、止泻。本方适用于阳痿遗精、尿有余沥、遗尿、尿频、腰膝酸软者，主治脾肾阳虚、小便频数，余淋不尽。

益智仁丸

配方与食用：巴戟天（酒浸泡煮熟，晒干）、益智仁（酒浸泡煮透，晒干）、桑螵蛸、菟丝子各等份。所有药材共研末，久煮糊为丸，如梧桐子大，每次服20丸，饭前用盐水送服。

功效：巴戟天味辛、甘，性温。适用于肾虚阳痿、女子宫冷不孕、小便频数等，有促肾上腺皮质激素样的作用。本方可治疗肾虚小便不禁。

益智仁乌药研末

配方与食用：益智仁、乌药等份量。两味药共研细末，酒适量，煮沸调入山药末为糊，制丸，如梧桐子大，每次服50粒，每日两次。

草莓、菠菜可改善尿失禁

草莓具有润肺生津、健脾、消暑、解热、利尿、止渴的功效，非常适合尿失禁患者食用。

菠菜可以利尿、通血脉、下气调中、止渴润燥，是尿失禁患者的好食物。

功效：本方可温肾祛寒，主治下元虚冷，小便频数或小儿遗尿。

02 | 特效理疗养命方

活动脚掌缓解尿失禁

方法：坐在椅子上，双脚并拢、离地，以脚跟为轴心使脚掌反复由上向下压。由起始动作往下压时，脚尖要撑到最大限度，以此拉动脚踝关节，刺激足三里穴，从而改善尿失禁。

间接膀胱运动

方法：取站姿，使劲收缩肚脐周围的肌肉，以此拉动下腹部与命门、丹田与命门之间的共振。此动作可促进内分泌功能，强化肠胃、子宫与膀胱，改善尿失禁症状。

凯格尔运动法

方法：收缩骨盆处肌肉1～3秒钟，然后放松。如此重复10次，每天做3～5次，可有效缓解尿失禁症状。

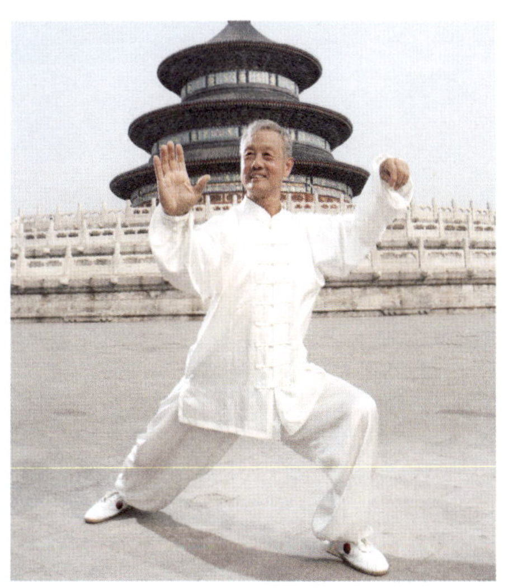

尿失禁的注意事项

1.千万不要憋尿，一有尿意应立刻去排尿；最好在饭前、饭后及睡前及时将尿液排尽。

2.训练按时排尿的习惯，最初可选择1个小时排尿1次，然后再慢慢延长，可有效改善尿失禁症状。

3.女性排尿时，尽量一次性排光膀胱的尿，然后站起来再坐下，微向前倾，再排一次。当女性有外阴不适或阴道炎症、月经量多等泌尿系统疾病时，要及时治疗。

4.避免用力咳嗽、打喷嚏、跳跃等增加腹压的动作。如预感将出现这样的动作，可先用两手轻按腹部，减轻动作的强度和突然性。

尿失禁的预防

良好的心态：要有乐观、豁达的心情，以积极平和的心态，笑对生活和工作中的成功、失败、压力和烦恼，学会自己调节心境和情绪。

防止尿道感染：养成大小便后由前往后擦手纸的习惯，避免尿道口感染。性生活前，夫妻先用温开水洗净外阴，性交后女方立即排空尿液，清洗外阴。若性交后发生尿痛、尿频，可服抗尿路感染药物3～5天，在炎症初期快速治愈。

有规律的性生活：研究证明，更年期绝经后的妇女继续保持有规律的性生活，能明显延缓卵巢合成雌激素功能的生理性退变，降低压力性尿失禁发生率，同时可防止其他老年性疾病，提高健康水平。

脂肪肝

脂肪肝是指由于各种原因引起的肝细胞内脂肪堆积过多的病变。脂肪性肝病正严重威胁很多人的健康，成为仅次于病毒性肝炎的第二大肝病，已被公认为隐蔽性肝硬化的常见原因。脂肪肝是一种常见的临床现象，而非一种独立的疾病。其临床表现轻者无症状，重者病情凶猛。一般而言，脂肪肝属可逆性疾病，早期诊断并及时治疗常可恢复正常。

01 | 食疗、药疗

丹红黄豆汁

配方与食用：丹参100克，红花50克，黄豆1000克，蜂蜜、黄酒、冰糖各适量。将丹参、红花冷水浸泡1小时，水煎两次，加蜂蜜滤出药汁合并，备用；黄豆浸泡1小时后，入锅加水再加黄酒少许，煮熟，滤出豆汁。与药汁混合，入冰糖蒸2小时，冷却装瓶。每日两次，每次15毫升，饭后服用。

功效：丹参可活血化瘀、疏肝健脾。本方主治瘀血阻络型脂肪肝、胁肋胀痛或刺痛、皮肤瘀斑等病症。

山楂香菇粥

配方与食用：山楂15克，香菇10克，大米50克，白砂糖适量。将山楂、香菇加温水浸泡，水煎去渣，取浓汁，再加水与大米煮成粥即可。食用时加白砂糖，早晚两次，温热服食。

功效：山楂可健脾消食、活血化瘀、降脂，治疗血瘀型脂肪肝、胁肋胀痛或刺痛。

芹菜黄豆汤

配方与食用：鲜芹菜100克（洗净切成小段），黄豆20克（用水泡涨）。锅内加水适量煮黄豆，黄豆煮熟后再加入芹菜段煮片刻，出锅调味，吃豆、菜喝汤。每日1次，连服3个月。

功效：芹菜性凉，味甘、苦，能平肝火、清血热、补肝益肾，可为脂肪肝的食疗方。

红薯汤

配方与食用：玉竹3克，炙甘

饭后不要立即喝茶

在吃饱后喝茶，很不利于脂肪肝的预防。吃完饭后不要立即喝茶，茶叶中含有大量鞣酸能与蛋白质合成具有吸敛性的鞣酸蛋白质，这种蛋白质能使肠道蠕动减慢，容易造成便秘，增加了有毒物质对肝脏的毒害作用，从而引起脂肪肝。

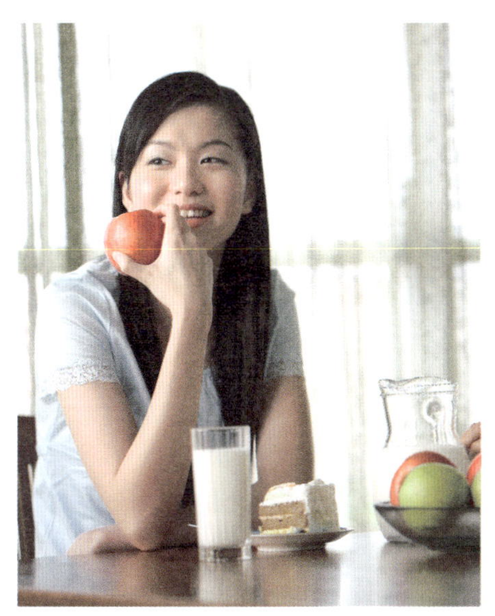

草2克，桂圆肉5克，红薯50克。红薯不要去皮，洗净，切块，用500毫升的水加其他配方药材一起煮沸后，再用小火继续炖煮20分钟。经常食用此汤，可缓解脂肪肝引起的不适症状。

调整饮食结构

提倡高蛋白质、高维生素、低糖、低脂肪饮食。不吃或少吃动物性脂肪、甜食（包括含糖饮料），多吃蔬菜、水果和富含纤维素的食物，以及高蛋白质的瘦肉、河鱼、豆制品等，不吃零食，睡前不加餐。

02 | 特效理疗养命方

单孔呼吸法

单孔呼吸可改善肝病。

方法：把嘴巴闭上，用食指关节把一边的鼻孔堵住，用另一边鼻孔吸气，吸满后再由同一鼻孔呼气。之后，再换另一边鼻孔来吸吐气。

造血运动法

这个动作能加速血液循环，有效改善造血不足的情况。

方法：将两只手手掌平放于肚脐上方，手腕平直，在掌心相贴的同时进行上下、左右轻推，推至腋窝的时候再用力，这样手掌心很快就会感觉到温热。值得注意的是，在整个运动的过程中，手腕必须保持平直。

灸关元穴

关元穴位于下腹部，前正中线上，脐下4横指处。

方法：将艾条的一端点燃后，对准关元穴熏灸。艾条距离皮肤2～3厘米，局部有温热感不灼痛为宜。也可用艾炷隔姜片、蒜片灸，每日1次。

灸足三里穴

足三里穴位于膝盖骨外侧下方凹陷处往下约4指宽处。

方法：将艾条的一端点燃后，对准足三里穴熏灸10～15分钟。艾条距离皮肤2～3厘米，局部有温热感不灼痛为宜。也可用艾炷隔姜片、蒜片灸，每日1次。灸完将艾条拿开。

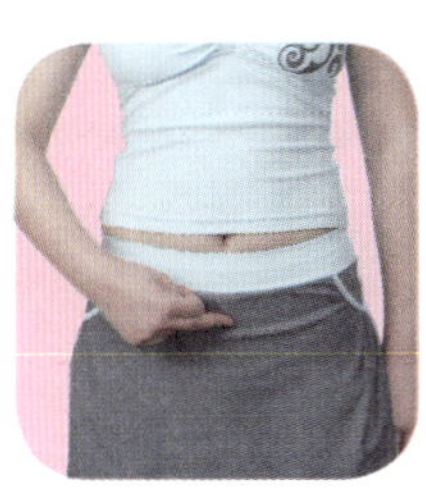

◎关元穴

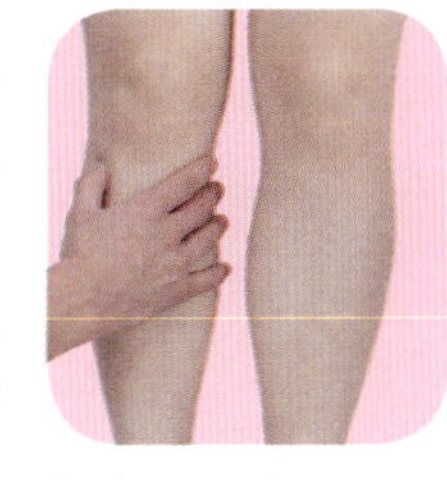

◎足三里穴

肝炎

肝炎是肝脏的炎症。引发肝炎的原因不同，最常见的是由病毒造成的，由病毒造成的肝炎按照其病毒系列不同分为甲、乙、丙、丁、戊和庚共六种类型病毒性肝炎；此外，还有自身免疫造成的肝炎。肝炎的早期症状及表现，如食欲减退、消化功能差、进食后腹胀、没有饥饿感；厌吃油腻食物，如进食便会引起恶心、呕吐，活动后易感疲倦。

01 | 食疗、药疗

灵芝甘草汤

配方与食用：灵芝30克，甘草50克。灵芝洗净后，和甘草一起放入1 000毫升的水中，大火煮沸后，以小火煮40分钟，滤渣取汁，即可饮用，每日1次。

功效：灵芝能促进肝细胞修复，且能提高机体的抗病能力。本方适用于迁延性肝炎。

五味子红枣水

配方与食用：五味子9克，红枣10颗（去核），冰糖适量。五味子、红枣洗净，和冰糖一同加入沸水锅中煎煮，去渣饮用。服本方谷丙转氨酶恢复正常后，如停药过早常引起反跳现象，因此谷丙转氨酶正常后仍宜服药2～4周。

功效：五味子能利胆，降低血清转氨酶，可促进肝糖原异生，加快肝糖原分解，对肝细胞有保护作用。本方适用于无黄疸型肝炎，转氨酶升高，胸胁隐痛，食欲缺乏。

栀子仁大米粥

配方与食用：栀子仁10克，大米50～100克。将栀子仁碾成细末；大米煮稀粥，待粥将成时，调入栀子末稍煮片刻即可。每口两次。2～3天为1个疗程。

◎栀子仁

功效：栀子仁可清热泻火、清利湿热，适用于黄疸性肝炎、胆囊炎以及目赤肿痛、急性结膜炎等。本方不宜久服多食，平素大便泄泻的人忌用。

蒲公英大米粥

配方与食用：蒲公英40～60克（鲜品60～90克），大米50～100克。取干蒲公英或鲜蒲公英（带根）洗净，切碎，煎取药汁，去渣，入大米同煮为稀粥，以稀薄为好。每日2～3次温服，3～5天为1个疗程。

功效：蒲公英可清热解毒、消肿散结。本方适用于传染性肝炎、胆囊炎等。

佛手败酱草

配方与食用：佛手20克，败酱草30克。将两味药材用水煎两次，滤出药液混合，每日3次分服，服时加白糖或葡萄糖。

功效：败酱草能抗病毒，促进肝细胞再生，可清热疏肝。本方主治传染性肝炎。

山药枸杞子甲鱼汤调养肝脏

配方与食用：山药、枸杞子各50克，女贞子、熟地黄各15克，陈皮10克，甲鱼1只。将甲鱼去头杂，切块，洗净，与诸药加水同炖至甲鱼熟后，加盐、味精调服。佐餐服食。

功效：山药有健脾、补肺、固肾、益精的功效。治脾虚泄泻、虚劳咳嗽。本方可补脾养胃、生津益肺、清热散结，适用于肝硬化、肝炎胁痛隐隐，口干、味觉减退、眼目干涩、手脚心热患者。

苦瓜炒猪肝

配方与食用：猪肝250克，苦瓜50克。猪肝洗净，切片；苦瓜洗净，切成片；锅内倒油烧热，倒入猪肝和苦瓜片共炒，待快熟时加入调料即可。

功效：苦瓜中的苦瓜甙和苦味素能增进食欲、健脾开胃，所含的生物碱类物质奎宁，有利尿活血、消炎退热、清心明目的功效。本方适用于心肝火旺所致的头晕头痛、目赤肿痛、贫血等症。猪肝的胆固醇含量很高，故胆固醇高的人少食用。

如何选购苦瓜

苦瓜身上的果瘤，是判断苦瓜好坏的特征。颗粒愈大愈饱满，表示瓜肉愈厚；颗粒愈小，瓜肉相对较薄。选苦瓜除了要挑果瘤大、果形直立的，还要洁白漂亮，因为如果苦瓜出现黄化，就代表已经过熟，果肉柔软不够脆，失去苦瓜应有的口感。买苦瓜时以幼瓜为好，过分成熟时，稍煮即软烂，吃不出其风味，如看上去果肉晶莹肥硕，末端带有黄色为佳。

02 | 特效理疗养命方

杏桃栀桑糊外治慢性肝炎肝区疼痛

方法：用杏仁30克，生桃仁25克，生栀子15克，桑葚10克。以上共捣成糊状，用食醋少许调匀，外敷于肚脐处，一剂分3次外敷，两日更换1次。此法主治慢性肝炎、肝区疼痛。

慢性肝炎的穴位疗法

方法：治疗肝炎，恢复肝功能的穴道是第9、10胸椎中间左右1厘米的“肝腧”和肝腧正下方的“胆腧”以及第2、3腰椎中央左右1厘米的“肾腧”。这些穴道指压时由上而下，一面吐气一面强压6秒钟，每回压5次，每天压5回。

如果指压肚脐正上方5厘米处的“中脘”也很有效，中脘指压法是由左右向中压，其他要领同前。（仰卧的姿势，中脘穴位于人体的上腹部，前正中线上。具体找法：胸骨下端和肚脐连接线中点即为此穴）

肺炎

肺炎是指终末气道、肺泡和肺间质的炎症。其症状为发热、呼吸急促、持久干咳，可能有单边胸痛、深呼吸和咳嗽时胸痛，有小量痰或大量痰，可能含有血丝。幼儿患上肺炎，症状常不明显，可能有轻微咳嗽或完全没有咳嗽，应注意及时治疗。肺炎为内、儿科常见病之一，又名肺闭喘咳、肺风痰喘，以发热、咳嗽、痰多、喘憋等为特征。

01 | 食疗、药疗

穿心莲鱼腥草

配方与食用：穿心莲25克，鱼腥草30克。将两味药洗净放锅中，加适量水，煎煮熟即可。可经常服用。

功效：穿心莲味苦、性寒，可清热解毒、凉血、消肿、燥湿。本方主治疗肺炎、支气管炎。

鱼腥草

配方与食用：鱼腥草30克，桔梗15克。将两味药用水煎两次，药液混合，早晚分两次服用。

功效：鱼腥草用于肺痈咳吐脓血及肺热咳嗽，痰黄而稠等，常与桔梗、芦根等同时服用，以加强清热解毒，消肿排脓作用。本方主治肺炎胸闷痰黏量多。

鱼腥草功效解析

鱼腥草是“草药之王”，又称折耳根、臭菜草。鱼腥草微寒，有清热、解毒、利尿、消肿、软便、调整血压、排除毒素等作用。它有很强的利尿作用，它使毛细血管扩张，增加肾的血流量及尿液分泌，所以用来治疗尿路感染的频尿涩痛。

生石膏麻黄研末

配方与食用：生石膏120克，麻黄、桂枝各30克。所有药材研末，水煎服，每次服用15～20克。

功效：生石膏清肺平喘，主肺热实喘。《名医别录》载石膏能治“腹胀暴气，喘息咽热”。肺热喘嗽者多用之。本方主治急性肺炎发热、咳嗽。

玄参煎剂

配方与食用：玄参15克，大黄1.5克，甘草6克。所有药材水煎两次，混合药液分两次服，每日1～2剂。

功效：玄参可凉血解毒，主治肺炎高热咳嗽、便秘者。肺炎临床多伴有高热、咳嗽、胸闷等表现，病情一般较急，所以必须去医院检查。

川贝粉蜂蜜饮

配方与食用：川贝粉18克，蜂蜜50克。将川贝粉、蜂蜜一起放入杯中调匀，然后用热水冲饮。分两次服用。

功效：川贝母味苦、甘，性凉，入肺经，具有止咳化痰、清热散结、润肺的功效。但若是寒性咳嗽，服用川贝粉就如“雪上加霜”，是很不适宜的。此方具有止咳化痰、润肠通便的作用。

芹菜熘鲤鱼

配方与食用：鲤鱼肉250克，鲜芹菜50克，淀粉、姜丝、蒜丝、酱油、白糖、醋、盐、味精、黄酒、泡酸辣椒、菜油适量。鲤鱼肉切成丝；芹菜洗净后，切段，把酱油、白糖、醋、味精、黄酒、盐、淀粉调成芡汁。炒锅置大火上，下油烧至五成热，放入鱼丝熘散，沥去余油，放姜丝、泡酸辣椒、芹菜段炒出香味，而后烹入芡汁，起锅即可。

功效：鲤鱼有清热解毒、利尿消肿、止咳下气等功效；芹菜有平肝清热、祛风利湿、养神益气等功效。鲤鱼芹菜合食，适用于急慢性肺炎的辅助治疗。

02 | 特效理疗养命方

拍肺法治肺炎

方法：坐在椅子上，全身放松，上身挺直，两膝自然分开，双手放在大腿上，双眼微微闭上，将注意力集中在丹田，边吸气边抬手，用手掌从两侧胸部由上至下轻拍，呼气时从下向上轻拍，持续约10分钟，最后用手背随呼吸轻叩背部肺腧穴数10下。

吸气法治疗肺炎

方法：自然站直，两脚分开与肩同宽，两手掌相搭，掌心向上，放于脐下3厘米处，双目平视，身体放松并吸气于两乳之间，收腹，再缓缓呼气放松，持续半小时左右即可。

缓解肺炎症状的按摩操

1.一侧手臂伸开，另一只手拇指指腹按压尺泽穴，并以此穴为中心从肘向肩的方向平推5次。

2.取坐位，一手食指按压对侧俞府穴，同时呼气3秒，用力由轻渐重，然后吸气3秒，用力由重渐轻。反复5次。

3.除拇指外其余四指并拢，用指腹按揉不容穴及其周围，并做环状运动，同时呼气3秒，用力由轻渐重，再吸气3秒。

学会更加有效地呼吸

将指尖放在肩上，吸气同时将双肘在胸前并拢。尽可能抬高双肘，然后放下来，手臂画圈，同时呼气。重复。坐在凳子上或站立时，可用双臂做胸部打击动作，缓慢向后伸展双臂。堆拳，手臂下移至臀部以下同时将双肩向后拉。背后的手仍是握拳状，吸气同时尽可能抬高手臂。呼气放下手臂，同时松拳，重复。

帕金森综合征

帕金森综合征是中老年人最常见的中枢神经系统变性疾病，可分为继发性和症状性帕金森综合征。继发性帕金森综合征常发生于其他一些神经系统疾病（脑炎、脑血管病、肿瘤等）或毒物、药物之后，临床表现除了和帕金森病相同外，多伴有原发病遗留下的表现，如癫痫、偏瘫、头痛、共济失调、眼球运动障碍、言语不清、体位性低血压、痴呆等。

01 食疗、药疗

银耳莲子汤

配方与食用：银耳20克，莲子40克。银耳、莲子分别用水泡发，入锅加水煮烂，加白糖适量，每日1次。

功效：莲子有镇静、强心、抗衰老等多种作用。中老年人常吃，可养心安神，增强记忆力。莲子和莲芯一起食用，可清心安神、健身延年。

核桃糯米团

配方与食用：核桃仁15个、红枣6颗（去核）。把红枣放在锅内，加水煮软，捣烂；用糯米粉100克，加水揉成团，放入碗中加水蒸熟即可。

功效：核桃仁性温、味甘，有健胃、补血、润肺、养神等功效。

天麻炖猪脑

配方与食用：猪脑100克，天麻10克，大米250克。将猪脑、天麻、大米分别洗净，一并放入砂锅，加清水适量，先用大火煮沸，再用小火煮熬30分钟，以猪脑熟为度。每日晨起温服1次，或隔日服用1次。

功效：本方主治肝肾阴亏、头晕目眩、腰膝酸软、形瘦神委、失眠健忘。

天麻炖鹌鹑

配方与食用：鹌鹑1只，天麻15克。将鹌鹑处理干净，天麻填其肚内，用线捆住，用水炖熟，加盐、味精，去天麻，吃肉喝汤，隔日1次。

功效：本方气血双补，可补虚养身。

02 特效理疗养命方

穴位按摩

方法：用大拇指按摩太冲穴，由上向下推按，双脚都按摩，每侧按摩5分钟。按摩太冲穴时，从太冲揉到行间穴，将痛点从太冲转到行间，效果会更好一些。

注意：肝经的太冲至行间就是在第1和第2足趾之间，从趾蹼缘到脚背凹槽结束。

仰卧挺胸运动

仰卧在床上，两手放在体侧，头和脚不动，胸部尽量向上挺，挺起来后停几秒钟再落下，如此反复进行，每日两次，每次20～30下。能使胸部和腰背部的力量增强。

老年痴呆症

老年痴呆症是发生在老年期及老年前期的一种原发性退行性脑病，是一种持续性高级神经功能活动障碍，即在没有意识障碍的状态下，记忆、思维、分析判断、视空间辨认、情绪等方面的障碍。其特征性病理变化为大脑皮层萎缩，并伴有β-淀粉样蛋白沉积，神经元纤维缠结，大量记忆性神经元数目减少，以及老年斑的形成。

01 | 食疗、药疗

●核桃仁大米粥

配方与食用：核桃仁30克，大米200克，红枣10颗。将以上三味食材洗净，加适量水，用小火熬煮成粥，约30分钟即可。

功效：核桃有“万岁子”之称。核桃仁中所含维生素E，可使细胞免受自由基的氧化损害，抗衰老。

●牛骨髓黑芝麻油茶

配方与食用：牛骨髓油、黑芝麻各50克，面粉500克。面粉置铁锅中，小火炒至淡黄色，发出面粉固有的香味，取出，凉凉；牛骨髓油放入锅内烧热，放入炒好的面粉，炒匀即可。每次取油炒面40～50克，加红糖适量，用温开水冲服。可作为每日或加餐食用。

功效：本方主治肾精不足、虚劳羸瘦、骨痿无力、肺肾阴虚等。

02 | 特效理疗养命方

●点按郄门穴

方法：用可作为点穴位的工具或食指按压于另一手臂的郄门穴上，长按3～5分钟，局部有酸麻微痛感，并向上或向下放射。郄门穴位于前臂掌侧中央，腕横纹上5寸，曲泽穴与大陵穴连线的中点上1寸处。

●点按百会穴

方法：端坐，单手或双手拇指置于百会穴处点按，一松一放反复操作数次，头部有酸胀感为宜。百会穴在头顶，正中线与两耳连线的交会处。

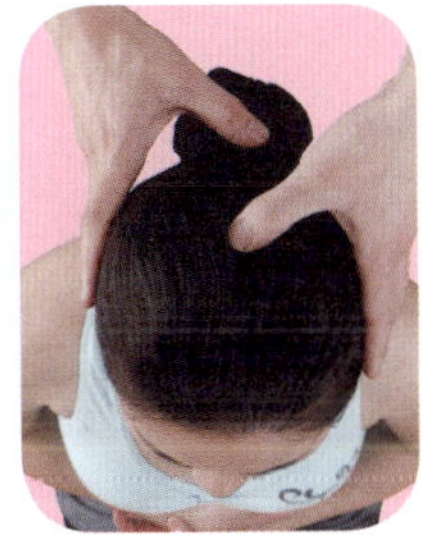

◎百会穴

提前发现老年痴呆症

人上四十岁以后，一定要多观察自己的脚，年轻人也一定要多观察自己父母的脚。如果你发现大脚趾外侧有这么一条茧子，再摸摸你脚下的小脑反射区，如果疼的话，那就要引起注意了，这是痴呆症的前兆。

小脑反射区位于大拇趾腹正面下缘偏向第二脚趾处。小脑位于脑桥和延髓的背侧，大脑的后下方，小脑的主要功能是调节肌张力，维持身体姿势平衡，协调随意运动。

肾炎

肾炎，顾名思义就是肾脏发生了炎症反应。肾炎的种类很多，根据最初发病原因可分为原发性肾小球肾炎与继发性肾小球肾炎。按照时间来划分，则分为急性肾炎与慢性肾炎，又称为慢性肾小球肾炎。急性肾炎、慢性肾炎、肾病综合征、IgA肾炎等是原发性肾炎；紫癜性肾炎、狼疮性肾炎、糖尿病肾病、高血压肾病等称为继发性肾炎。

01 | 食疗、药疗

芹菜炒虾仁

配方与食用：芹菜150克，虾仁60克，盐2克，植物油10毫升。将芹菜摘去叶、根，洗净拍扁，切小段；虾仁洗净；起油锅，先下虾仁炒至半熟铲起，再起油锅炒芹菜至半熟，放虾仁同炒，下盐调味，炒熟即可。

功效：虾仁含有比较丰富的蛋白质和钙等营养物质。如果把它们与含有鞣酸的水果，如葡萄、石榴、山楂、柿子等同食，不仅会降低蛋白质的营养价值，而且鞣酸和钙离子结合形成不溶性结合物刺激肠胃，引起人体不适，出现呕吐、头晕、恶心和腹痛、腹泻等症状。海鲜与这些水果同吃至少应间隔2小时。

车前叶粥

配方与食用：鲜车前叶30～60克，葱白1根，大米50～100克。将车前叶洗净，切碎，同葱白煎煮，去渣取汁，兑水加大米煮粥。每日2～3次。7天为1个疗程。

功效：本方可清热利尿、祛痰，适用于急性肾炎小便不利、尿血、水肿等症。患有遗精、遗尿的患者不宜食用。

白眉豆独头蒜

配方与食用：白眉豆40克，生花生仁50克，独头蒜（去皮）30克。所有材料洗净，一同放入锅中，煎煮，熟后分3次服用，此为一日剂量。

功效：白眉豆、花生仁能够健脾渗湿；独头蒜解毒作用很强，它含有的蒜素及大蒜辣素和其他多种化合物，对痢疾杆菌、葡萄球菌及白喉杆菌、结核杆菌、伤寒杆菌等均有抑制或杀灭作用。

猪肚乌龟汤

配方与食用：猪肚1个，乌龟1只。将乌龟剁成小块，和洗净切块的猪肚，加水同煮烂熟，加白糖、醋少许调味。分做4～6次两天内食完。10天为1个疗程。

功效：乌龟有补肾益气、利尿消肿、消除蛋白尿的作用，可用于慢性肾炎、水肿、蛋白尿等的防治。

冬瓜赤豆汤

配方与食用：冬瓜500克，红小豆40克。将冬瓜、红小豆加水两碗煮沸，用小火煨20分钟即可。

功效：冬瓜性寒、味甘，可清热生津。本方适用于肾脏虚寒、高血压、肾脏病、水肿等患者食用，有消肿而不伤正气的作用。

羊肾蒸附片

配方与食用：羊肾1对，制附片6克。将羊肾对半切开，去其筋膜；制附片研末，均匀地掺和于羊肾中，蒸2小时。每日早晚空腹食用1个。半个月为1个疗程。

功效：羊肾可温肾暖脾、散寒祛湿。本方主治脾肾阳亏的慢性肾炎四肢水肿、身寒畏冷、小便不利等症。

绿豆冬瓜汤

配方与食用：冬瓜块500克，绿豆适量。绿豆清洗干净，与冬瓜块一起放入砂锅里，加清水适量，用小火煲2小时，最后用白砂糖调味即可服用。

功效：冬瓜可利小便、消水肿、解热毒。冬瓜含钠较低，是肾病病人的理想食品。慢性肾炎脾肾虚寒者宜食用。本方可用于治疗急性肾炎早期。

如何选购冬瓜

选购冬瓜时用手指甲掐一下，皮较硬，肉质致密，种子已成熟变黄褐色的冬瓜吃时口感好；种子白色幼嫩的，肉质松散，煮熟后变成“一包水”，吃时则口感较差。

02 | 特效理疗养命方

茯苓皮白术水泡脚

方法：将茯苓皮、大腹皮、白术、淮山药各30克洗净，一同放入锅中，加清水适量，煎煮30分钟，去渣取汁，与2 000毫升沸水一起倒入盆中，先熏蒸，待温度适宜时泡洗双脚，每天1次，每次熏泡40分钟，30天为1疗程。本方适用于慢性肾炎。

大蓟根水泡脚

方法：将大蓟根25克，薏米根50克洗净后，放入锅中，加清水2 000毫升，煎至水剩1 500毫升时，滤出药液，倒入盆中，先熏蒸，待温度适宜时泡洗双脚，每晚临睡前泡洗1次，每次40分钟，60天为1疗程。本方主治慢性肾炎，可消除蛋白尿。

益母草黄芪水泡脚

方法：取益母草30克，黄芪、当归各20克，党参15克，川芎、红花各12克洗净后，放入锅中，加清水适量，浸泡20分钟，煎煮沸，取药液与1 500毫升沸水同入脚盆中，趁热熏蒸，待温度适宜时泡洗双脚，每天两次，每次40分钟。本方补虚固本、活血化瘀、解毒去邪，可治疗慢性胃炎。

肾病综合征

肾病综合征是指由多种病因引起的，以肾小球基膜通透性增加伴肾小球滤过率降低等肾小球病变为主的一组综合征。肾病综合征不是一种独立性疾病，而是肾小球疾病中的一组症状。肾病综合征典型表现为大量蛋白尿、低白蛋白血症、高度水肿、高脂血症。肾病综合征在中医学中多属“水肿”“虚痨”“腰痛”等范畴。

01 | 食疗、药疗

蒜头花生汤

配方与食用：花生仁150克，大蒜头100克。大蒜头去衣与花生仁一起放入砂锅内，加清水适量，大火煮沸，再改用小火煲至花生仁熟软，调味食用。

功效：蒜头可健脾、祛湿、退肿解毒。本方适用于肾病水肿、脾虚湿盛者，四指困重、下肢水肿、小便不利等。

五味杜仲炖羊肾汤

配方与食用：羊肾两个，杜仲15克，五味子6克。羊肾切开，去脂膜，切片；杜仲、五味子分别洗净；将以上材料一起放入炖盅内，加沸水适量，用小火加水炖1小时，调味食用。

功效：杜仲具有补肝肾、强筋骨、安胎气的作用。本方能温肾涩精、强筋健骨，可治疗肝肾虚寒之肾病综合征腰脊冷痛、足膝无力、小便频数、时有头晕耳鸣。

◎杜仲

黄芪鲤鱼汤

配方与食用：鲤鱼300克，黄芪30克，红小豆25克，砂仁10克，生姜8克。先煎药物30分钟，去渣取汁，兑水将洗净的鲤鱼入锅同煮，小火炖40分钟。吃鱼喝汤，隔日1剂。

功效：鲤鱼可益气补血、健脾和胃、利水消肿、治疗肾病综合征。慢性肾衰终末期（尿毒症期）的水肿勿用。严重水肿的应同时服用西药，一旦肿消或留有微肿时，则可单用本方以调理，方中黄芪在水肿明显期以生黄芪为宜，转入恢复期则用炙黄芪。

大蒜如何保存

将大蒜头放在阴凉通风处，可以较长时间保鲜。大蒜头也可以编成辫子，悬挂在阴面通风的地方，一般保存一冬天没有问题；春天时蒜头容易发芽，如若吃不完，及时将蒜皮剥去，紧密地摆在碗中或碟子里，然后注入清水，过几天可以长出绿绿的蒜苗，用来炒鸡蛋味道很好。

02 | 特效理疗养命方

金鸡独立健身法

方法：将两眼微闭，两手自然放在身体两侧，任意抬起一只脚，试试能站立几分钟，注意关键是不能将眼睛睁开。这样调节自己的平衡就不是靠双眼和参照物之间的协调，而是调动了大脑神经来对身体的各个器官的平衡进行调节。在脚上有六条重要的经络通过。通过脚的调节，虚弱的经络就会感到酸痛，同时得到了锻炼，这根经络对应的脏腑和它循行的部位也就相应地得到了调节。这种方法可以使意念集中，将人体的气血引向足底，对于高血压、糖尿病、颈腰椎病都有立竿见影的疗效。还可以治疗小脑萎缩，并可预防梅尼埃综合征、痛风等许多病症。对于足寒症更是效果奇特。因为是治本的方法，所以可以迅速地增强人体的免疫力。

诀窍：站立时把心思集中在脚背，比如想脚趾正使劲抓住地板。

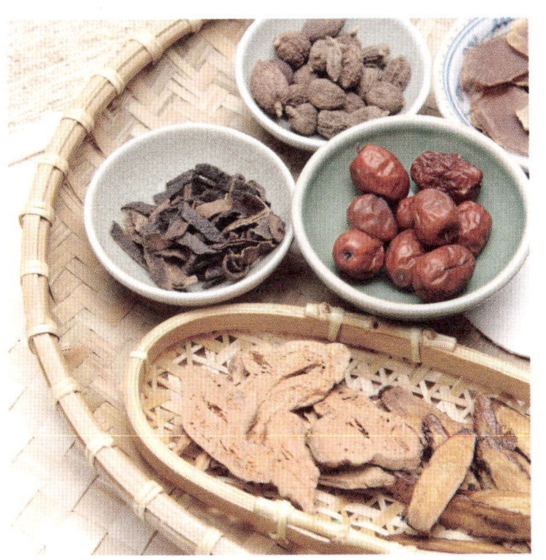

肾病综合征患者注意事项

1. 尽量不要吃凉拌蔬菜，如凉拌黄瓜、凉拌番茄、凉拌粉皮等，如想吃凉拌菜，一定要将蔬菜用沸水反复烫洗冲净，佐料一定要干净新鲜，现用现做，切不可用已调制好的陈旧佐料。

2. 一定要注意卫生，餐具用前一定要洗干净，不要吃蚊虫叮咬过的食物。不要吃剩菜剩饭，特别是隔夜饭菜更不能吃。

3. 患者宜多食用水果和蔬菜。但因目前大多数蔬菜、水果的农药含量超标，故食用时应反复泡洗。最好不要吃不容易洗净的水果，如葡萄、香蕉等。适量饮用酸奶。酸奶有助消化的作用且又含蛋白质、脂肪等营养物质。

擦鼻

方法：用两手中指指腹擦鼻的两侧，由攒竹穴至迎香穴。有通鼻开窍之效，有利于防治肾病引起的体虚感冒。攒竹穴位于人体的面部，眉毛内侧边缘凹陷处（当眉头陷中，眶上切迹处）；迎香穴位于人体的面部，在鼻翼旁开约1厘米皱纹中（在鼻翼外缘中点旁，当鼻唇沟中）。

腰部按摩

方法：两手掌搓至手心发热时，分别放到两侧腰部，掌心向皮肤，上下按摩腰部，直到有热感为止。早晚各做1次。

功效：此法可通经活络、补肾壮腰。

贰

秘传千年的救命外科老偏方

痔疮

人体直肠末端黏膜下和肛管皮肤下静脉丛发生扩张和屈曲所形成的柔软静脉团，称为痔，又名痔疮。医学上所指痔疮包括内痔、外痔、混合痔，是一种慢性疾病。女性的发病率为67%，男性的发病率为53.9%，20～40岁的人患此病的概率较高，并随着年龄的增长而逐渐加重，故有“十人九痔”之说。

01 | 食疗、药疗

无花果猪大肠水煎

配方与食用：无花果30克，猪大肠1段，冰糖适量。将猪大肠洗净与无花果加水共煮，服用时加入冰糖。每日1次，连服3～5天可见效。

功效：无花果可清热解毒、清肠消肿。本方主治痔疮、脱肛、大便秘结、出血等。

苦参鸡蛋

配方与食用：苦参6克，鸡蛋两个，红糖60克。先将苦参加水400毫升，煎煮约30分钟，去渣取汁，再将鸡蛋、红糖入汤内同煮，至蛋熟。鸡蛋趁热去壳，连蛋带汤1次服食。每日1次，4日为1个疗程。

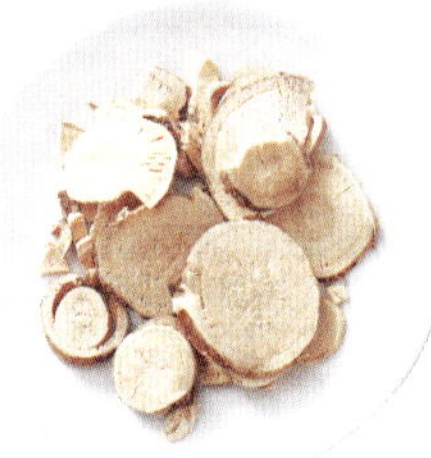

◎苦参

功效：苦参呈长圆柱形，下部常有分枝，表面灰棕色或棕黄色。苦参味苦、性寒，可清热解毒、燥湿止痒，主治湿热之痢疾、赤白带下、皮肤癣疹瘙痒、恶疮、瘰疬等病症。本方对治疗痔疮有疗效。

鲫鱼韭菜汤

配方与食用：鲫鱼1条（约200克），韭菜60克。将鲫鱼开膛去内脏洗净留鳞，把韭菜装入鱼腹，放盘内，加酱油、盐，蒸20分钟即可。食鱼肉饮汤，每日1次。

功效：鲫鱼可解毒散瘀、健脾利湿。本方主治痔漏、内外痔疮。

茄子末治内痔

配方与食用：茄子1个。茄子切片晒干，烧成炭，研末。每次10克，每日3次，连服10天。

功效：茄子末可清热活血、消肿止痛，治疗内痔。另外将茄子阴干，研细末，用凡士林调和后外敷，可治疗痈疮疽。

红小豆浸酒

配方与食用：红小豆500克，白酒1 000毫升。将红小豆与白酒同煮至红小豆熟，捞出晒干，再把红小豆放入白酒中，直至酒尽。研末，每次6克，用酒送服，每日3次。

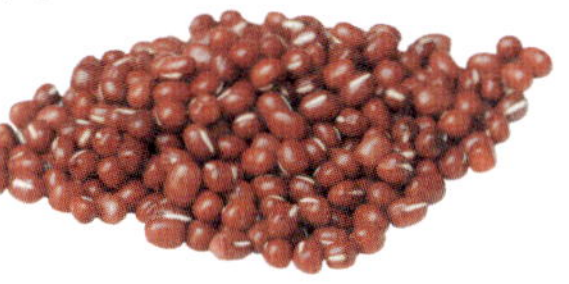
◎红小豆

功效：红小豆有较多的膳食纤维，具有良好的润肠通便、降血压、降血脂、调节血糖、解毒抗癌、预防结石的作用。本方有解毒利湿、活血消肿之功效，此法可治内疮出血。

金针菜煎水

配方与食用：金针菜30克，红糖25克。金针菜洗净，用水两碗煎至1碗，调入红糖。早饭前半小时温服，每日1次，连服3～4天。

功效：金针菜又名黄花菜，含有效成分能抑制癌细胞的生长，丰富的粗纤维能促进大便的排泄，可作为防治肠道癌的食物。

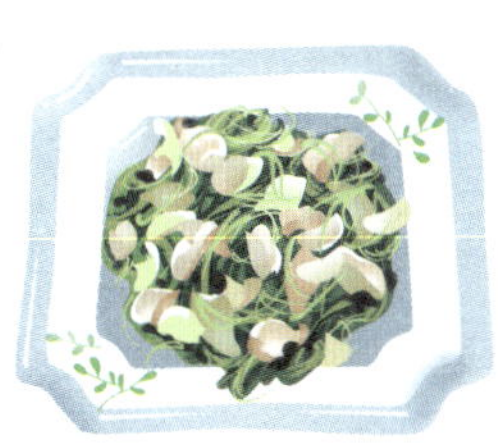

仙人掌甘草酒

配方与食用：仙人掌60克，甘草18克，白酒500毫升。将药物浸泡酒中，7天后饮用。每次10毫升，每天两次，空腹服用。

功效：仙人掌味淡、性寒，有行气活血、清热解毒、消肿止痛、健脾止泻、安神利尿之功，可内服、外用治疗多种疾病。本方可清热解毒、活血，治疗痔疮出血。

槐花地榆苍术甘草研末

配方与食用：槐花60克，地榆、苍术各45克，甘草30克。所有药材炒黄，共研末，早晚饭前服6克。本方可凉血止血、收敛祛湿，主治痔疮出血。

仙人掌的养护方法

盆栽用土，要求排水透气良好、含石灰质的沙土或沙壤土。新栽植的仙人掌先不要浇水，每天喷雾几次即可，半个月后才可少量浇水，1个月后新根长出才能正常浇水。冬季气温低，植株进入休眠时，要节制浇水。如果是一直放在室内，要放外面晒晒太阳，开始几天不要晒太阳，因为变化太大会不适应，慢慢移向有太阳的地方。

02 | 特效理疗养命方

韭菜熏洗

方法：韭菜500克。将韭菜洗净，切6厘米长段，加水煎煮10分钟，倒入盆内，用塑料布盖上，中间剪5厘米直径的圆孔，坐孔上，令气熏患处，待水温时，洗患处数次，每天两次。本方可散瘀解毒，治疗痔疮。

鱼腥草内服外洗

方法：将鱼腥草90克加水300毫升，煎煮滤出药液，分3次内服。再加水500毫升煎煮后，倒入盆内，用蒸汽熏，再用纱布蘸药液洗患处。每天洗两次。适用于嵌顿内痔、炎性外痔、肛门瘙痒等。

泡臀减痛

方法：拿一盆温水（水温不烫手就行），水刚好能浸没臀部为宜，浸泡10～15分钟。这种方法可以清洁臀部，缓和痔疮带来的疼痛，如果有条件，每天可以泡盆2～3次。

冰敷减痛

方法：如果痔疮已经很严重了，冷敷也许能够缓解疼痛。用一个塑料袋装上一些冰块，再用毛巾把冰袋裹住，敷在患处10～15分钟。

提肛运动

方法：全身放松，将臀部及大腿用力夹紧，配合吸气，舌舔上颚，同时肛门向上提收。像忍大便的样子，提肛后稍闭一

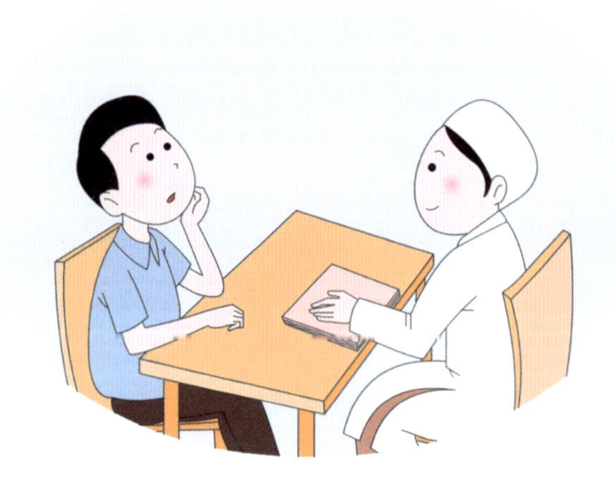

下气不呼，保持10秒，然后配合呼气，全身放松。每日早晚两次，每次做9～18次，也可根据情况适当增加提肛的时间。长期坚持可有效缓解痔疮症状，也可预防痔疮发生。

举骨盆运动

方法：仰卧屈膝，使脚跟靠近臀部，两手放在头下，以脚掌和肩部作支点，使骨盆举起，同时提收肛门，放松时骨盆下放。熟练后，也可配合呼吸，提肛时吸气，放松时呼气。此法每日可坚持做1～3次，每次20下。

涂抹凡士林

方法：凡士林可有效缓解痔疮的疼痛，这是因为凡士林可起到润滑的作用，减少摩擦，进而减轻疼痛。直接用手指把凡士林涂在肛部即可。

上厕所三心二意容易得痔疮

上厕所时最好不要看书、杂志、报纸以及打电话，因为这会在不自觉中延长上厕所的时间，从而拉伤肛门括约肌。这不但不利于缓解痔疮的病情，还会加快其复发率或病情。患者应减少解大便的时间，少食辛辣之品，常用温水洗浴，常练习收腹提肛的动作。

单腿跳

方法：身体先站直，头放正，眼睛平视前方，自然放松，两手自然放在身体两侧，接着调整呼吸，待呼吸自然后，张开双臂，屈膝收起一腿，另一腿做单脚跳，1次为6下，可根据自己的体能情况，自行掌握跳的次数。放下腿休息一下，然后再换腿跳，根据体能自行掌握跳次。

艾灸特效穴位治疗痔疮

穴位名称	位 置	主 治	灸 法
手部反射区	位于手背小指内侧的第 2 关节上	痔疮	艾条灸 3 ～ 10 分钟
长强穴	尾骨尖端与肛门之中点处	便血、脱肛、痔疮。《古今医统》称："长强穴在尾骶管上，随年壮灸之，治五痔便血最效。"	艾条灸 3 ～ 5 分钟
命门穴	第 2 腰椎上与第 3 腰椎棘突之间，在人中线脊中与脐相对处	痔漏、脱肛。《千金方》道："丈夫痔漏，下血脱肛……皆灸。"	艾条灸 2 ～ 15 分钟，艾罐灸 20 ～ 30 分钟
腰腧穴	第 4 骶椎下，骶管裂孔中，俯卧取之	《新医灸法》云："主治腰脊强痛、痔疮。"	艾条灸 5 ～ 10 分钟，艾罐灸 20 ～ 30 分钟
会阳穴	长强穴旁 1.5 寸处	痢疾、痔疮、腹痛	艾条灸 5 ～ 15 分钟

疝气

疝气即人体组织或器官一部分离开了原来的部位，通过人体间隙、缺损或薄弱部位进入另一部位。俗称“小肠串气”，有脐疝、腹股沟直疝、斜疝、切口疝、手术复发疝、白线疝、股疝等。疝气多是因为咳嗽、喷嚏、用力过度、腹部过肥、用力排便、妇女妊娠、小儿过度啼哭、老年腹壁强度退行性病变等原因引起。

01 | 食疗、药疗

小茴香胡椒丸

配方与食用：小茴香、胡椒各等份。所有材料共研细末，久煮糊为丸，如梧桐子大，每次服50丸，饭前温酒送服，每日两次。

功效：小茴香性温，味辛、苦，可活血、利气、止痛，适用于胸胁脘腹疼痛。本方主治小肠气腹痛。

丝瓜山楂核

配方与食用：丝瓜络18克，山楂核30克，红枣6克（去核焙干）。所有材料共研细末。每服6克，每日两次，黄酒送服。

功效：丝瓜络味甘、性凉，归肺、肝、胃经，可轻体通利、通经活络、清热解毒、利尿消肿、止血。本方主治胸胁胀痛，小儿疝气、风湿痹痛、痔漏。

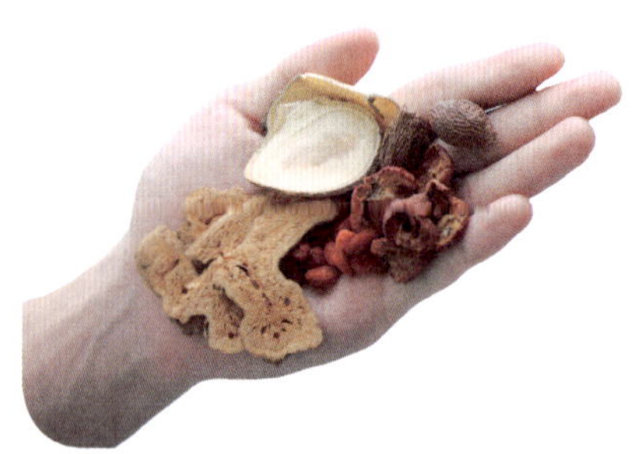

荔枝核散治疝气疼痛

配方与食用：荔枝核45克，小茴香、青皮各30克。所有材料研末，每次3克，一天3次。

功效：荔枝核可疏肝理气、行气散结、散寒止痛。本方主治寒凝气滞之疝气痛、偏坠、疼痛、睾丸肿痛等。

川楝子小茴香煎剂

配方与食用：川楝子12克，木香9克，吴茱萸3克，小茴香6克。所有食材用水煎两次，去渣取药液合并。

功效：川楝子味苦、性寒，有小毒，善行降泄，具有疏肝泄热、行气止痛、杀虫的功效。川楝子可止痛疗疝，肝胃气滞化热而致胁肋脘胀痛者，多与延胡索相须为用，以增疏肝行气止痛之功。本方主治寒疝及小肠疝气。

02 | 特效理疗养命方

丁香肉桂末外敷

方法：丁香4克，肉桂5克，五

倍子8克，朴硝40克，共研细末，用时取5克，加适量醋调匀做成饼状，贴于脐部，用胶布固定，隔3天换药1次。本方主治婴儿脐疝。

转腰

方法：两手叉腰，将腰腹部从直立开始向左、向前、向右、向后扭腰，即按顺时针方向平转。再按相反方向转动。反复进行5～10分钟。

两脚上蹬

方法：仰卧，上肢不动，两腿伸直，两脚交替上蹬，每秒蹬1次，每只脚蹬100～200次，体能好的可增加下蹬的次数。

收腹鼓腹

方法：平时要形成吸气时收腹的好习惯，因为气经脐孔时可进入胸腑，呼气时鼓腹，气由胸腹经脐孔而出，只要如此坚持一段时间，就会感觉腹部发热，肠鸣音增强，从而呼吸平顺，食欲增强，大便转为正常。

运动辅疗

方法：经常单脚跳跃、跳绳、跑步和长距离走路都可以促进肠部的蠕动。

练抬腿防疝气

1.仰卧在床上，双臂平放在躯体两侧，两腿并拢上抬30～90度，再放平，最好稍悬空，一般反复做30次。

2.平坐在床上，两腿向前伸展，上身挺直，两臂平放于身体两侧，掌心向下。用一条长毛巾套在双脚底，吸气，将腿弯曲伸展，抬离床面，身体向后倾，胳膊尽量伸直，拉住毛巾两端，使躯体与双腿形成一个“V”字。呼气，腹部收紧，平衡身体，挺直腰背，尽量保持这个姿势，其间自然呼吸，然后将双腿和躯干慢慢放回床面。反复做3～6次。

按摩“疝气”助健康

平躺在床上，做3～5分钟深呼吸，同时手掌放在患处，做轻柔的画圈按摩，然后放松身体，休息10～15分钟。

疝气注意事项

1.当疝气初发时，很容易把肠还纳。患者躺平后，往往可以用手把肿物送回腹腔内，这时可听到“咕噜”一声。

2.如果发生疝气的是小孩，首先安慰小孩别哭。因为哭时腹部压力增加，更难进行还纳。为了让小孩不哭，可用喂牛奶或洗澡等方法来哄，有时通过洗澡也可以治好。

泄泻

泄泻也称“腹泻”，是指排便次数增多，粪便稀薄，或泻出如水样。古人将大便溏薄者称为“泄”，大便如水注者称为“泻”。本病一年四季均可发生，但以夏、秋两季最为多见。本证可见于多种疾病，临床可分为急性泄泻和慢性泄泻两类。其致病原因有感受外邪、饮食不节、情志所伤及脏腑虚弱等，脾虚、湿盛是导致本病发生的重要因素。

01 | 食疗、药疗

山楂陈皮煎剂

配方与食用：炒山楂、炒麦芽、陈皮各15克。所有材料用水煎两次，混合后分上、下午服，每日1剂。

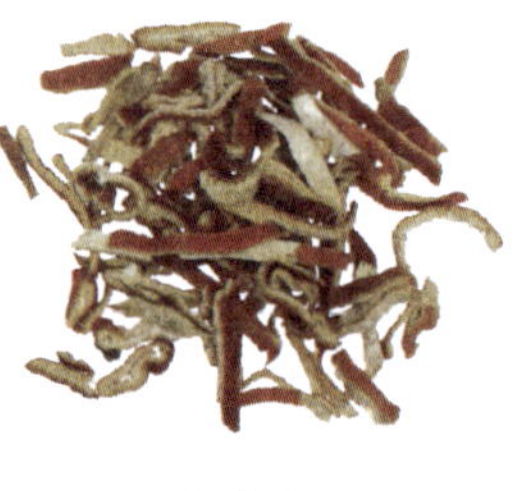

◎陈皮

功效：山楂、陈皮可消食导滞。本方主治伤食腹泻，症见腹痛肠鸣，腹痛即泻，粪便臭如败卵，泻后痛减。

莲子糯米粥

配方与食用：莲子（去芯）20克，淮山药25克，鸡内金15克、糯米50克调味。所有材料加水同煮30分钟做粥，熟后加白糖调味食用。

功效：本方可有效补充人体的养分，增强机体的抗病能力。

猪肾汤

配方与食用：猪腰（猪肾）两个，骨碎补20克。将猪腰剔除白筋膜，切片，与骨碎补加水共煮至熟，将骨碎补捞出，下调味品调味。饮汤食猪腰。隔日服用1次，约10次见效。

功效：猪肾可补肾强身止泻。本方主治老年人肾虚不固、功能紊乱而引起的身体虚弱、腰酸背痛、时常腹泻且经久不愈。

山药内金山楂粥

配方与食用：山药片30克，鸡内金10克，山楂15克，玉米150克，红枣5颗，白糖50克。先将山药片、鸡内金分别研为细末，混合均匀，山楂洗净切薄片；将山楂片、山药粉、鸡内金粉与玉米、红枣一同放入锅中，加入适量的水，煮至黏稠时调入白糖即食。

鸡内金是什么

鸡内金是雉科动物家鸡的砂囊内壁。杀鸡后，取鸡肫，立即取下内壁，洗净，晒干，可生用或炒用。表面金黄色、黄褐色，老鸡的鸡内金则微黑。质薄脆，易折断。鸡内金味甘、性平，入脾、胃、膀胱经，具有健胃消食、化积排石、固摄缩尿等作用。

功效：鸡内金可消积滞、健脾胃，主治食积胀满、呕吐反胃、泄泻。此粥对于脾虚所致的腹泻有很好的辅助治疗效果。

02 | 特效理疗养命方

缓解慢性腹泻按摩

方法：用单手手掌推摩下腹部，顺时针、逆时针方向各10圈，至感觉温热为宜。被按摩者取俯卧位，按摩者用食指按压其大椎穴，注意按压时用力要稍重，每次5分钟，至被按摩者感觉酸胀为宜。

按揉中脘穴

方法：用大拇指指腹来回按压，指腹用力，但不能用指甲掐。可以缓解胃痛，温胃、解痉，促进消化腺分泌，对胃、肠、肝、胆等都有很好的保健作用。

中脘穴在剑突与肚脐中间位置，剑突通俗点说就是两侧肋骨的交会处，从这点到肚脐眼的中间部位即是。

按摩足三里穴

方法：足三里部位肌肉比较大，

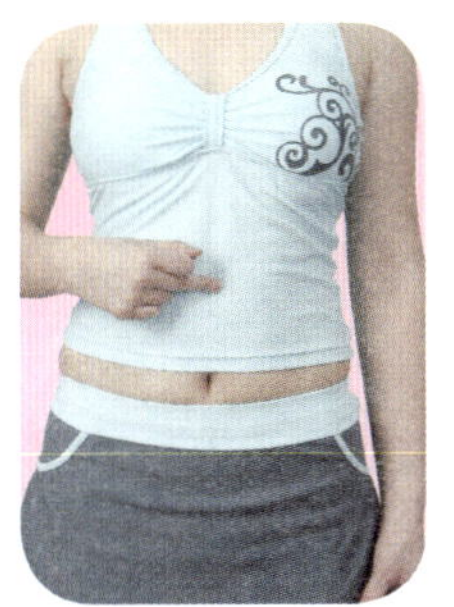

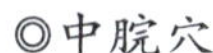

◎中脘穴

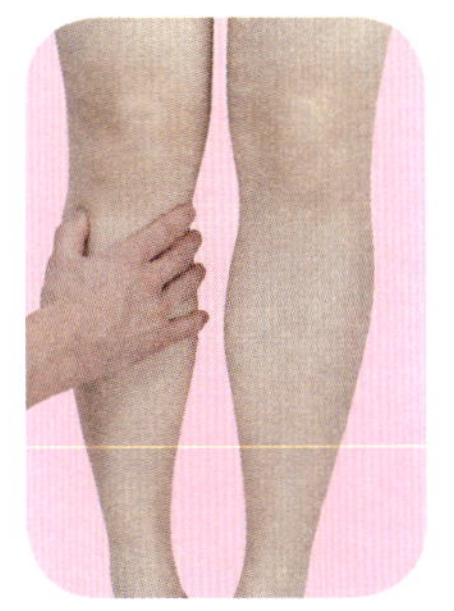

◎足三里穴

按摩力度可稍大，要渗透到穴位里。每次按摩1～2分钟。

敷贴法

1.取独头蒜1头，生姜3片，共捣烂敷于脐上，用胶布固定，每晚调换。

2.取艾叶、柿蒂、石榴树叶各15克，干姜10克。将所有药材研粉、炒热，布包后敷于脐部。

中药泡脚法

方法：取白扁豆100克、葛根50克、车前草150克加水适量，共煎煮20分钟，然后将药液倒入盆内，待药液转温时用来浸泡双脚。此法可缓解腹泻。

缓解腹泻的三大穴位

穴位名称	位置	疗法
阴陵泉穴	在小腿内侧，当胫骨内侧髁后下方凹陷处	按摩阴陵泉可缓解腹泻
神阙穴	即肚脐，又名脐中，是人体任脉上的要穴	按摩神阙穴可减轻腹泻等症带来的不适症状
上巨虚穴	在小腿前外侧，当犊鼻下6寸，距胫骨前缘1横指（中指）	按摩上巨虚穴可改善腹泻症状

痢疾

痢疾古称肠辟、滞下，为急性肠道传染病之一。临床以发热、腹痛、里急后重、大便脓血为主要症状。若感染疫毒，发病急剧，伴突然高热，神昏、惊厥者，为疫毒痢。痢疾初起，先见腹痛，继而下痢，日夜数次至数十次不等。多发于夏秋季节，由湿热之邪，内伤脾胃，致脾失健运，胃失消导，更挟积滞，酝酿肠道而成。

01 | 食疗、药疗

苦参汤

配方与食用：苦参（酒炒）10克。苦参水煎分两次服，每日1剂。

功效：苦参具有清热燥湿之功，主治湿热泻痢、腹痛、里急后重等病症。

香连散

配方与食用：黄连30克，木香6克。上述两味药共研细末。每次服6克，每日3次，米汤送服。

功效：黄连可解毒止痢，主治胃肠虚弱、腹胀腹鸣、胸膈痞闷、下痢脓血。

马齿苋粥

配方与食用：马齿苋60克，大米100克。将马齿苋洗净，与大米共煮粥，不放盐、醋，空腹食用。

功效：马齿苋味酸、性寒，主治热毒血痢及湿热痢疾。《滇南本草》中记载马齿苋“益气，清暑热，宽中下气，润肠，消积滞，杀虫，疗疮红肿疼痛”。民间有俗语：“莫要小看马齿苋，治疗痢疾最灵验”。

大蒜疗法

配方与食用：大蒜10瓣。大蒜瓣煮熟，捣烂，红糖适量拌匀，每日两次，连服3日。或用生大蒜数瓣，捣烂如泥，与1小杯醋拌匀服食；也可与面条拌食。

功效：大蒜可杀菌解毒（大蒜挥发油对痢疾杆菌有明显的抑杀作用），可治痢疾肠炎。

葛根黄芩黄连汤

配方与食用：葛根15克，黄芩8克，黄连10克，甘草3克。上述所有药材用水煎两次，早晚分服，每日1剂。

功效：葛根可解表退热，燥湿止痢，主治表证未解、邪热入里，身热，下痢臭秽，肛门有灼热感，湿热泻痢，热重于湿者。

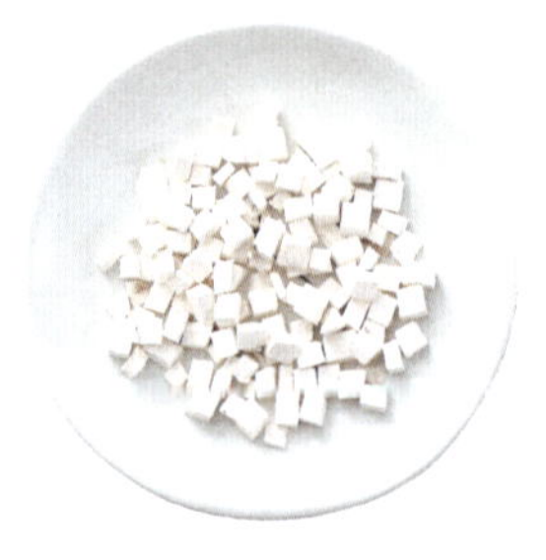

◎葛根

02 | 特效理疗养命方

拔罐疗法

方法：先在脐中区用小号罐上罐，再用二号罐在前胃下区、左大肠、右大肠区、气海区上罐。急性痢疾每日上罐两次，缓解后每日1次。慢性痢疾每日上罐1次。症状消失后也应拔罐巩固治疗，可以有效治疗痢疾。

揉腹按穴

方法：仰卧，双手重叠，以全掌分别对下腹部和上腹部做逆时针方向的揉摩法，3～5分钟。操作时以有热感透入腹内为好。继仰卧位分别指揉中脘、天枢穴各1分钟。天枢穴位于人体中腹部，肚脐向左右三指宽处。取坐位，对双侧足三里穴作指揉法，约1分钟。按摩足三里有调节机体免疫力、增强抗病能力、调理脾胃、补中益气、通经活络、扶正祛邪的作用。足三里穴位于外膝眼下四横指、胫骨边缘。

痢疾患者的护理

1.患者应给予隔离，直至症状消失、大便培养连续两次阴性为止。

2.应多卧床休息，保证充足的睡眠。

3.饮食一般以流质或半流质为宜，忌食多渣、多油或有刺激性的食物，瓜果、雪糕等生冷之物也暂勿食用，以免增加胃肠负担，加重胃肠功能紊乱。恢复期可按具体情况逐渐恢复正常饮食。

4.注意个人卫生，饭前便后及手触摸可疑污染物品后，一定要用肥皂流水将手洗干净。

5.有失水现象者，可给予口服补液药。如有呕吐等而不能由口摄入时，则可给予生理盐水或5%葡萄糖盐水静脉滴注，注射量视失水情况而定，以保持水和电解质平衡。

6.有酸中毒者，酌情给予碱性液体。

预防痢疾生活备忘录

1.餐具、水杯等要经常消毒，并进行妥善安置，如放在橱柜里或罩上覆盖物。

2.夏天食物容易变质，最好吃一顿做一顿，不要放太长时间，饮料要去正规商店购买。

3.衣物等要勤洗，勤晒，勤剪指甲，玩具等要经常消毒。

4.家庭要注意安装纱门，纱窗防蝇，有苍蝇飞入室内及时消灭掉。

5.要做到不吃腐烂变质及被苍蝇、蟑螂污染过的食物。坚持做到饭前便后洗手，生吃瓜果要用流水多清洗几遍，或削皮后再吃。食具要按时煮沸消毒。老人及孩子不要与菌痢患者接触，以免感染患病。在本病流行期间（或家中有人患菌痢），多食大蒜能够收到较好的预防效果。

便秘

便秘是多种疾病的一种症状，而不是一种病。对不同的人来说，便秘有不同的含义。常见症状是排便次数明显减少，每2~3天或更长时间一次，无规律，粪质干硬，常伴有排便困难感的病理现象。便秘通常有三种形式：痉挛性便秘、梗阻性便秘、无力性便秘。如果每周排便次数少于3次，并伴明显排便困难，这种情况就称为便秘。

01 | 食疗、药疗

猪心柏子汤

配方与食用：猪心1个，柏子仁15克。将柏子仁塞入猪心内，清水炖熟。3天1次，吃猪心喝汤。

功效：柏子仁可养心安神、补血润肠。本方主治阴虚血少、年老体弱和产后血虚引起的肠燥便秘。

香蕉蘸黑芝麻

配方与食用：香蕉500克，黑芝麻25克。用香蕉蘸炒半生的黑芝麻嚼吃。每天分3次吃完。

功效：香蕉味甘、性寒，性寒能清肠热，味甘能润肠通便，可治疗热病烦渴、老年便秘。患有高血压的人，可经常吃。

> **香蕉保存妙招**
>
> 香蕉在冰箱中存放容易变黑，应该把香蕉放进塑料袋里，再放一个苹果，然后尽量排出袋子里的空气，扎紧袋口，再放在家里不靠近暖气的地方，这样香蕉可以保存一个星期左右。香蕉容易因碰撞挤压受冻而发黑，在室温下很容易滋生细菌，最好丢弃。

蜂蜜水

配方与食用：蜂蜜适量。每次两汤匙蜂蜜，温开水冲服，每日早晨空腹时食用。

功效：蜂蜜可使胃酸分泌正常，有增强肠蠕动的作用，可显著缩短排便时间。蜂蜜对结肠炎、习惯性便秘有良好功效，且无任何副作用。常食用蜂蜜同时注意多吃绿叶蔬菜。

苏子麻仁粥

配方与食用：苏子10克，火麻仁15克，大米50~100克。先将苏子、火麻仁捣烂，加水煎煮片刻，滤取汁，与大米同煮成粥，可任意服用。

功效：苏子可润肠通便。本方适用于老人、产妇体虚肠燥、大便干结难解者。

葱白奶蜜

配方与食用：牛奶250毫升，蜂蜜90克，葱白100克。先将葱白捣烂，滤取汁。牛奶煮熟，开锅下葱汁即可，服用时调入蜂蜜，每早空腹服用。

功效：葱白能宣通上下阳气、发汗解表。本方可补虚通便，利大小便，适用于阳虚便秘及老年人习惯性便秘。

02 | 特效理疗养命方

芒硝大黄水泡脚治便秘

方法：取芒硝、大黄、甘遂、牵牛子各5克。洗净，一同放入锅中，加清水2 000毫升，煎数沸，煎至1 500毫升时取药液倒入盆中，先熏蒸，待温度适宜时浸泡双脚，每天两次，每次30分钟，5天为1疗程。本方泻热通便，适用于实热便秘者。

二叶瓜皮水泡脚

方法：取鲜萝卜叶100克，鲜冬瓜皮80克，竹叶50克。将以上药材洗净，一同放入锅中，加清水2 000毫升，煎至1 500毫升时取药液倒入盆中，先熏蒸，待温度适宜时浸泡双脚。每天两次，每次30分钟，5天为1疗程。此法清热通便，适用于大便干结、小便短赤、面红心烦，或有身热口干口臭、腹胀或腹痛等症。

艾叶生姜水泡脚

方法：取艾叶、生姜各100克，盐50克。将以上药材洗净，一同放入锅中，加清水1 500毫升，煎至1 000毫升时取药液倒入盆中，然后将50克盐加入药液中，待温度适宜时浸泡双脚。每天两次，每次20分钟，7天为1疗程。

艾灸特效穴位治疗便秘

穴位名称	位置	主治	灸法
天枢穴	脐中2寸处	便秘、肠鸣、腹胀、消化不良。《千金方》指出："久塞及妇人症瘕，肠鸣泄利，绕脐绞痛灸天枢三壮。"	艾条灸5～15分钟，艾罐灸20～30分钟
支沟穴	阳池穴上3寸，尺骨与桡两骨之间	便秘、热病。《玉龙歌》曰："若是病胁痛并闭结，支沟奇效非常。"	艾条灸10～15分钟
手部特效反射区	位于手背第2、第3掌指关节处	便秘、大便脓血（便秘时间短，一次见效）	艾条灸10～15分钟
足三里穴	犊鼻穴下3寸，胫骨外侧1横指处	《针灸学》道："主治胃寒不化，心腹胀痛，肠鸣便秘。"	艾条灸5～15分钟，艾罐灸20～30分钟

阑尾炎

阑尾炎是指阑尾由于多种因素而形成的炎性改变。它是一种常见病，其预后取决于是否及时地诊断和治疗。早期诊治，患者多可短期内康复，死亡率极低（0.1%～0.2%）；如果延误诊断和治疗可引起严重的并发症，甚至造成死亡。临床上常有右下腹部疼痛、体温升高、呕吐和中性粒细胞增多等表现，是最常见的腹部外科疾病。

01 | 食疗、药疗

石榴皮煎剂

配方与食用：石榴皮适量。将石榴皮制成100%煎液，烘干研粉装胶囊口服。每日3次，每次1～2粒。

功效：石榴皮可止血、驱虫。主治久泻、久痢、便血、脱肛、带下等病症，本方主治肠炎、胆道感染、急慢性气管炎、慢性阑尾炎、外伤感染。

败酱薏米附子散

配方与食用：薏米60克，炮附子6克，败酱草30克。所有材料共研为细末，混合均匀，每次9克，每日两次，米汤送服。

制作药膳的技巧

药膳中所选的药物，性味要趋于平和，若药物和食物性味过偏，在药膳应用上不仅难以下咽，而且可能带来副作用。药膳的调制也像普通膳食一样，需要讲求烹制技巧，要尽力做到效、色、香、味、形俱佳。某些药物或食物有些不良气味，人们不乐于接受，需经炮制加工处理后才能消除。

功效：薏米可排脓消痈，振奋阳气。本方主治化脓性阑尾炎，身无热，皮肤干燥粗糙。

土豆胡萝卜汤

配方与食用：土豆（黄皮）400克，胡萝卜250克，香菜3克，盐5克，味精2克。土豆、胡萝卜洗净，切块；香菜择洗干净，切段；汤锅置大火上，加适量的水，加入香菜、土豆块、胡萝卜块煮半小时后，将土豆、胡萝卜捞出碾成细泥；把菜泥倒入锅中混匀，然后放盐、味精调好口味即可。

功效：土豆又名马铃薯，为茄科植物马铃薯的块根，既可做主食，又可当蔬菜，营养丰富，味甘、性平，有和胃调中、健脾益气之功效。本方适用于阑尾炎术后康复。

鬼针草牛奶汤

配方与食用：鬼针草30克，牛奶250毫升，白糖适量。水煎鬼针草两次，混合后与牛奶同煮，加入白糖，早晚分服，每日1剂。

功效：鬼针草清热解毒、散瘀消肿，可治疗急性阑尾炎。

金银花治阑尾炎

配方与食用：金银花12克，蒲公英、紫花地丁各15克，白花蛇舌草、大黄各10克，川楝子、丹皮各9克，赤芍10克，虎杖15克。所有材料用水煎服，每日1剂。

功效：本方清热解毒、化瘀消痛，适用于热蕴所致阑尾炎。其主要症状有腹痛拒按，右下腹压痛较明显，有反跳痛，腹皮挛急，或可扪及包块，伴身热口渴食少脘痞，恶心呕吐，大便秘结或便溏不爽，小便短赤，苔黄少津或厚腻，脉弦数或滑数等。

02 | 特效理疗养命方

虎杖石膏冰片散外用

方法：取虎杖40克、石膏50克、冰片2.5克共研为细末，用醋调成糊状，敷于右下腹部，外加油纸覆盖。每日换药3次。本方主治急性阑尾炎。

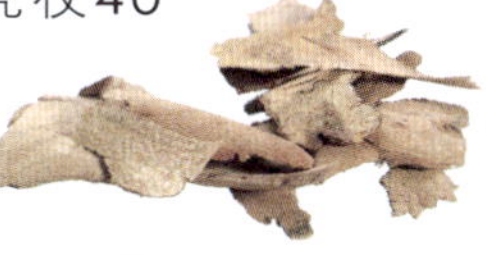

◎虎杖

大蒜芒硝外敷

方法：将大蒜12头去皮，与芒硝100克共捣成糊状。同时先在右下腹皮肤上涂凡士林一薄层，然后敷上糊剂，3小时后除去，每日1次。3~5日痊愈。本方主治阑尾炎。

鲜姜芋头泥治急性阑尾炎

方法：取鲜姜、鲜芋头、面粉各适量；先将鲜姜和芋头去粗皮，洗净，捣烂为泥，再加适量面粉调匀。外敷患处，每日换药1次，每次敷3小时。此法散瘀定痛，适用于治疗急性阑尾炎及痈。

芋头功效解析

芋头为碱性食品，能中和体内积存的酸性物质，调整人体的酸碱平衡，有美容养颜、乌黑头发的作用，还可用来防治胃酸过多症；芋头含有丰富的黏液皂素及多种微量元素，可帮助机体纠正微量元素缺乏导致的生理异常，同时能增进食欲，帮助消化，故中医认为芋头可补中益气。

老年人急性阑尾炎易误诊

老年人抵抗力低，阑尾壁薄，血管硬化，大约1/3的患者就诊时阑尾已穿孔。另外，老年人反应能力低，腹部压痛不明显，临床表现不典型，由于腹肌已萎缩，即使阑尾炎已穿孔，腹部压痛也不明显，很容易误诊。

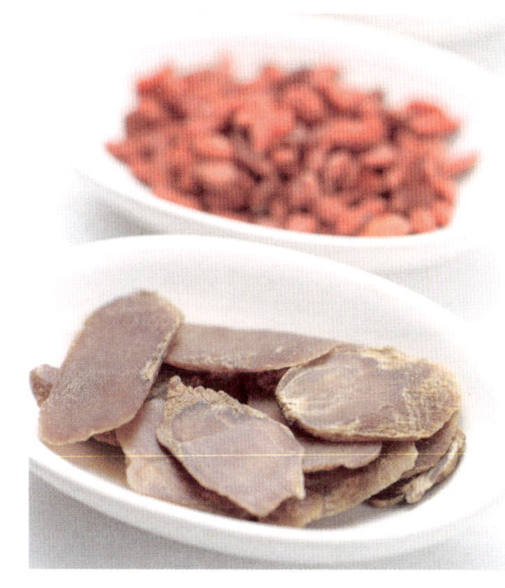

叁

西医不知道的那些 抗癌养命方

食管癌

食管癌又叫食道癌，是发生在食管上皮组织的恶性肿瘤。全世界每年约有30万人死于食道癌，中国是食道癌的高发区，占全部恶性肿瘤死亡近1/4，发病年龄多在40岁以上，男性多于女性。食道癌的发生与亚硝胺慢性刺激、炎症与创伤，遗传因素以及饮水、粮食和蔬菜中的微量元素含量有关。

01 | 食疗、药疗

核桃枝方

配方与食用：干核桃枝适量，鸡蛋4个。取干核桃枝（鲜品加倍）切成薄片，加足量水浸泡1小时，大火煮至沸腾后，放入用清水洗净的鸡蛋，继续加热至沸腾；水沸3分钟后敲破蛋壳，继续加热3分钟；捞出鸡蛋，剥去蛋壳后将鸡蛋放入药液，改用小火继续煮4小时。每次食用鸡蛋1个，每日服用4次，分别在早饭前、上午、下午及睡前服用。

功效：核桃枝可清热解毒、消肿散结、化瘀祛风。为避免副作用，治疗开始时可先吃蛋黄，后吃蛋白，食用几日后，若无明显不适，再服用药液。服用药液前加热，并加蜂蜜两匙。从小量开始，如无不适可逐渐加量至1/4药液。

一枝黄花方

配方与食用：新鲜一枝黄花全草150克，干品一枝黄花50克。将新鲜的一枝黄花水煎当茶饮，另取干品一枝黄花50克，用500毫升50度的米酒浸泡，以浸过药面为度，两天后用鸭毛蘸涂胸背部，每日10～20次。

功效：一枝黄花又名蛇头王、满山黄，味辛、苦，性凉，有小毒、具有疏风清热、解毒消肿之功。

饮食习惯

1.当患者出现哽噎感时，不要强行吞咽，否则会刺激局部癌组织出血、扩散、转移和疼痛。在哽噎严重时应进食流食或半流食。

2.避免进食冷流食，放置较长时间的偏冷的面条、牛奶、蛋汤等也不能喝。因为食道狭窄的部位对冷食刺激十分明显，容易引起食道痉挛，发生恶心呕吐、疼痛和胀麻等感觉。

3.不能吃辛、辣、臭、腥的刺激性食物，因为这些食物同样能引起食道痉挛，使患者产生不适。对于完全不能进食的食道癌患者，应采取静脉高营养注射的方法输入营养素，以维持患者机体的需要。

4.不吃发霉变质食物；不吃过热、过烫食物，喝茶、喝粥以50℃以下为好；防止水源污染、改善水质；不吸烟、不饮烈性酒；补充人体所需的微量元素；多吃蔬菜水果，增加人体对维生素C的摄入。

预防食道癌 保健是关键

食道癌与食物过热、偏硬、粗糙、吞食过快，喜食辛辣刺激食物密切相关。如喜饮过热的茶，喜吃蒜、醋和辣椒等食物，吃带刺的小鱼以及三餐不按时等。另外，长期大量嗜食过于辛辣刺激的食物等，也可对食管黏膜产生破坏，继发癌变。应改掉不良的生活习惯，注重均衡营养，锻炼身体，对慢性食管炎、食管黏膜白斑和食管息肉等有潜在危险的疾病应及时治疗。

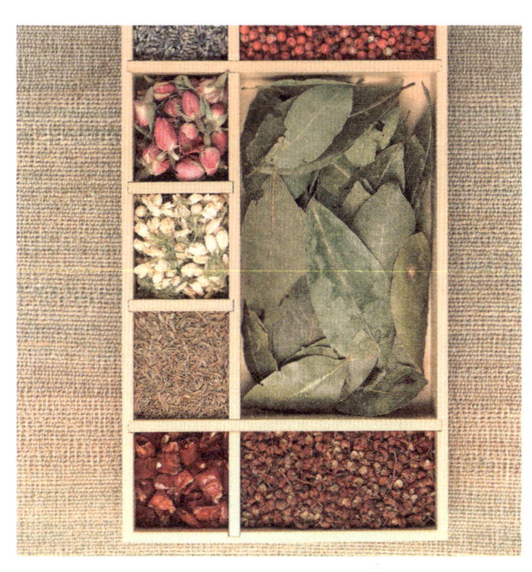

02 | 特效理疗养命方

搓擦腰眼

方法：两手搓热后紧按腰部，用力搓30次。“腰为肾之府”，搓擦腰眼可疏通筋脉，增强肾脏功能。中医认为，肢体的功能活动，包括关节、筋骨等组织的运动，皆由肝肾所支配，故有“肾主骨，骨为肾之余”的说法，因此坚持体育锻炼，以取得养筋健肾、舒筋活络、畅通气脉、增强自身抵抗力之功效，从而达到强肾健体的目的。

揉按丹田

方法：两手搓热，在腹部丹田处按摩30～50次。丹田乃人之真气、真精凝聚之所，为人体生命之本。常用此法可增强人体的免疫功能，提高人体的抵抗力，从而达到强肾固本的目的，有利于延年益寿。

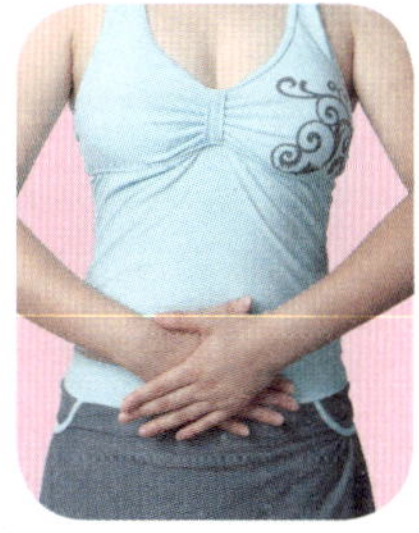

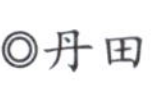
◎丹田

肺癌

肺癌是最常见的肺原发性恶性肿瘤，绝大多数肺癌起源于支气管黏膜上皮。肺癌是全世界癌症死因的第一名，1995年全世界有60万人死于肺癌，而且每年人数都在上升，尤其女性患肺癌的发生率有上升的趋势。本病多在40岁以上发病，发病年龄高峰在60～79岁之间，男女患病率为2.3∶1。种族、家属史与吸烟对肺癌的发病均有影响。

01 | 食疗、药疗

鲜鱼腥草拌莴笋

配方与食用：鲜鱼腥草80克，鲜莴笋120克。先将鱼腥草洗净，连根入沸水锅中略焯使其色泽泛青、变软即捞出，切成3厘米长的段入盆内；莴笋切丝，加调味品各适量，与鱼腥草段拌和均匀，淋入香油即可。随意服食，当日吃完。

功效：莴笋含有多种维生素和矿物质，具有调节神经系统功能的作用；莴笋的热水提取物对某些癌细胞有很高的抑制率，故可防癌、抗癌。

甘草炖猪肺

配方与食用：甘草10克，雪梨两个，猪肺约250克。梨削皮切成块，猪肺洗净切成片，挤去泡沫，与甘草同放砂锅内，加冰糖少许，清水适量，小火熬煮3小时后服用。每日1次。

◎甘草

功效：猪肺味甘，性平，补肺虚，止咳嗽；甘草可和中缓急、润肺、解毒调和诸药。本方可以作为肺癌的食疗方。

川贝母梨汤

配方与食用：大梨1个，去皮挖核，川贝母5克，捣碎装入梨中，水煮两分钟，去川贝母，食梨饮汤。

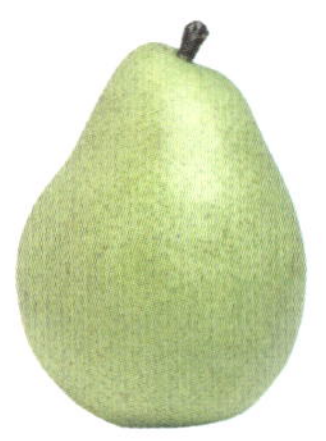

◎梨

功效：梨性凉，味甘、微酸，能生津润燥、清热化痰。本方主治热病伤津、热咳烦渴等症，并可止咳化痰、滋阴润肺等。本方可防治肺癌。据《本草通玄》记载，梨“生者清六腑之热，熟者滋五脏之阴”。即生食去实火，熟食去虚火，患者可酌情选用。

02 | 特效理疗养命方

按摩软腭穴

方法：软腭穴位于口腔上颚软硬腭交界偏软处。此穴区主管呼吸道免疫系统，对呼吸道的各种疾病均有疗效。操作方法：先将手洗净，然后用大拇指在口腔里软腭穴

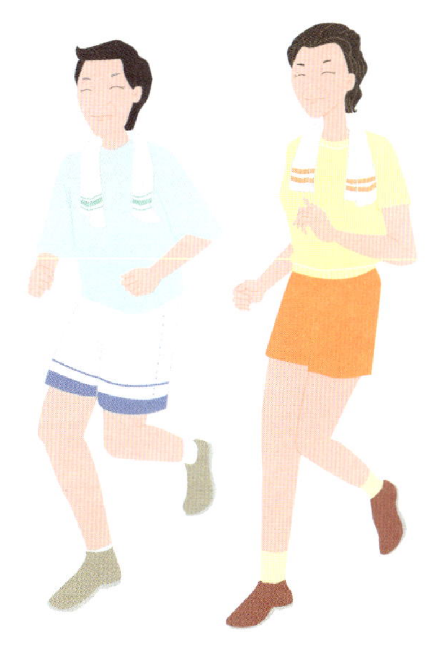

区寻找痛点（此时其余四指紧贴在鼻子上，大拇指尽量往口腔里伸），找着痛点后用大拇指用力按摩100～300下（2～5分钟）。

按摩胸部

按摩胸骨：先将手搓热，用手掌从脖子起沿胸骨至剑突由上而下用力按摩300下（5分钟），按摩时手要平稳，用力要均匀。

肺部按摩：用手掌从胸骨起沿锁骨斜下至体侧中线从中间到两边由上而下左右两侧各按摩300～500下（5～10分钟）。

跟踪按摩

方法：如果癌细胞已经转移到身体其他部位，那么转移到哪里就按摩到哪里。如转移到肝脏就按摩肝区，用手掌从剑突沿肋弓至体侧中线用力按摩300～500下（5～10分钟）。此方法每天2～3次，直至症状完全消失。

辅助运动

拉下巴：嘴角向下拉，此动作能够拉动颈部、前胸和腺体，启动体内的免疫工厂。

吞舌根：闭上嘴巴，舌头在嘴内直行向前后做伸展运动，此动作能够强化气管和肺部，改善肺疾等诸多病症。

适度晒太阳，有助预防肺癌

生活中有许多健康小细节，如每天晒太阳，能帮助预防肺癌。最新研究发现，在111个国家中低水平的太阳紫外线（UVB）照射与高水平的肺癌发病率相关。晒太阳晒得太少也不是件好事，因为阳光可以帮助皮肤生成有益肌肤健康的维生素D。

日常烹饪误区

1. 改变“大火炒菜”的烹饪习惯。不要使油温过高，油温不要超过200℃（以油锅冒烟为极限），这样不仅能减轻“油烟综合征”，下锅菜中的维生素也能得到有效保存。

2. 最好不用反复烹炸的油。反复加热的食用油，如多次用来炸食品的食用油，本身含有致癌物质，它所产生的油烟含致癌物也更多，危害更大。

3. 一定要做好厨房的通风换气。厨房要经常保持自然通风，同时还要安装性能、效果较好的抽油烟机。在烹饪过程中，要始终打开抽油烟机，炒完菜10分钟后再关抽油烟机。

胃癌

胃癌是中国常见的恶性肿瘤之一，在中国其发病率居各类肿瘤的首位。在胃的恶性肿瘤中，腺癌占95%，这也是最常见的消化道恶性肿瘤，乃至名列人类所有恶性肿瘤之前茅。早期胃癌多无症状或仅有轻微症状。当临床症状明显时，病变已属晚期。因此，要十分警惕胃癌的早期症状，以免延误诊治。

01 | 食疗、药疗

狼毒蛋汤

配方与食用：狼毒2克，鸡蛋2个。先将狼毒放入水中煮沸，捞出狼毒，再将鸡蛋打入，煮熟，吃蛋喝汤。

功效：口服狼毒对胃癌有一定的疗效，尤其是对减轻症状、消除痛苦有一定的作用。

山葡萄根、猕猴桃根茶饮

配方与食用：取山葡萄根、猕猴桃根各40克。上述两药常规水煎制剂。每日1剂，分早晚两次服用。

功效：山葡萄、猕猴桃除含大量维生素和无机盐等营养素外，还有很多药用功能，有抗癌抑癌作用，还能补气血、强筋骨。可少量当水果吃，但因它们含果酸较多，易使人反胃酸，损伤牙齿等，不能多食，故可用其根制成煎剂或用保温杯泡当茶饮。

02 | 特效理疗养命方

按揉内关穴

方法：每天早晚按揉内关穴（前臂掌侧横纹上2寸，两条筋之间），每次按揉5～6分钟，其功效是帮助胃排空、加速胃动力，进而缓解消化不良。如果每晚临睡前，按顺时针方向按摩腹部100～200次，也能帮助排便。

按摩中脘穴调肠胃

方法：首先，下午1～3点小肠经当令，小肠是主吸收的，它的功能是吸收被脾胃消化后的食物精华，然后把它分配给各个脏器。按揉肚子可以加速小肠吸收，因而能促进消化。然后按摩肚子上的中脘穴（剑突与肚脐连线的中央，脐上4寸）。因消化功能不好，还必须常坐办公室的人，可在下午1～3点坐在办公桌前，用手轻轻按摩肚子，每次按摩36～60次为宜。

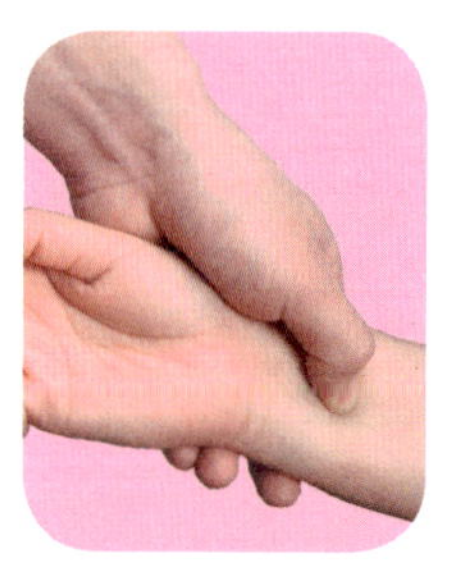

◎内关穴

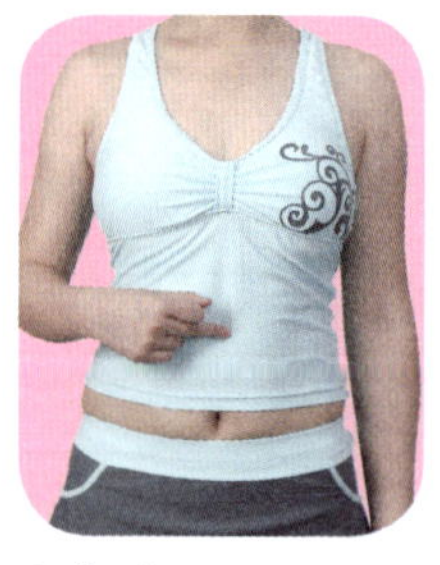

◎中脘穴

大肠癌

大肠癌为结肠癌和直肠癌的总称，大肠癌是指大肠黏膜上皮在环境或遗传等多种致癌因素作用下发生的恶性病变预后不良，死亡率较高。大肠癌是大肠黏膜上皮起源的恶性肿瘤，是最常见的消化道恶性肿瘤之一。该病在国内的发病率亦有地区差异，以上海、浙江、福建为高发区。男性大肠癌的发病率明显高于女性，约为1.6：1。

01 食疗、药疗

枸杞头、鸡蛋

配方与食用：枸杞头200克，白糖30克。两种材料加水同煮食用；或枸杞头100克、鸡蛋3个，烧蛋花汤。

功效：枸杞头是枸杞的嫩茎叶。枸杞头能清热解毒、通畅肠胃，适用于肠癌患者。

黄芪参枣粥

配方与食用：党参、甘草、黄芪、大米、红枣各适量。将生黄芪、甘草、党参共煎取汁；大米、红枣共煮成粥；将药汁倒入粥内搅拌调匀即可。早晚服用，10～15日为1个疗程。

功效：本方能够有效缓解大肠癌，尤其适用于气血不足的大肠癌患者。

糖醋藕丝

配方与食用：生藕300克，醋3小匙，酱油1小匙，糖6克，水淀粉适量。藕去皮，切丝，煸炒熟，加糖、醋、酱油进行调味，最后放入水淀粉即可直接食用。

功效：此菜品能够健脾和胃。

02 特效理疗养命方

腹肌运动加强排便的力量

方法：仰卧起坐。平躺地上，小腿放在长凳上，然后收缩肩膀，在上腹部创造一个弧形，就好像要向前滚翻一样。做动作时会把头伸得很靠前，能触到腿，因为这意味着背部将离开地面，这样臀部便开始分担本应由腹部进行的工作了。下降时，让肩膀缓慢地回到地面，始终不松弛腹肌。做这个练习时很多人喜欢把手抱在脑袋后面，但多数情况下，他们所做的只是把头向前拉，要注意腹肌用力。

按摩腹部促进肠的运动

方法：腹肌力量低的人和只能卧床的老人，可以通过按摩腹部来促进肠的运动。肚脐及其周围肌肉有很多促进自律神经功能的穴位，应该以肚脐为中心，轻柔地按摩。

在饭后2～4小时，食物已经从胃移动到肠部时，按摩效果最好。刚吃过饭、肚子很饱的时候，尽量不要按摩。另外，饭后身体向右侧卧，能加速食物的消化。

乳腺癌

乳腺癌是女性最常见的恶性肿瘤之一。据资料统计，发病率占全身各种恶性肿瘤的7%～10%。它的发病常与遗传有关，以40～60岁之间、绝经期前后的妇女发病率较高，仅1%～2%的乳腺癌患者是男性。通常发生在乳房腺上皮组织的恶性肿瘤，是一种严重影响妇女身心健康甚至危及生命的常见的恶性肿瘤之一，男性乳腺癌罕见。

01 | 食疗、药疗

干贝竹笋沙参汤

配方与食用：干贝30克，鲜竹笋150克，沙参20克。加水浓煎沙参至40分钟，去渣取汁；将干贝放入凉水泡发1小时，捞起洗净；将鲜竹笋与干贝同放入砂锅，倒入沙参汁，大火水煮，倒入料酒，小火煮30分钟。

功效：竹笋具有低糖、低脂的特点，富含植物纤维，可降低体内多余脂肪，消痰化瘀滞，治疗高血压、高血脂，且对消化道癌肿及乳腺癌有一定的预防作用。

猕猴桃大米粥

配方与食用：猕猴桃120克，大米100克，白糖两大匙。猕猴桃去皮切块，大米洗净加水煮粥，煮至八成熟时加入猕猴桃块和白糖，继续煮至熟透即可。

功效：猕猴桃中富含的维生素C作为一种抗氧化剂，能够有效抑制这种硝化反应，防止癌症发生。此粥能够清热生津、活血行水，适用于乳腺癌患者。

02 | 特效理疗养命方

有效防治乳腺病

方法：推抚法。患者取坐位或侧卧位，充分暴露胸部。先在患侧乳房上均匀撒些滑石粉或涂上少许石蜡油，然后双手全掌由乳房四周沿乳腺管轻轻向乳头方向推抚50～100次。

揉压法

方法：以手掌上的小鱼际或大鱼际着力于患部，在红肿胀痛处施以轻揉手法，有硬块的地方反复揉压数次，直至肿块柔软为止。

怎样自己检查乳房健康

1. 去上衣，两臂下垂，对镜观察双乳头是否对称，有无异常。
2. 两臂上举抱头，再观察双乳是否对称，有无肿块或皮肤陷窝。
3. 仰卧，肩下垫一扁枕头，将手指伸直，平着触摸乳腺各区域（切勿用手捏乳腺）。
4. 按顺序检查乳腺各区后，再将手伸入腋窝顶部（此时该臂宜下垂），同样用伸直的手指摸查腋下有无肿大的淋巴结。

子宫癌

子宫癌多指子宫内膜癌，又称子宫体癌，是指子宫内膜发生的癌，绝大多数为腺癌。子宫癌的高发者包括初潮早、晚绝经的绝经后妇女；患有肥胖症、糖尿病或者高血压；生育少或未生育；不规则，或子宫内膜增殖。子宫癌最常见的症状是：不规则的阴道出血；绝经前量多或间期出血；绝经后妇女可于任何时间的阴道出血，行激素治疗者除外。

01 | 食疗、药疗

木瓜汁

配方与食用：半熟的木瓜适量。将木瓜直接榨汁即可。每天饮5次，8：30、10：30、13：30、16：30各饮1次，睡前再饮1次。1次饮1碗。

功效：木瓜有通乳作用，有效补充人体的养分，增强机体的抗病能力。本方可用于通乳及子宫癌的预防。

菠萝汁

配方与食用：半熟的菠萝1个。将菠萝削皮，沸水煮即可。每天饮5次，8：30、10：30、13：30、16：30各饮1次，睡前再饮1次。1次饮500毫升。

功效：本方可预防子宫疾病，非常适宜女性饮用。

酒炖杉皮鸡

配方与食用：菠菜心、杉皮各100克，公鸡1只，米酒150毫升，生姜15克，盐适量。公鸡宰洗干净，去毛除尾臊、脚爪和内脏；将鸡和米酒、杉皮、生姜共炖1个多小时，待鸡煮熟去杉皮和生姜，放入菠菜心和盐再炖20分钟即可。可分多次食用。

功效：公鸡、菠菜心和杉皮三者共炖可有效预防子宫癌。

02 | 特效理疗养命方

缩小腹

方法：双腿叉开，自然站立，双手垂放于身体两侧，身心放松，自由地呼吸，使劲缩小腹，尽可能久地保持此动作。此动作能调节下半身内分泌，强化肠胃、子宫与膀胱功能，从而进一步改善因气血不足或血液滞留所带来的问题。

子宫癌术后保健

方法：因患者不能翻身，24小时持续一种姿势。受压部位可用红花酒精按摩，顺一个方向，手掌贴紧皮肤按摩，力量由轻到重，由重到轻；帮助患者改变侧卧角度，从而改变着力点；也可给患者上身躯干下置软垫靠卧，以减缓侧卧时髂骨、骨盆的受力，避免骨隆突处长期受压，促进血液循环，预防褥疮。

宫颈癌

宫颈癌是女性常见恶性肿瘤之一，发病原因目前尚不清楚，早婚、早育、多产及性生活紊乱的妇女有较高的患病率。初期没有任何症状，后期可出现异常阴道流血。目前治疗方案以手术和放射治疗为主，亦可采用中西医综合治疗，但中晚期患者治愈率很低。作为女性要洁身自爱，加强卫生保健，注意按时妇科普查，发现症状苗头及时就医。

01 | 食疗、药疗

淡菜炖猪瘦肉

配方与食用： 淡菜50克，猪瘦肉100克。上述材料处理好，水炖熟烂，加盐、葱、醋调味，分两次食用。

功效： 淡菜可补肝肾、益精血、消瘿瘤。本方主治虚劳羸瘦、眩晕，适用于宫颈癌并伴有出血的患者。

排骨芡实冬瓜汤

配方与食用： 排骨100克，冬瓜500克，生薏米、芡实各50克，盐适量。把生薏苡仁、芡实洗净，用清水浸泡1小时。排骨切块，冬瓜切块。把排骨、生薏米、芡实放入砂锅中，加入适量清水，大火煮沸后转小火炖煮1小时。接下来放入冬瓜，待冬瓜熟烂后加盐调味即可。

功效： 这个食疗方可健脾利湿，很适合宫颈癌有局部组织溃疡或坏死的患者。不过，由于此方食物偏寒凉，若因久病体质极度虚寒，一定要慎用。

02 | 特效理疗养命方

揉按腹部、点按血海穴

方法： 患者仰卧位，按摩者坐或立其侧，以单掌揉按其小腹10次，手法应深沉柔和，然后施掌振法3～5分钟。双掌拇指置血海穴上，余4指拿按膝上肌肉，点按拿揉并行，操作3～5分钟。血海穴位于大腿内侧，从膝盖骨内侧的上角，上面约三指宽筋肉的沟，一按就感觉到痛的地方。

揉搓八髎穴

方法： 患者俯卧，按摩者单掌按抚于其腰骶部八髎穴处，上下搓按，反复揉搓，以热透小腹为佳。八髎穴又分上髎、次髎、中髎和下髎，左右共八个穴位，分别在第1、2、3、4骶后孔中，合称“八髎穴”。

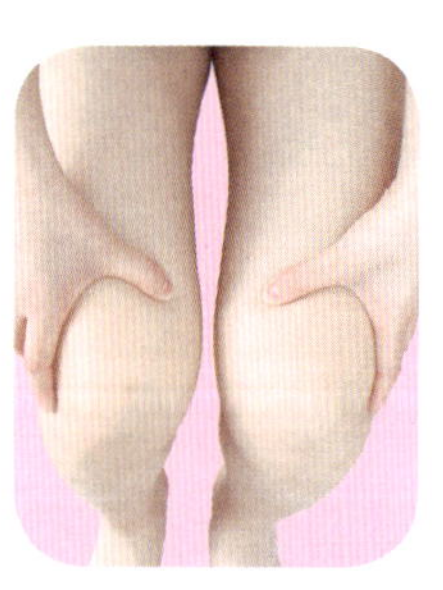
◎血海穴

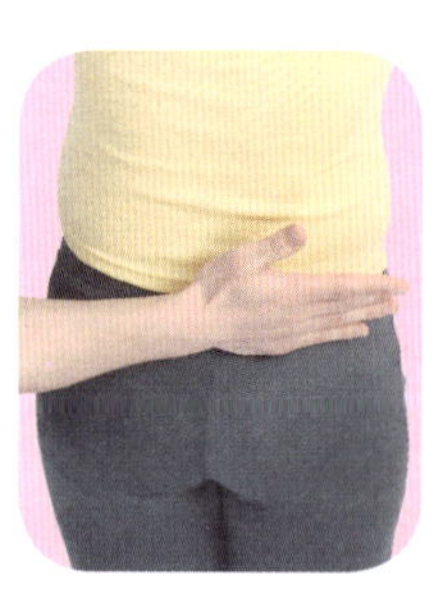
◎八髎穴

皮肤癌

皮肤癌是最常见的癌症之一，可发生于身体的任何部位。大约80%发生于头部、面部和颈部，引起受累部位的畸形和危险。早期皮肤癌多表现为红斑状或略高出皮面的丘疹样皮损，表面常伴有鳞形脱屑或痂皮形成，症状与牛皮癣、湿疹、炎症等良性皮肤病相近。皮肤癌在中国的发病率很低，但在白色人种中却是常见的恶性肿瘤之一。

01 | 食疗、药疗

藕粉粥

配方与食用：藕粉30克，大米25克，白砂糖20克。把大米煮成粥，熟时放入藕粉调匀，加糖即可。

功效：藕粉能补气养血，特别适合皮肤癌术后食用。

上汤菠菜、泥鳅汤

配方与食用：菠菜可用高汤烫熟，减少营养元素的流失；泥鳅入水煮熟即可，也可加入枸杞子、山药等中药同煮。

功效：此两方能滋阴养液，减轻放疗的副作用。

02 | 特效理疗养命方

苍耳草、冰片膏

方法：夏日嫩苍耳草茎叶、冰片各适量。将苍耳草洗净切细，大火煎至浓，去渣，小火收膏，入研细之冰片调匀，消毒密储。用时将药膏均匀涂布于油纱上，以覆盖溃疡面为度，1～2日换药1次，两个月为1个疗程，视病情轻重，使用1～5个疗程不等。

功效：祛风除湿，消肿止痛。苍耳草茎叶，味苦、辛，性微寒，有小毒，能祛风湿、消肿毒。

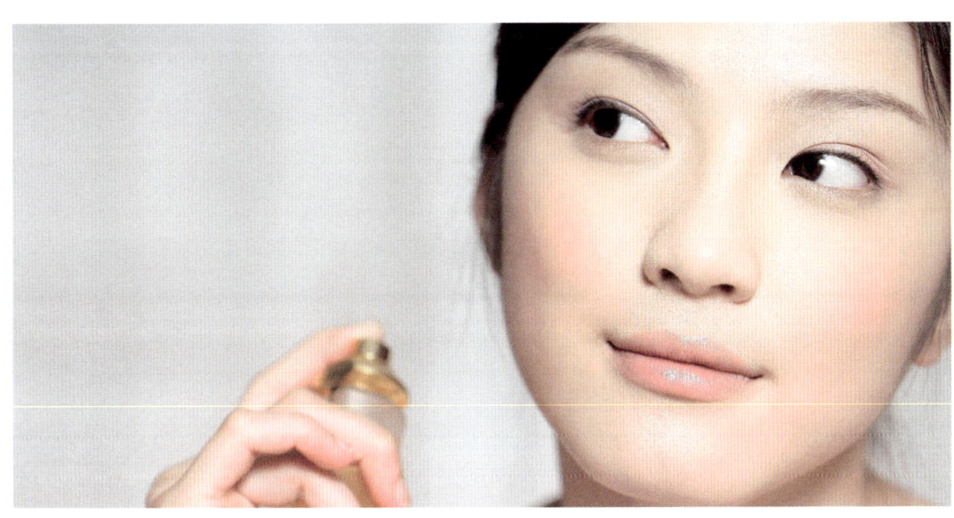

肆 偏方这么用，腰不酸腿不痛

颈椎病

颈椎病又称颈椎综合征，是颈椎骨关节炎、增生性颈椎炎、颈神经根综合征、颈椎间盘脱出症的总称，是一种以退行性病理改变为基础的疾病。主要由于颈椎长期劳损、骨质增生，或椎间盘脱出、韧带增厚，致使颈椎脊髓、神经根或椎动脉受压，出现一系列功能障碍的临床综合征。

01 | 食疗、药疗

●山丹桃仁粥

配方与食用：山楂30克，丹参15克，桃仁（去皮）6克，大米50克。所有原料洗净，丹参先煎，去渣取汁，再放入山楂、桃仁及大米，加水适量，大火煮沸，小火熬成粥。山楂用水煮一下可以去掉一些酸味，如果还觉得酸，可以适量加一点白糖。

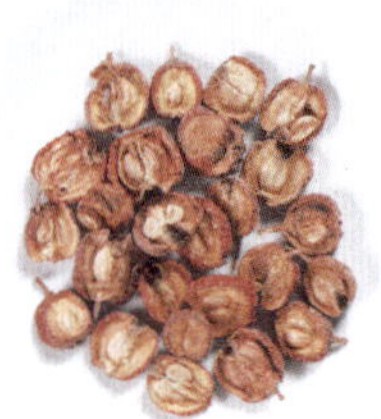

◎山楂

功效：山楂具有活血化瘀、通络止痛的功效，有助于解除局部瘀血状态，对跌打损伤有辅助疗效。

●壮骨汤

配方与食用：猪骨（最好是猪尾骨）200～300克，杜仲、枸杞子各12克，桂圆肉15克，牛膝10克，淮山药30克。所有原料洗净，猪骨斩碎，共入锅内，加水适量，大火煮沸，小火煎40～60分钟，加适量植物油、盐、葱、姜等配料，取汤服用。

功效：猪骨可健脾养胃、补中益气、强筋骨。本方适用于肝肾不足型颈椎病。

●木瓜陈皮粥

配方与食用：木瓜、陈皮各8克，丝瓜络、川贝母各10

克，大米50克。所有原料清洗干净，木瓜、陈皮、丝瓜络先煎，去渣取汁，加川贝母、大米煮成粥，加冰糖。

功效：木瓜可平肝舒筋、和胃化湿。本方可适用于湿痹拘挛、腰膝关节酸重疼痛、吐泻转筋。本方对痰湿阻络型颈椎病有疗效。

02 | 特效理疗养命方

伸颈运动有效预防颈椎病

方法：双脚分开与肩同宽，两手臂放在身体两侧，指尖垂直向下（坐时两手掌放在两大腿上，掌心向下），眼平视前方，全身放松。抬头缓慢向上看天，要尽可能把头颈伸长到最大限度，并将胸腹一起向上伸（不能单纯做成抬头运动）。将伸长的颈慢慢向前向下运动，再缓慢向后向上缩颈。

旋转头部

方法：取坐姿，上身挺直，双手自然放于膝盖上，先将颈部向左旋转90度，然后恢复到起始姿势，接着向右旋转90度，反复进行，可以预防颈椎功能障碍。

推头部

方法：双手交叉，双手掌放在脑后部，用力往前推头部，而头部则用力向后顶，持续4～5秒钟，放松1～2秒。如此反复进行30次，每天做2～3遍。

黄豆枕头

方法：黄豆2 000克，晒干装入一个长约30厘米、宽约15厘米的布袋里，做成一个“黄豆枕”。晚上睡觉，把枕中间压低些，高度低于一个拳头，睡下后两肩顶住枕两边，最好选择仰睡，睡梦中不自主地活动，使黄豆始终在按摩颈部。

艾灸特效穴位治疗颈椎病

穴位名称	位 置	主 治	灸 法
奇穴肩背	位于侧颈部锁骨上窝，锁骨上窝中央上约2寸，斜方肌上缘中部	肩背神经痛，肩胛风湿症，项背部肌肉疼痛及痉挛	艾条灸5～10分钟
手部特效反射区	拇指根部内侧，横纹尽头处	颈项僵硬、颈项酸痛、各种颈椎病变	艾条灸3～10分钟
大椎穴	第7颈椎与第1胸椎棘突之间	头痛、眩晕、肩背痛、落枕等	艾条灸5～15分钟，艾罐灸20～30分钟
风池穴	后脑乳突后1.5寸凹陷处	肩胛痛、项强痛	艾条灸3～7分钟
大杼穴	第1胸椎棘突下旁开1.5寸处	头痛、颈痛、肩背酸痛	艾条灸5～10分钟，艾罐灸20～30分钟

骨质增生

骨质增生又称为增生性骨关节炎、骨性关节炎、退变性关节病、老年性关节炎、肥大性关节炎，是由于构成关节的软骨、椎间盘、韧带等软组织变性、退化，关节边缘形成骨刺、滑膜肥厚等变化，而出现骨破坏，引起继发性的骨质增生，导致关节变形，当受到异常载荷时、引起关节疼痛、活动受限等症状的一种疾病。

01 | 食疗、药疗

肉桂白芷百合饮

配方与食用：肉桂15克，白芷20克，百合50克，白糖3匙。将肉桂、白芷、百合分别洗净，先将肉桂、白芷置锅中，加清水500毫升，大火煮沸5分钟，改小火煮30分钟，去渣取汁。将汁加入百合，再加清水500毫升，加白糖，大火煮沸5分钟，小火煮30分钟，分次饮服。

◎肉桂

功效：肉桂补肾阳；白芷行气止痛；百合补肺阴。此方可壮阳强筋、补益肺阴，主治腰椎骨质增生属虚者，症见腰部疼痛，周身无力，稍用力即腰痛者。

桂圆丁香饮

配方与食用：桂圆肉50克，丁香10克，白糖两匙。将桂圆肉、丁香洗净，置锅中，加清水500毫升，大火煮沸5分钟，改小火煮30分钟，去丁香，分次饮服。

功效：桂圆肉又名龙眼肉，甘平质润，有很好的滋补作用，能壮阳益气；丁香有行气止痛之功。本方可壮阳益气、行气止痛，主治腰椎骨质增生属阳虚型，腰部疼痛伴畏寒怕冷者。

芡实红枣乌头鱼汤

配方与食用：芡实50克，红枣10～12颗，生姜末5克，新鲜乌头鱼1条，葱、黄酒、盐各少许。将乌头鱼清洗干净，同姜末一起放进油锅，煎至鱼身两面呈嫩黄色备用；把红枣去核，与芡实一起用清水洗净；将炒锅洗净，置于火上，加水适量，用大火烧至水沸，然后放鱼、红枣、芡实，锅加盖，改用小火继续煮4小时，加入少许盐调味，即可服用。

功效：红枣可补肾、补血、益精；生姜可加速血液循环；鱼肉营养丰富；芡实有补肾益精作用。本方主治腰椎骨质增生属肾虚者，症见腰膝酸软无力、气短少言、耳鸣失眠。

红花、当归等浸酒饮

方法：红花50克，当归80克，何首乌55克，鸡血藤70克，白酒1 000毫升。将药装入纱袋浸入酒中，封闭，10天后即可饮用。每次饮用约10毫升（最大量一次不超过20毫升），早晚各1次，久服至病愈为止。

功效：本方主治骨质增生。

02 | 特效理疗养命方

防风、白芷、白术熏治骨质增生

方法：防风、白芷、白术各9克为一剂，同时备好醋一瓶。先取块砖头，并打个凹洞，然后把砖头放炉子上烧得很热取下，之前将三味药用纱布包好，放冷水中浸泡10分钟，取出放于热砖上，再倒上些醋（不断补充醋），并将患部置药包上趁热熏，每次熏40分钟以上。

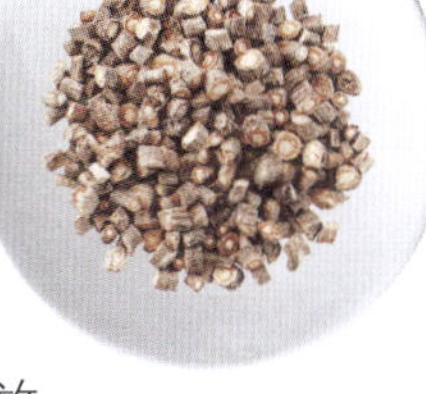

◎防风

白矾、食醋治骨质增生

方法：白矾250克、食醋1000毫升，用砂锅小火煮化后外敷患处，温度适中，每日两次，每次30分钟。敷后洗净，局部外敷时避免烫伤患处，15日为1疗程。使用过程中，有人可能会发生皮肤过敏现象，停药后可自动消失。

川芎末、陈醋敷治骨质增生

方法：川芎末6克，加入山西老陈醋调成稠糊状，再用少许药用凡士林调匀，涂抹在增生部位上，再盖上一层塑料纸，外用胶布、胶布固定，每两日换药1次，10次为1疗程，一般换药7次左右疼痛减轻，继用3次后疼痛症状基本消失。

自我按摩治骨质增生

方法：用手把网球置于腰眼穴上，手掌环状按压网球，使力量通过网球间接作用于腰眼穴，反复操作5分钟。双手拇指置于腰部肾腧，逐渐用力，以局部有胀感为宜。

避免长期剧烈运动

长期、过度、剧烈的运动或活动是诱发骨质增生的基本原因之一。尤其对于承重关节，过度的运动使关节面受力加大，磨损加剧。长期剧烈运动还可使骨骼及周围软组织过度地受力及牵拉，造成局部软组织的损伤和骨骼上受力不均，从而导致骨质增生。

寻找腰眼穴

当我们双手叉腰的时候，从后面能摸到腰间的骨头，然后，从正中线开始量出一个手掌再多一点的距离，便是腰眼穴所在。长期坚持按摩有很好的强腰健肾作用。中医认为，腰眼穴居“带脉”（环绕腰部的经脉）之中，为肾脏所在部位。肾喜温恶寒，常按摩腰眼处，能温煦肾阳、畅达气血。

骨质疏松

骨质疏松是多种原因引起的一组骨病，骨组织有正常的钙化，钙盐与基质呈正常比例，以单位体积内骨组织量减少为特点的代谢性骨病变。在多数骨质疏松中，骨组织的减少主要由于骨质吸收增多所致。发病多缓慢、个别较快，以骨骼疼痛、易于骨折为特征，生化检查基本正常。病理解剖可见骨皮质薄，骨小梁稀疏萎缩类骨质层不厚。

01 | 食疗、药疗

鸡肉核桃锅

配方与食用：鸡肉750克，黄豆、核桃仁各50克。将鸡肉洗净，切块；黄豆泡软。同放汽锅中，加葱白、姜末、盐、料酒等，而后加水至八成满，小火蒸约2小时取出，加胡椒粉适量服食。

◎黄豆

功效：本方可有效治疗骨质疏松症。

猪骨汤蛋豆

配方与食用：猪骨汤1 000毫升，豆腐两块，鸡蛋1个，虾皮25克，山药片50克。将鸡蛋磕入碗中，加清水及盐适量调匀，蒸熟；豆腐切成小块；锅中放适量植物油烧热后，下葱、蒜略炒，而后调入猪骨汤、虾皮，待沸后将蒸蛋以汤匙分次舀入，再加豆腐块、山药片，调入盐、味精，煮沸即可。

功效：猪骨头有很好的补钙壮骨的作用。此方既可喝汤又可吸髓，适合骨质疏松的老年人食用。

02 | 特效理疗养命方

下蹲动作预防骨质疏松

双手分别握住一个哑铃，且保持两个手臂在身体两侧垂直向下。站立的时候保持双脚间的距离与肩膀宽度相同，而且让膝盖和脚朝前。收紧腹部和弯曲髋部、膝部，直至大腿到达一个与地面平行的位置。尽量地向下弯曲感到不疼痛和稳定为止。在整个动作中保持胸和肩部处于直立位，且感觉自己身体的重量落在脚中部和后跟上。设置好一、二、三步来做这个动作，然后重复做10遍。

适当运动

适当运动可以使骨质疏松的发生减缓，或使其程度减轻。

日常坚持运动可以强化骨骼，而且运动时增加了日照时间，使身体内的维生素D来源充足，可做一些能强化和支持背部的特殊运动，比如散步、网球、跳舞、太极拳等。

合理运动、科学饮食及健康的生活方式在减少骨质疏松症发病率上可产生相当大的影响。

腰肌劳损

腰肌劳损是指腰部一侧或两侧或正中等处发生疼痛之症，既是多种疾病的一个症状，又可作为独立的疾病。其主要症状为腰或腰骶部疼痛，反复发作，疼痛可随气候变化或劳累程度而变化，时轻时重，缠绵不愈。腰部可有广泛压痛，脊椎活动多无异常。急性发作时，各种症状均明显加重，并可有肌肉痉挛，脊椎侧弯和功能活动受限。

01 | 食疗、药疗

韭子桃仁汤

配方与食用：炒韭菜子6克，胡桃仁5个。将炒韭菜子、胡桃仁一起放入锅中，加清水200毫升，大火煮沸3分钟，小火煮10分钟，加入少许黄酒，分次食用。

功效：韭菜子为温补强壮养生食品，有温肾壮阳之功。胡桃仁为果中第一补品，亦有温肾阳之效。本方壮阳益肾、温暖腰膝，主治肾阳虚型腰痛，怕冷，遇寒尤剧者。

羊肉米粥

配方与食用：羊腿肉250克，大米200克。将羊腿肉洗净，切成小块，沸水浸泡，去浮沫，置锅中；加大米及清水500毫升，大火煮沸3分钟，小火煮30分钟，成粥，趁热食用。

功效：羊肉有补肾阳、通筋脉、壮腰脊的作用。

燕窝粥

配方与食用：燕窝30克，大米50克。将大米、燕窝置锅中，加清水500毫升，大火煮沸2分钟，改小火煮20分钟，成粥，趁热食用。

功效：燕窝为滋养强壮养生佳品，补而不腻，润而不燥，补而能清。本方主治肾阴虚型腰肌劳损，症见腰部疼痛、形体消瘦、五心烦热者。

02 | 特效理疗养命方

指压法治疗腰肌劳损

方法：寻找压痛点，然后用力加以按压，直至局部有酸胀感为止。按完压痛点后，可令患者俯卧，沿脊柱两侧自上而下推揉，手法由轻到重，遇到相关穴位就加重手法，并且要稍加停留。反复10余次。每日或隔日1次。此方可有效治疗腰肌劳损。

俯卧保健法

方法：患者采取俯卧位，将双腿反放在背后，然后用力将头胸部和双腿用力挺起离开床面，使身体呈反弓形，坚持至稍感疲劳为止。依此法反复锻炼10分钟左右，每天早晚各一次。如果长期坚持锻炼，可预防和治疗腰肌劳损和低头综合征的发生。

肩周炎

肩关节周围炎简称肩周炎，是肩关节周围肌肉、韧带、肌腱、滑囊、关节囊等软组织损伤、退变而引起的关节囊和关节周围软组织的一种慢性无菌性炎症。发病年龄大多40岁以上，女性发病率略高于男性，且多见于体力劳动者。它的临床表现为起病缓慢，病程较长，病程一般在1年以内，较长者可达1～2年。

01 | 食疗、药疗

莲党杞子粥

配方与食用：莲子60克，生党参40克，大米50克，枸杞子15克，冰糖适量。莲子用温水浸泡，剥去皮，大米、生党参、枸杞子淘洗净，全部原料放锅中，加水适量，用大火烧沸，改小火煮熟，加入冰糖溶化即可。

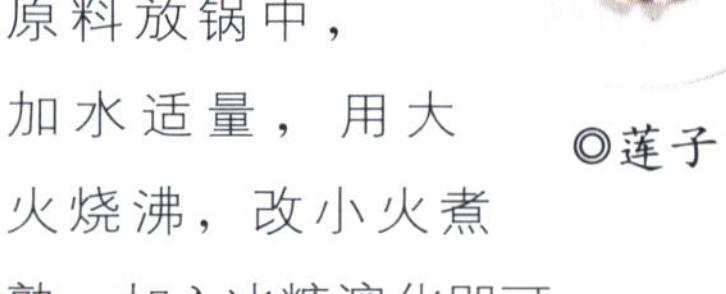
◎莲子

功效：莲子味甘、性平，具有补脾止泻、益肾固精、养心安神等功效。党参可补气、止痛、通经活络。此粥能够缓解肩周炎症状，减少疼痛，安神。

茄虾饼抗骨质疏松

配方与食用：茄子250克，虾皮50克，鸡蛋两个，黄酒、生姜、麻油、盐、白糖、味精各适量。将茄子切丝，用盐腌渍15分钟后，挤去水分，加入酒浸泡的虾皮，并加姜丝、盐、白糖、麻油和味精，拌和成馅料。面粉加蛋液、水调成面浆。锅中倒入植物油烧热，舀入一勺面浆，转锅摊成饼，中间放馅，再盖上半勺面浆，双面煎黄。

功效：经常食用，能够补钙，抗骨质疏松。

黄芪、桂枝治疗肩周炎

配方与食用：黄芪15克，桂枝10克，白芍12克，生姜3片，红枣4个，细辛3克，制川乌、制首乌各5克。用时，除止痉散粉随饮片煎汤送服外，其余诸药加适量水煎，分两次服。

功效：黄芪能够增强机体免疫功能，桂枝具有解热、镇静、镇痛的功效，白芍扩张血管以解热、抑制神经系统而镇痛。本方有镇痛、改善肩部血液循环，增强免疫力的作用。

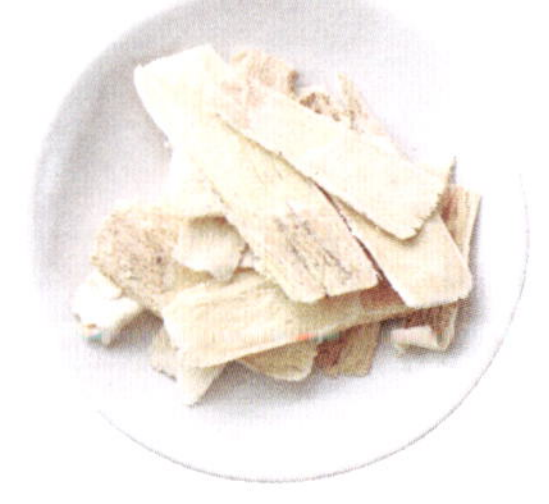
◎黄芪

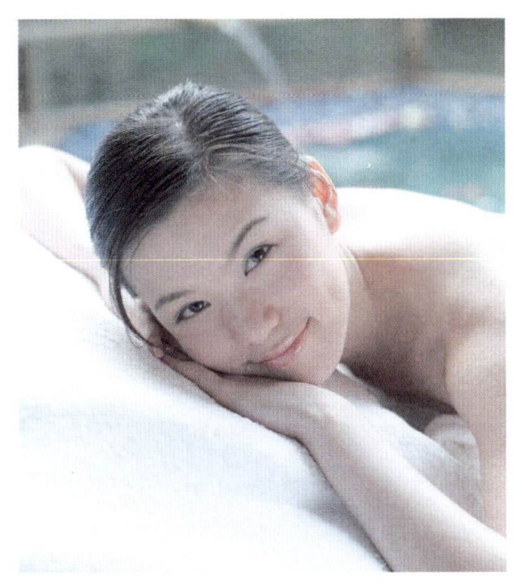

02 | 特效理疗养命方

冲淋保健法

方法： 洗浴时，取站姿或坐姿均可，闭上双眼，双手自然垂于身体两侧，让淋浴的水流冲淋于肩井部位，双侧肩井交替冲淋，持续5分钟。建议使用稍热的水，可以有效促进肩部的血液循环，以便起到更好的效果。

柚子香浴保健法

方法： 洗浴时，将一个柚子洗净切成小片放于浴缸中，柚子的香气可以使人彻底放松身心，促进血液循环，改善和缓解肩周部位的不适症状。

7种运动治疗肩周炎

单臂上举 取坐姿，上身挺直，先将左手臂单臂上举，掌心向上，然后手臂做旋转运动，先顺时针旋转1分钟，再逆时针旋转1分钟，恢复原位。换右手臂进行。反复操作。

肘部拉肩 取坐姿，上身挺直，双手于身后相握，将双肘向左拉伸至极限，以拉动右肩肩关节，进行10次，再向右拉伸。反复操作。

双臂绕肩 取坐姿，上身挺直，双肘抬高与眉齐平并呈拱形，双手抱住对侧的肘关节围绕肩膀做环绕运动，以拉动肩关节，促进肩关节的灵活，缓解肩周疼痛。

划船运动 取坐姿，上身挺直，双肘抬高与嘴部齐平，双臂外展，屈肘做划船运动，反复操作20次。经常做些小动作，可以预防和缓解肩周疾病。

水中捞月 取坐姿，上身挺直，右手自然放于膝盖上，左臂向左下方伸出，与地面成45度角，旋转手臂，好似从水中向外捞月一般，持续1分钟。换右臂进行。反复操作。

梳头运动 取坐姿，上身挺直，先做左手梳右边头的动作，然后换右手梳左边头，双手交替进行，反复操作20次。

抖空竹防肩周炎

抖空竹时肩关节周围的肌肉，如肱三头肌、三角肌、斜方肌等可以有节律地收缩，从而锻炼了肌肉的收缩力和柔韧性。同时，骨骼肌有节律地压挤穿行于肌纤维内的微动脉、静脉，从而能够加快血液的循环，及时补充了氧气和能源物质，同时也排泄了代谢产物，对于肩周疾病的防治可以起到不错的疗效。

腰椎间盘突出

腰椎间盘突出是西医的诊断病名。中医学典籍中无腰椎间盘突出症之名，根据该病的临床表现，可归于“腰痛”“腰腿痛”“痹症”等范畴。椎间盘突出症是一个多发病、常见病，它主要因腰椎间盘劳损变性、纤维环破裂或髓核脱出等刺激或压迫脊神经、脊髓等引起的一系列症状群。

01 | 食疗、药疗

核桃仁黑芝麻丸

配方与食用：核桃仁200克，黑芝麻180克，杜仲50克，木瓜25克，菟丝子、当归各60克，延胡索30克，香附15克。除核桃仁、黑芝麻外，均晒干、碾碎过筛备用。将黑芝麻于碾槽内碾碎，再放入核桃仁一起碾，当用手摸无颗粒时，与药面一起倒入盆中，以炼蜜250毫升分数次加入盆内搅拌，反复揉搓成团块，取团块7克制成药丸。冬天可装入瓶内储存，夏天制成蜡丸或用油纸单包装入瓷盆放阴凉处。每次服1丸，每日服两次，黄酒20毫升冲服。

功效：黑芝麻含有的多种人体必需氨基酸在维生素E、维生素B_1的作用参与下，能加速人体的代谢功能，具有补肝肾、润五脏、益气力、长肌肉、填脑髓的作用。核桃仁具有强肾养血的作用，常服可使血脉通润。本方对腰椎间盘突出有预防与治疗作用。

注意腰部的预防和护理

1.改善不良的劳动和生活姿势，如坐位时腰部应略后倾，同时腰后放一垫，屈髋屈膝；弯腰提取重物时，应屈膝屈髋，直腰取物，避免腰部的扭曲动作。

2.改善居住环境，饮食起居有节。加强腰背、腹肌功能锻炼。

薏米附子散

配方与食用：薏米30克，附子10克。上述药材洗净后，水煎温服，每日1剂，分3次服。

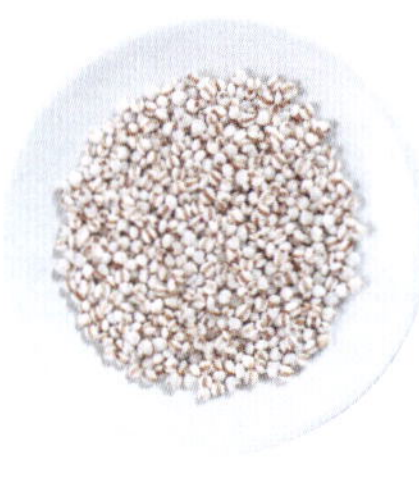

◎薏米

功效：薏米可抗炎，加强体液免疫、镇痛；附子可强心，增强免疫功能、镇静。本方有镇痛、抗炎、增强免疫功能等作用，可缓解腰椎间盘突出不适症状。

肉苁蓉炖羊肾

配方与食用：羊肾2个，肉苁蓉30克（布包）。将羊肾去筋膜，切片，加肉苁蓉和水煲汤，酌加各种调味品服用。

功效：羊肾可温补肾阳，适于老年体弱的患者。本方对腰椎间盘突出有较好的食疗效果。

02｜特效理疗养命方

伸展上肢

方法：取跪姿，双手上举，两手掌心向前交叉于头后，双臂尽量向后张开，还原；然后双手向背后伸展，两手掌向后交叉于腰部，双臂尽量向后张开，再还原。反复交替做。

伸展下肢

方法：站立，左腿向左迈一步，伸直，右腿下蹲，左手叉腰，右手自然放于右大腿上。两腿交换进行，反复操作。

揉腰眼

腰眼位于第4腰椎棘突下旁开3.5～4寸之凹陷处。两手握拳，用食指掌指关节紧按腰眼，作旋转用力按揉30～50次，以腰酸胀为宜。

擦腰

两手掌根紧贴腰部，用力擦动，动作快而有力，以腰部有温热感为度。

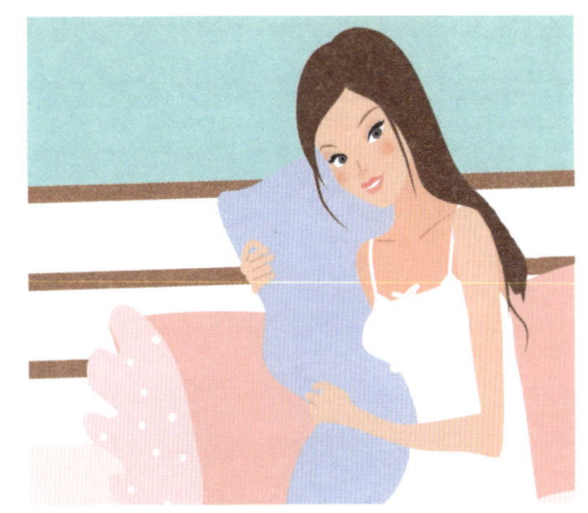

捏拿腰部肌肉

方法：用双手拇指和食指同时从上向下捏拿、提放两侧腰部肌肉，直至骶部。如此自上而下捏拿4次。

颤动腰部肌肉

方法：两手掌根部按压腰部，快速上下颤动15～20次。

叩击腰骶部

方法：双手握空心拳，反手背后，以双手拳背着力，有节奏地、交替有弹性地叩击骶部。手法要平稳，力量由轻到重，有振动感，有透力。可先从骶部向上叩击至手法不能及为止（腰部）。再向下叩击至骶部，从上至下，如此往返7～8次。

康复锻炼，预防复发

1. 退步走：每天退步走1～2小时。以走完后微感疲劳，但不加重症状为度。
2. 屈腰活动：向前、后和左、右屈腰20次，早晚各1次。不可做旋腰动作。
3. 仰卧屈腿：仰卧，双手抱下肢做屈曲动作。早晚各1次，每次做20个。
4. 仰卧蹬车：仰卧在床上，双腿向上似蹬自行车状。早晚各1次，每次15分钟。

锻炼以自我感觉稍疲劳为标准，不可过度锻炼。如果能够坚持自我按摩、康复锻炼，并且注意平时对腰部的保护，会取得不错的疗效。

足跟痛

足跟痛是由于足跟的骨质、关节、滑囊、筋膜等处病变引起的疾病。足跟一侧或两侧疼痛，不红不肿，行走不便。又称脚跟痛。中医学认为，足跟痛多属肝肾阴虚、痰湿、血热等原因所致。肝主筋、肾主骨，肝肾亏虚，筋骨失养，复感风寒、湿邪或慢性劳损便可导致经络瘀滞，气血运行受阻，使筋骨肌肉失养而发病。

01 | 食疗、药疗

麻黄萝卜汤

配方与食用：麻黄5克，生姜3片，萝卜1个（150克），蜂蜜30毫升。将萝卜洗净，切片，与麻黄、生姜同放锅内，加清水适量，小火炖至萝卜熟后，加入蜂蜜即可食用，每日1次。

功效：本方可治疗局部疼痛、行走不利、行走则疼痛加剧或伴畏风、舌淡苔薄白等。

薏米良姜粥

配方与食用：薏米30克，干姜、高良姜各5克，大米50克。将二姜水煎取汁，与大米、薏米同煮为粥服食，每日两次。

功效：本方可除湿通络、祛风散寒，治疗局部疼痛、行走不利、疼痛固定、手足沉重、屈伸不利。

山药红小豆粥

配方与食用：山药、红小豆各30克，大米50克，白糖少许。将红小豆放入锅内，加清水适量，大火煮沸后，转小火煮至半熟时，下山药片、大米煮熟，出锅加入白糖少许。每日1剂，当早餐服食。

功效：本方可清热利湿，可缓解足跟痛症状。

山楂扁豆薏仁粥

配方与食用：山楂、扁豆各15克，薏米50克，红糖适量。将山楂水煎取汁，加扁豆、薏米煮粥，调入红糖服食，每日1次，连续7天。

功效：可活血化瘀、化痰通络。

02 | 特效理疗养命方

茄根水泡脚治足跟痛

方法：茄根500克。将茄根加清水适量，煎煮30分钟，去渣取汁，与2 000毫升开水一起倒入盆中，先熏蒸，待温度适宜时泡洗双脚，每天1次，每次40分钟，10天为1疗程。

陈醋泡脚治足跟痛

方法：用陈醋（白醋也可以）1 000毫升，加热至足可浸入的温度后，后倒入洗脚盆中，浸泡患脚，不须加任何水。每次20～30分钟，每日1～2次，一般连用半个月。

骨折

骨折是指由于外伤或病理等原因致使骨质部分完全断裂的一种疾病。其主要临床表现为骨折部有局限性疼痛、压痛、肿胀、青紫、功能障碍、畸形及骨擦音等，肢体功能部分或完全丧失，完全性骨质尚可出现肢体畸形及异常活动。骨折分为开放性骨折和闭合性骨折，针灸主要用于闭合性骨折。

01 | 食疗、药疗

鲤鱼、葱白煎煮

配方与食用：鲤鱼500克，骨碎补15克，葱白5段，生姜5片，黄酒30毫升。先把骨碎补加水煎煮至汤汁浓郁后，去渣留汁，接着向锅中放入已经洗净并去掉鳞和内脏的鲤鱼，再放入葱白、生姜、黄酒，以去除腥味，继续煎煮至鱼肉熟透。

功效：鲤鱼有补脾健胃、消肿的功效。本方适用于骨折早期患者。

猪骨头、黑大豆煎煮

配方与食用：猪骨头500克，接骨木50克，黑大豆125克。黑大豆洗净后，放入清水中浸泡一夜；把接骨木加水煎煮后，去渣留汁，接着加入猪骨头和浸过的黑大豆（亦可用黄豆代替），用小火煮烂并酌加盐、味精等调料后，分餐食之。

功效：猪骨头的蛋白质、铁、钙、磷含量均比猪肉高，骨折患者适量食用，能促进骨折的康复。

枸杞、桂圆煎煮

配方与食用：枸杞子15克，桂圆肉15克，红枣10颗。所有材料加水用小火煎煮后，再加点冰糖，即可食用。

功效：补中益气，有助于骨折患者尽早康复。

紫河车散

配方与食用：紫河车1个，洗净，焙干研末后，每日清晨空腹时服3克（以温开水稍加白糖送服）。

功效：本方补气养血，适用于骨折患者康复期。

02 | 特效理疗养命方

骨折后关节僵硬上肢洗法

方法：取荆芥、防风、刘寄奴、桂枝、苏木、川芎、威灵仙、红花各20克，伸筋草、透骨草各30克，千年健25克。每日1剂，水煎取液，乘温熏洗患处，每剂可重复熏洗3～4次。

骨折后关节僵硬下肢洗方

方法：准备透骨草30克，伸筋草、三棱、莪术、牛膝、木瓜、红花、苏木各20克，秦艽、海桐皮各25克。每日1剂，水煎取液，乘温熏洗患处，每剂可重复熏洗3～4次。

伍 耳聪目明"方"中来，妙养五官老偏方

口腔溃疡

口腔溃疡又称为"口疮"，是发生在口腔黏膜上的表浅性溃疡，大小可从米粒至黄豆大小，呈圆形或卵圆形，溃疡面为凹，周围充血。溃疡具有周期性、复发性及自限性等特点，好发于唇、颊、舌缘等。病因及致病机制仍不明确。诱因可能是局部创伤、精神紧张、食物、药物、激素水平改变及维生素或微量元素缺乏等。

01 | 食疗、药疗

木耳疗法

配方与食用： 取银耳、黑木耳、山楂各10克。所有材料用水煎，喝汤吃木耳，每日1～2次。

功效： 黑木具有清肺、润肺、益气补血等功效，具有增强人体免疫力，防癌抗癌等功效。银耳富有天然植物性胶质，加上它的滋阴作用，长期服用可以润肤。本方可有效防治口腔溃疡。

西瓜汁

配方与食用： 西瓜适量。取西瓜瓤榨汁，瓜汁含于口中，徐徐咽下，一天数次。

功效： 西瓜清热解毒，可治疗口舌生疮，对高血压也有一定疗效。

萝卜藕汁

配方与食用： 萝卜5个，鲜藕500克。所有材料洗净，共捣烂取汁，以汁漱口，每日数次，连用有效。

功效： 萝卜可散瘀血、消积滞、除热毒。本方主治口舌生疮、口腔溃烂有灼痛、口臭、便秘等。

苦瓜饮

配方与食用： 取鲜苦瓜160克（干品80克）。苦瓜沸水冲泡，代茶饮。1日1剂。一般连用3～5日可显效。

功效：苦瓜是瓜类蔬菜中含维生素C最高的一种，有增进食欲、明目、助消化、清凉解毒等疗效。本方治疗口腔溃疡有明显疗效。

蜂蜜治口疮

配方与食用：蜂蜜适量。将口腔洗漱干净，再用消毒棉签将蜂蜜涂于溃疡面上，15分钟后连口水一起咽下，一天可重复涂擦数遍。

功效：蜂蜜可清热解毒，促进组织再生，对工作劳累、熬夜之后火气上升所致口腔溃疡有奇效。

野菊花治口腔溃疡

配方与食用：野菊花、野蔷薇、金银花各20克，生甘草6克。所有材料水煎煮成药汁150毫升左右，储存备用。消毒棉签蘸此液轻轻擦拭口腔溃破处，也可将药水含在口中，5～6分钟后再吐去，每天数次。

功效：野菊花可广泛用于治疗疔疮痈肿、咽喉肿痛、风火赤眼、头痛眩晕等病症。野蔷薇花为芳香理气良药，可用于治疗胃痛、胃溃疡等病症。

02 | 特效理疗养命方

含漱法

方法：取明矾5克，加水100毫升，进行充分搅拌，含漱1～2分钟；还可用沸水冲泡浓绿茶，在口腔内含漱即可。坚持用绿茶漱口，能加快口腔溃疡的愈合。

萝卜芥菜籽治口腔溃疡

方法：取白萝卜子30克，芥菜籽25克，葱白15克，放一起捣烂，贴于足心，每日1次。

贴敷法治疗口腔溃疡

方法：将1个生鸡蛋磕开，把鸡蛋液倒在碗里，随即轻轻撕下鸡蛋壳里面的薄膜，撕的块越大越好，然后，把此薄膜贴在口腔的溃疡处，一般情况下，敷贴至2～3次后，溃疡面就能愈合。如果不小心把膜随唾沫咽掉了，还可以再换1次。

治下唇内壁溃疡

方法：用从药店买的桑叶，取一小片揉碎，贴在右侧中封穴处。中封穴是肝经的经穴，能疏散在肝经中郁结的经气。桑树的叶子也是一味中药，医书上说，它能“利五脏，通关节，下气，利大小肠”，用它来打通肝经，疏散肝经的郁气，消除溃疡。

云南白药治复发性口腔溃疡

方法：用棉签蘸云南白药药粉涂敷于溃疡处，每日3～6次，连用3天可痊愈。

云南白药使用注意事项

云南白药是驰名世界的中成药，于1902年成功创制。云南白药由名贵药材制成，具有化瘀止血、活血、止痛、解毒消肿之功效。正确的外用方法应该是施用在红、肿、疮、毒脓破溃之前，一旦破溃，则不可再外用。

牙痛

牙痛为口腔疾患常见的症状之一。《诸病源候论》卷二十九：“牙齿皆是骨之所终，髓气所养，而手阳明支脉入于齿脉湿髓气不足，风冷伤之，故疼痛也。”以牙齿及牙龈红肿疼痛为主要表现，多因平时口腔不洁或过食膏粱厚味、胃腑积热、胃火上冲，或风火邪毒侵犯伤及牙齿，或肾阴亏损、虚火上炎、灼烁牙龈等引起。

01 | 食疗、药疗

鸭蛋牡蛎肉粥

配方与食用：咸鸭蛋两个，干牡蛎肉100克，大米适量。将鸭蛋打碎，三者同煲粥，连吃2～3天。

功效：鸭蛋味甘、性凉，具有滋阴清肺的作用，适用于病后体虚、燥热咳嗽、咽干喉痛等病患者食用。本方主治牙痛、牙龈红肿的虚火牙痛。

水煎露蜂房

配方与食用：露蜂房3克。将露蜂房和半碗清水一起放入砂锅中煎汁，待汁液煎至原来的一半时关火即可。将煎好的汁液含在嘴里一会儿，然后吞下。

功效：露蜂房具有消肿去痛的功效，可以起到缓解牙痛的作用。

腌茄子治疗牙痛

配方与食用：茄子200克，盐适量。将茄子切成3～4厘米长的条，加入适量盐，腌渍2小时即可。牙痛时用牙齿直接咬住茄条，疼痛缓解后吐掉。

功效：茄子具有消炎、消肿止痛的作用；盐具有杀菌的功效。本方可以有效缓解牙龈出血及肿胀的症状。

西洋参饮

配方与食用：西洋参5克。将西洋参研细末，用纱布包好，然后放入茶壶中，用沸水冲泡即可。可像喝茶一样饮用。

功效：西洋参性凉、味甘，除有补气养阴的功效外，还能清火生津，对津液不足，口渴舌燥具有相当的疗效。本方适用于阴虚发热、虚火等引起的牙痛。

正确的刷牙方法

颤动法是刷牙时刷毛与牙齿成45度，使牙刷毛的一部分进入牙龈与牙面之间的间隙，另一部分伸入牙缝内，来回做短距离颤动。当刷咬合面时，刷毛应平放在牙面上，做前后短距离的颤动。每个部位可以刷2～3颗牙齿，将牙的内外侧面都刷干净。这种方法虽然也是横刷，但是由于是短距离的横刷，基本在原来的位置做水平颤动，不会损伤牙齿颈部，也不会损伤牙龈。

02 | 特效理疗养命方

●外敷疗法

方法：洗净脸部，取苦杏仁、大蒜各适量，捣碎成泥，外敷于太阳穴处，然后用胶布固定。此方法适用于缓解牙周炎、牙髓炎等引起的牙痛。需要注意的是，左侧牙痛应外敷于右侧太阳穴处，右侧牙痛则外敷于左侧太阳穴处。

●白萝卜末内敷疗法

方法：取白萝卜适量，切成碎末状，然后用干净的纱布将白萝卜末包起来，敷于牙痛的部位，待牙痛症状缓解之后取下即可。这是因为白萝卜具有活血化瘀、消肿止痛的功效，可以有效缓解牙痛症状。

●姜灸法

方法：鲜姜1片，艾绒2～3壮。鲜姜片切成五分硬币大小，置合谷穴或牙痛穴（掌面第3、4掌骨距掌指纹1寸处），艾炷放姜片上，连灸2～3壮。左侧牙痛灸右侧穴，右侧牙痛灸左侧穴。仍不止，可同时灸颊车、下关、丝竹空，上颌牙痛还可配四白，下颌牙痛还可配承浆。

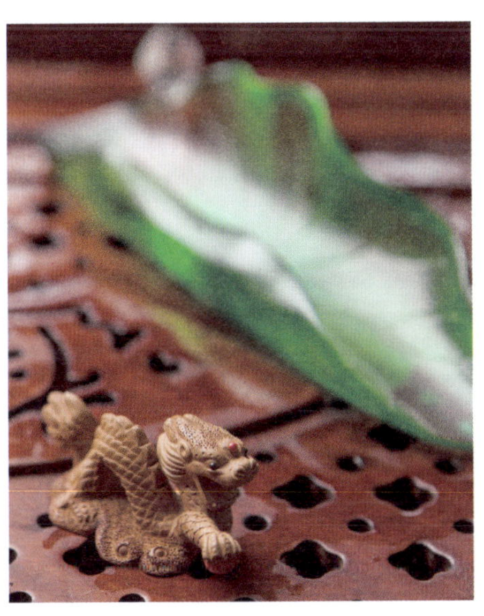

花椒功效解析

花椒气味芳香，可以除各种肉类的腥臊臭气，改变口感，能促进唾液分泌，增加食欲。花椒能使血管扩张，从而能起到降低血压的作用。服食花椒水能驱除寄生虫。中医认为，花椒有芳香健胃、温中散寒、除湿止痛、杀虫解毒、止痒解腥之功效。炸花椒油时要注意油温，尽量不要把花椒炸煳。花椒是热性香料，多食容易消耗肠道水分，造成便秘。孕妇及阴虚火旺的人应忌食。

●丁香油疗法

丁香油是丁香的花蕾中富含的一种挥发油，不仅具有很好的杀菌作用，还可以对局部神经起到一定的麻醉作用。用两滴丁香油，涂抹在牙痛的部位，具有消毒、麻醉神经的功效，对于因龋齿引发的牙痛具有显著的疗效。另外，也可以取少量药用的丁香花放于痛牙部位，牙痛症状缓解后吐掉即可。

●花椒疗法

花椒的功效和丁香油相似，也可以对牙痛起到一定的缓解作用。取花椒一粒，放于痛牙处，用上下牙齿轻咬固定，至牙龈产生麻的感觉即可。

咽喉肿痛

咽喉肿痛是以咽喉部红肿疼痛、吞咽不适为特征，又称“喉痹”。咽接食管，通于胃；喉接气管，通于肺。如外感风热之邪熏灼肺系，或肺、胃二经郁热上壅，而致咽喉肿痛，属实热证；如肾阴不能上润咽喉，虚火上炎，亦可致咽喉肿痛，属阴虚证。咽喉肿痛常见于西医学的急性扁桃体炎、急性咽炎和扁桃体周围脓肿等。

01 | 食疗、药疗

鸡蛋冰糖

配方与食用：鸡蛋2个，冰糖15克，香油1小匙。将鸡蛋打破，浇上香油，一同打散，沸水冲，盖上盖片刻，最后加入冰糖即可。空腹服食，一次食尽。

功效：鲜鸡蛋可清咽润喉、止渴。本方适用于治疗嗓子疼痛、口渴者。

生地玄参连翘汤

配方与食用：生地、玄参各12克，连翘10克。所有材料用水煎，每日两次，每日1剂。

功效：生地可凉血解毒、养阴生津，适用于咽喉肿痛、口干咽燥者服用。

可以长期服用“润喉片”吗

如果慢性咽喉炎能排除器质性病变，且患者服用“润喉片”对改善咽喉肿痛症状有效，则长期服用“润喉片”无妨。因为“润喉片”本身一般比较安全，无明显的副作用。但须注意的是：最好能定期检查咽喉部，及早发现新问题。

生地麦冬汤

配方与食用：生地黄60克，麦冬30克，桔梗10克。所有材料用水煎，每日两次，每天1剂。

功效：麦冬可清热养肺胃之阴。本方主治阴虚咽喉肿痛，见口干便秘、虚热盗汗等。

薄荷桔梗生甘草僵蚕煎剂

配方与食用：薄荷9克，桔梗6克，生甘草3克，僵蚕5克。所有材料水煎，每日两次，每天1剂。

功效：薄荷有极强的杀菌抗菌作用，常喝能预防病毒性感冒、口腔疾病，使口气清新。本方主治风热壅盛，咽喉肿痛。

双耳冰糖汤

配方与食用：银耳、黑木耳各适量。将银耳和黑木耳洗净，泡发，将冰糖和泡好的木耳一同放入碗中，加入300毫升凉开水，盖上碗，放在蒸锅里，蒸约1小时，即可食用。

功效：此汤有滋阴润肺、止咳、养胃的功效，可缓解咽喉肿痛等病症。

金银花桔梗煎剂

配方与食用：金银花15克，桔梗、射干各9克，甘草6克。所有材料水煎，每日两次，每天1剂。

功效：金银花味甘、性寒，可清热解毒利咽，疏散风热。本方可治咽喉肿痛。

露蜂房末

配方与食用：露蜂房适量。露蜂房烧灰研末，每次3克以乳汁调服。每天固定两次。

功效：本方治风热牙痛肿，适用于小儿喉痹肿痛。

咽喉肿痛饮食宜忌

咽喉肿痛多半是由外感风热之邪，或因肺胃郁火上冲，或由阴虚火旺所致，故在饮食方面宜吃清淡多汁的各种新鲜蔬菜瓜果，宜吃具有散风清热、生津利咽作用的食物；忌吃辛辣刺激性食物，忌吃温热上火的食物，忌吃煎炒香燥伤阴的食物。

02 | 特效理疗养命方

自我按摩廉泉

方法：将中指和食指弯曲如钩状，蘸少许温水以润滑，夹揪廉泉处的皮肤，把皮肤和肌肉夹起，然后用力向外滑动再松开，一夹一放，反复操作6～7遍，以局部出现紫红色瘀血为宜。

吴茱萸加白醋敷涌泉

方法：取3～5克吴茱萸粉，用白醋调成糊状，涂敷于涌泉，用胶布固定，12～20小时后取下。隔日1次，7～10次为1疗程。

寻找涌泉穴的方法为：取穴时，患者可采用正坐或仰卧、跷足的姿势，涌泉穴位于足前部凹陷处第2、3趾趾缝纹头端与足跟连线的前1/3处。

蜂藕汁漱口

配方与食用：将莲藕削皮洗净，捣碎挤出藕汁，与蛋清（鸡蛋1个可分3次用）一起拌匀，保存在阴凉处，即可用来漱口。

功效：用藕汁加蛋清漱口治感冒后咽喉肿痛有特效。蛋清可滋润咽喉、止咳；莲藕能去疲安神。

秋季养阴，点揉两穴位

中医讲究“春夏养阳，秋冬养阴”。说到秋季养阴，有两个穴位不得不提，它们就是天突穴和廉泉穴。天突穴，在颈部前面，两锁骨内侧、胸骨柄上缘有一个凹陷，这就是“天突穴”。廉泉穴位于人体的颈部，当前正中线上，结喉上方，舌骨上缘凹陷处。闲暇时经常用大拇指进行点揉，可起到养阴生津、润肺化痰的功效。如果出现干咳、皮肤干燥等症状，不妨试试。

扁桃体炎

扁桃体炎是指位于咽部的扁桃体的非特异性炎症，由病毒或细菌感染引起。临床上分为急性扁桃体炎和慢性扁桃体炎，主要症状是咽痛、发热及咽部不适感等。此病可引起耳、鼻以及心、肾、关节等局部或全身的并发症。扁桃体炎的致病原以溶血性链球菌为主，其他如葡萄球菌、肺炎球菌、流感杆菌以及病毒等也可引起。

01 | 食疗、药疗

穿心莲末

配方与食用：穿心莲适量。穿心莲研末，每次6克，温开水冲服，服用时调入适量蜂蜜，每日两次。

功效：穿心莲可清热解毒、凉血消肿。本方可治急性菌痢、胃肠炎、扁桃体炎、口腔炎。

清热解毒合剂

配方与食用：玄参10克，生石膏25克，板蓝根15克，儿茶5克。先将儿茶用纱布包紧，与其他药投入药锅，水煎两次，去渣合并药液，再煎10分钟，药液稠浓即可（约50毫升），日服两次，每日1剂。

功效：玄参可凉血解毒、清咽利膈、收敛去腐。本方可治疗扁桃体炎。

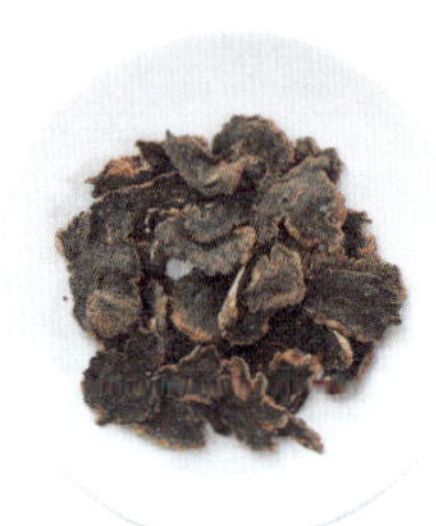

◎玄参

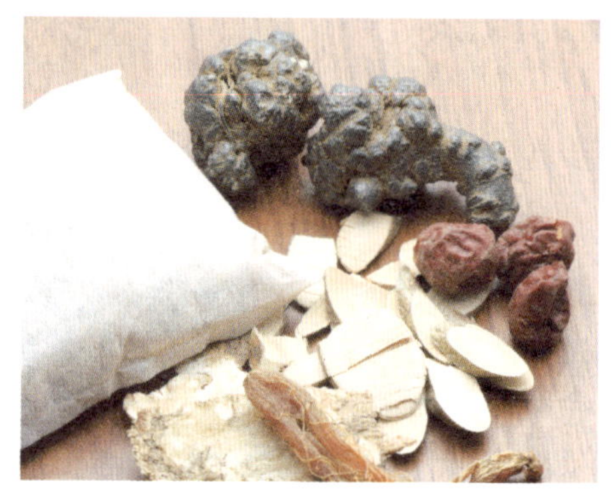

橄榄明矾

配方与食用：橄榄12个，明矾1.5克。先将橄榄用凉开水洗净，用刀将每个橄榄剖5条纵纹，将明矾研末掺入纵纹内，每1～2小时吃两个橄榄，细嚼慢吞，有痰吐痰，无痰将汁咽下，吐出橄榄渣以免妨碍消化。

功效：本方对咽喉肿痛、小儿扁桃体炎有较好疗效。

胖大海甘草茶饮

配方与食用：胖大海4颗，甘草3克，冰糖适量。将胖大海、甘草洗净放入碗内，冲入沸水，加盖焖半小时左右，加入冰糖适量调味，慢慢饮用。隔4小时再泡1次，每天两次。

功效：胖大海可清热、润肺、利咽，主治干咳无痰、喉痛等症。本方对急性扁桃体炎疗效明显。

一枝黄花治扁桃体炎

配方与食用：一枝黄花9～30克。水煎内服，每日1剂。

功效：治疗扁桃体炎，咽喉肿痛。

02 | 特效理疗养命方

敲太溪穴可治扁桃体炎

方法：患者正坐，将一腿屈曲放于另一腿膝盖上方，呈“4”字形。用食指或按摩锤敲打太溪穴3～5分钟，以感觉酸胀为度。敲时须频率均匀一致，不可时轻时重。

按合谷穴治扁桃体炎

方法：当发生急性扁桃体炎时，手上的合谷穴会生出一个硬结。这时候可以用拇指按住这个硬结，用力按揉，多次反复直至硬结消失，疾病就会痊愈。合谷穴位于手背，第1、2掌骨间，第2掌骨中点的桡侧，左右各一。还可以按压头顶的百会穴。按压之后，可改用虚拳拍打，拍打时如能蘸上凉水，效果会更好。

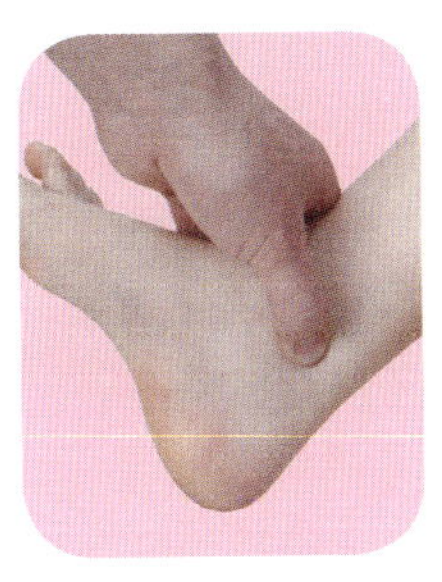

◎太溪穴

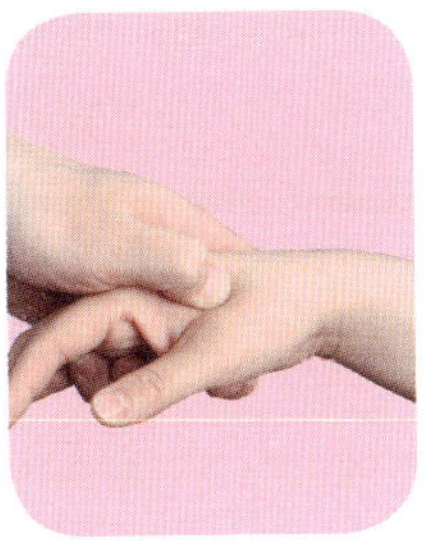

◎合谷穴

热水泡脚对扁桃体炎有治疗作用

方法：首先准备一盆热水，溶入适量食盐，搅匀，将与咽部发炎的一侧相反的脚浸入其中，一次浸泡5分钟左右即可。

扁桃体预防与调养

1.慢性扁桃体炎的患者应养成良好的生活习惯，保证充足的睡眠时间，随天气变化及时增减衣服，去除室内潮湿的空气，都是重要的。对于患病儿童，应养成不挑食、不过食的良好习惯。

2.坚持锻炼身体，提高机体抵抗疾病的能力，不过度操劳，若劳累后应及时调整休息。戒除烟酒，是预防慢性扁桃体炎的重要一点。

3.患扁桃体急性炎症应彻底治愈，以免留下后患。

太溪穴功效解析

太溪穴位于足内侧，内踝后方，内踝高点与跟腱之间的凹陷中。太溪是一个大补穴，具有滋肾阴、补肾气、壮肾阳的功能，对于各种咽炎都有效。可一边按揉一边做吞咽动作。因为肾经的循行经过喉咙“入肺中，循喉咙，挟舌本”。

中耳炎

中耳炎是累及中耳全部或部分结构的炎性病变，常发生于8岁以下儿童，其他年龄段的人群也有发生，它经常是普通感冒或咽喉感染等上呼吸道感染所引发的疼痛并发症。慢性中耳炎是中耳黏膜、鼓膜或深达骨质的慢性炎症，常与慢性乳突炎合并存在。急性中耳炎未能及时治疗，或病情较重，也可能形成慢性中耳炎。

01 食疗、药疗

白矾猪胆末

方法：白矾15克，猪胆1个。将白矾装入猪胆内，放阴凉处晾干，取出白矾研末过筛备用。用双氧水冲洗患者耳道，吹适量药物入耳中，每日1～2次。

功效：白矾具有较强的收敛作用。本方可治疗化脓性中耳炎。

石榴皮末

方法：石榴皮适量。石榴皮炒焦研末，撒布耳内，每天1次，第2天清洗耳道，继续撒布1次。

功效：石榴皮具有抗菌作用，本方可治疗化脓性中耳炎。

苦参黄柏散炎

方法：苦参、黄柏各3克，冰片1克，枯矾（煅白矾）2克。先将前二味烧炭，再与后二味共研为细末，一并放入烧沸并冷却的麻油中调匀备用。用时滴入患耳内，每日两次，每次2～3滴。

功效：苦参可清热除燥；黄柏可解毒；冰片可消肿止痛。此三味药再配合枯矾，可治疗化脓性中耳炎。

柏子仁香油

方法：柏子仁10克。烘干研细末，加香油成稀糊状，将药油装入滴鼻净小瓶中。先用双氧水洗拭净患耳脓液，然后将药油滴入耳道内，早晚各1次，每次3～4滴，滴完后扯耳轮活动几下，以使药油进入中耳。

大蒜丝瓜滴耳液

方法：大蒜两头，丝瓜1根。所有材料洗净，共捣烂，用布包挤汁，滴耳，每次3～4滴，每日3次。

需要注意的是，如果耳朵剧烈疼痛，或疼痛持续一周，或疼痛伴

儿童滴耳药方法

滴耳药可以直接作用于病灶局部，使药物的作用发挥得更充分。在给孩子滴药的时候，可以让他侧卧在床上，或坐在椅子上，头向一侧偏斜，然后进行滴药。孩子的外耳道有一定的倾斜度，所以在滴药前应将耳道拉直，以便药液顺利流入耳道。滴入药液后，要用手指轻压孩子的耳屏数次，使药液到达患处。

有发烧，应该及时就诊。另外，耳朵有液态分泌物，感到头晕或咀嚼时耳朵疼痛，也要及时就医。

蛋清香油滴耳液

方法：取香油、蛋清各10毫升，即1/5个鸡蛋的蛋清量，将香油和蛋清充分搅拌均匀。将耳内脓液清除干净，滴入2～5滴，每日1次。

功效：本方可用于急性化脓性中耳炎。需要注意的是，此方不宜一次配制太多，会不新鲜，影响治疗效果。

蛋黄油滴耳液

方法：鸡蛋1个（取蛋黄），放锅（不要用铁锅）内加热翻炒片刻盛出，滤出油即可，注意不要炒焦。冷却后取其油滴耳，每次滴3滴，每日坚持滴两次。此方法对慢性中耳炎有着显著的疗效。

木鳖子油

方法：木鳖子3个。将木鳖子劈开，入香油适量煎至黑色，凉凉取油滴耳，早晚各1次，每次3～4滴，滴完后扯耳轮活动几下。

功效：木鳖子有消肿三结的功效，可治疗中耳炎。

石榴花末

方法：石榴花30克，冰片2克。将石榴花焙干，研末，加入冰片调匀，撒布耳内，每日1次，连用3天。

功效：石榴花祛瘀止痛，可治疗中耳炎。

正确掌握滴耳法

患者取坐位或卧位，患耳朝上。将耳郭向后上方轻轻牵拉，向外耳道内滴入药液3～4滴。然后用手指轻按耳屏数次，促使药液经鼓膜穿孔流入中耳。数分钟后方可变换体位。注意滴耳药液应尽可能与体温接近，以免引起眩晕。

02 | 特效理疗养命方

热敷疗法

方法：侧卧，将热水袋或电暖宝放在耳朵部位，对耳朵进行热敷，以促进耳部的血液循环，缓解中耳炎引起的耳痛。如果没有热水袋，用热毛巾也可以。需要注意的是，温度不宜过高，以免造成烫伤。感觉器官反应不灵敏者以及糖尿病患者慎用。

热风疗法

方法：将吹风机的温度调至中低温，对着患耳进行热吹风。需要注意的是，吹风机应离耳部15厘米以上。此法的治疗原理与热敷疗法有些相似，都是通过促进耳部的血液循环来缓解病症。

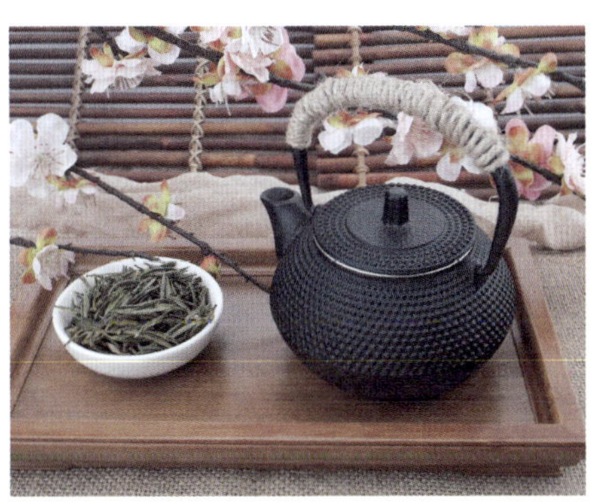

耳聋

耳聋临床上分为以外耳和中耳病变引起的传导性聋；以内耳和听神经病变引起的神经性聋；外、中耳病变和中耳听神经共同病变引起的混合性聋。造成耳聋的原因很多，遗传、感染、药物应用不当、生理机能退化等。对耳聋患者要早发现、早治疗。对传导性聋、混合性聋，要查清病因彻底治疗，改善中耳内环境和传音功能，最大限度地恢复听力。

01 | 食疗、药疗

石菖蒲猪腰大米粥

配方与食用：石菖蒲60克，猪腰1对，大米10克，葱白适量。先煎石菖蒲，去渣取药液，将洗净去筋膜的猪腰和大米、葱白一同煮熟，空腹时食用，每天1剂。

◎石菖蒲

功效：石菖蒲味辛、苦，性微温。本方可化湿行气，消肿止痛，主治耳鸣、耳聋、热病神昏。

黄酒炖乌鸡

配方与食用：雄乌鸡1只，黄酒1 000毫升。将乌鸡去毛，洗净，加入黄酒大火烧沸，改用小火再炖熟。食肉饮汤，每日1次。

功效：乌鸡可滋补肝肾、气血双补。本方治疗肾虚引起的耳聋或老人耳聋以及阳痿、小便频数等。

嚼食核桃仁

配方与食用：核桃仁5个。晨起细嚼核桃仁，徐徐咽下，经常食用可辅助治疗耳聋。

功效：核桃仁可补肾、温肺、润肠，适用于腰膝酸软，虚寒嗽喘，安神补脑。治疗虚证耳鸣、耳聋。

葛根参茶

配方与食用：葛根15克，太子参20克，绿茶叶10克。将葛根、太子参和绿茶放入茶杯内，沸水泡茶，每日两次，每天1剂。

功效：葛根具有扩张脑及内耳血管的作用，改善内耳循环，促进耳聋的治愈。本方治疗神经性耳聋。

磁石猪腰

配方与食用：磁石30克，猪腰1个，葱、姜、豆豉各适量。将磁石打碎，用水淘去赤汁，纱布包裹，水煮1小时，去磁石，投入猪腰再

每天一把大豆防耳聋

年龄超过60岁的老人，每天吃大豆及其制品，可有效防止动脉硬化，减缓听力减退。如果觉得大豆整粒吃会感到腹胀，那就不妨多吃豆制品。腐竹、豆腐和豆浆是最好的选择，每天两大杯豆浆、1块手掌大小的豆腐、炒菜时再加点腐竹，1天的需要量就够了。

煮熟，最后把调料放入即可。吃肉饮汤。

功效：猪腰适宜肾虚之腰酸腰痛、遗精、盗汗者食用。本方治疗老年人肾虚耳聋、耳鸣、久聋不愈。

02 | 特效理疗养命方

按揉三穴防治耳聋

方法：在外耳道前有一软骨凸起称为耳屏，如把耳屏比作小山，在耳屏前对应着两个山脚和山顶，自上而下于一条直线上排列着3个穴位，分别叫作耳门、听宫、听会。张嘴时3个穴位都会出现凹陷。按揉它们都有治疗耳鸣耳聋的作用。老年人每天可以用手指按揉它们，也可用食指或中指指腹上下搓擦，以发热为最佳的按揉程度。

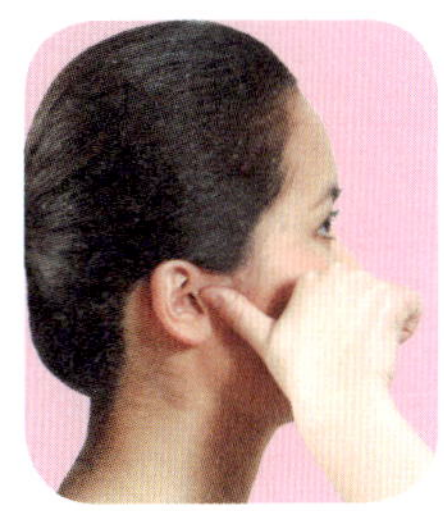

◎耳屏

指摩耳轮

方法：双手握空拳，以拇、食指沿耳轮上下来回作推摩直至发红发热。再用两拇指、食指、中指屈蜷成钳子形状，夹捏外耳道做向前、后、左、右的提扯动作，整套动作做6次。中医有介绍，“以手摩耳轮，不拘遍数，所谓修其城郭，以补肾气，以防聋聩”。

推摩耳根

方法：食指放在耳前，拇指放在耳后沿耳根由下向上推摩，每次40～50下。推后感觉耳部发热，面部、头部也会有发热的感觉。经常按摩耳朵，可以疏通经络、运行气血、调理脏腑功能，对预防和缓解耳聋、头痛、神经衰弱、高血压等都有较好的效果。

> **耳部按摩注意事项**
>
> 按摩耳部时要轻柔，以不感觉疼痛、耳郭发红发热为限，每次3～5分钟，清晨起床和晚上睡前可各做一次，而且要长期坚持。如果耳部有慢性炎症、皮肤病、冻疮等，则要停止上述动作。俗话说：“三分医，七分养，十分防。”可见养生的重要性。在很多人的意识里只有老人才需要养生，其实不然，养生是条漫长的路，越早走上这条路，受益越多。

全耳腹背按摩

方法：搓热双手，手指伸直，由前下向后上推擦耳郭，然后反折耳郭推擦耳背返回，反复5～6遍；以掌心劳宫穴（握拳时中指指尖下）分别对准耳腹及耳背做按揉，使全耳发红发热。

拉拉耳朵

方法：双手握空拳，用拇指和食指沿耳郭上下来回按摩，直至耳郭充血发热。用右手绕过头部拉住左耳郭上沿向上拉20次，再用左手以同样的方法拉右耳郭20次。不但可以起到预防耳聋的作用，还可以预防和缓解头痛、神经衰弱等。

陆 一剂妙方就解决

皮肤那些烦心事儿

带状疱疹

带状疱疹是由水痘带状疱疹病毒引起的急性炎症性皮肤病，中医称为“缠腰火龙”“缠腰火丹”，民间俗称“蛇丹”“蜘蛛疮”。中医学认为本病因情志内伤，肝经气郁生火以致肝胆火盛；或因脾湿郁久，湿热内蕴，外感毒邪而发病。带状疱疹在无或低免疫力的人群如婴幼儿中引起原发感染，即为水痘。

01 | 食疗、药疗

大蓟小蓟牛奶膏

方法：大蓟、小蓟等量，牛奶适量。将药物浸泡牛奶中，泡软后，捣烂成膏，涂抹患处。

功效：大蓟、小蓟均可散瘀、解毒、消痛，本方主治带状疱疹。

蜂房雄黄膏

方法：蜂房、雄黄各9克，冰片3克，红枣（去核焙黄）5颗。所有材料研末，调香油。涂患处。

功效：蜂房去风攻毒、抗过敏；雄黄解毒杀虫。本方适用于痈肿疔疮，可治疗带状疱疹。

明矾治带状疱疹

方法：明矾10克，琥珀末3克，冰片4克，蜈蚣两条（焙干研末）。所有材料共研为细末，鸡蛋清调糊。外涂，每日数次。

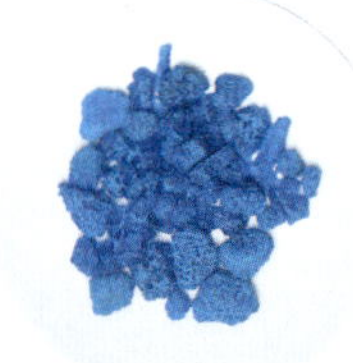

◎明矾

功效：武功熄风解痉、退炎治疮；明矾具有抗菌作用。本方对治疗带状疱疹有明显疗效。

冰片酒精液治带状疱疹

方法：冰片50克，75%酒精100毫升。将冰片放入酒精中，搅拌溶化，外擦患处。

功效：本方可减轻带状疱疹、烫伤、肿瘤转移等造成的剧痛。

菟丝子膏

方法：菟丝子适量。菟丝子焙干研末，小麻油调膏。外涂，每日两次。

功效：本方柔润肌肤、收敛止痛，可治疗带状疱疹。

仙人掌外敷

方法：仙人掌适量、糯米粉若干。仙人掌捣烂与糯米粉调匀。外敷，每日两次。

功效：仙人掌清热解毒、散瘀消肿。本方可治疗带状疱疹。

02 | 特效理疗养命方

点按丰隆穴

方法：食指屈曲，用拇指按揉丰隆穴2～3分钟，丰隆穴位于小腿前外侧，条口穴外侧1寸处。按揉时用力不可过大，以能耐受为度，局部有酸胀感，并向下放射。

按揉三阴交穴

方法：用可做按揉穴位的用具在三阴交穴处长按3～5分钟，力度以能耐受为度，局部有酸胀感为佳。三阴交穴在小腿内侧，当足内踝尖上4横指处，胫骨内侧缘后方。

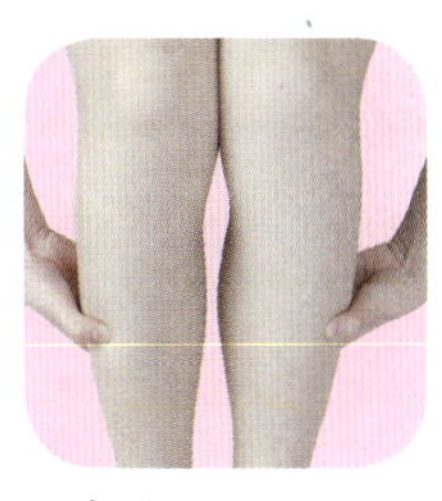

◎丰隆穴

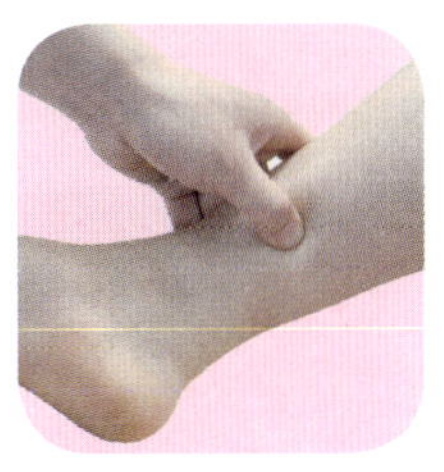

◎三阴交穴

揉血海穴

方法：一手握拳置于血海穴上，患者屈膝，医者以左手掌心按于患者右膝髌骨上缘，第2～5指向上伸直，拇指呈45度斜着按下，当拇指尖下即是本穴。对侧取法同此，做旋转揉动，反复操作数次，用力由轻到重，以能耐受为度。

刺委中穴可治疱疹

方法：在疱疹处和委中穴消毒后，用梅花针连续叩刺，待所叩刺部位浅浅渗血后，再拔上火罐10分钟，把毒血吸附出来。起罐后，用酒精棉擦干皮肤上的余血，然后用无菌脱脂棉，蘸75%的酒精消毒。连续治疗3天后，疱疹可干燥结痂。

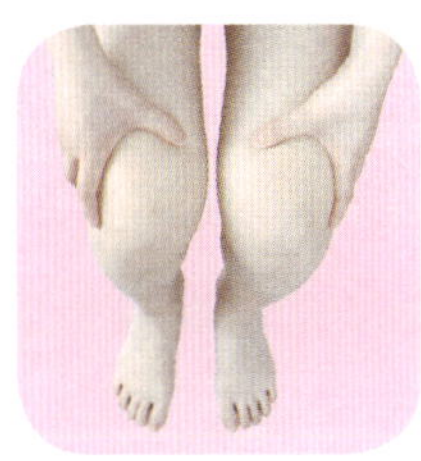

◎血海穴

◎委中穴

芒硝热敷

方法：芒硝100克。用沸水冲，溶解，用热毛巾蘸药液外敷患处。水凉后再加热，反复3次，直至皮肤发红。此法治疗带状疱疹、丹毒。

王不留行

方法：王不留行适量。王不留行炒黄研面，用麻油将药物调糊，每日两次，外敷。如疱疹已破溃，可将药末直接撒布于溃烂处。

脓疱疮

脓疱疮是一种常见的急性化脓性皮肤病，俗称“黄水疮”。脓疱疮具有接触传染和自体接种感染的特性，易在儿童中流行。病原菌主要为凝固梅阳性的金黄色葡萄球菌或乙型溶血性链球菌单独或混合感染。夏、秋季节气温高、湿度大，皮肤浸渍等，都易使病菌侵入皮肤繁殖，是引发脓疱疮的重要因素。

01 | 食疗、药疗

半枝莲紫金汤

配方与食用：半枝莲30克，紫花地丁20克，金银花10克，野菊花15克。所有材料洗净，放入锅中，加适量水，大火煎煮至熟，即可服用。

功效：本方清热解毒、凉血消肿，可治疗热毒疮毒。

金银花甘草饮

配方与食用：金银花30克，甘草10克。用水煎煮，每日2克，每天1剂。

功效：可清热解毒，治疗一切内外痈疮及痱子合并感染。

02 | 特效理疗养命方

花椒治脓疱疮

方法：花椒末、米醋各适量，白酒少许，搅匀后涂抹疮疡面，每日3次，可治疗小儿黄水疮。

蚕茧治脓疱疮

方法：蚕茧30克、白矾15克。将蚕茧同白矾一起捶碎，以炭火烧白矾汁尽，取出研末，外涂抹患处，治脓疱疮、烫伤。

苦杏仁治脓疱疮

方法：苦杏仁60克，轻粉1克，香油各适量。将杏仁去皮，捣碎如膏状，入轻粉、香油调糊。以淡盐水洗净污痂，外敷，每日1次。可辅助治疗脓疱疮、诸疮肿痛。忌搔抓患处。

黄连软膏治脓疱疮

方法：黄连3克。研末，加凡士林15克，混匀，外敷。本方可清热解毒，消肿止痛。主治脓疱疮、水疱湿疮、单纯性疱疹、带状疱疹及皮肤烫烧伤。

葡萄藤治脓疱疮

方法：葡萄藤嫩枝2 000克洗净，切碎，水煎将药汁浓缩为糊，待略温时加入枯矾（煅白矾）末50克及冰片末10克，搅匀。淡盐水清洗疮口后，外敷，每日两次。

玉容膏治脓疱疮

方法：芙蓉叶适量。研成细末，凡士林加热熔化，按1∶4的比例调匀，外敷，每日2～3次。本方可清热凉血，主治疮疖、丹毒、脓疱疮等。

疖

疖是化脓菌侵入毛囊及周围组织引起的急性化脓性炎症。单个损害称为疖，是疼痛的半球形红色结节，过了一段时间，中央化脓坏死，终于溃破或吸收，多发而反复发作者称疖病。好发于头、面、颈、臀等部位，夏秋季最为多见。夏日炎热多生痱子，或局部化脓小肿点者为热疖。疖皆因热毒蕴结，或外受暑热之邪而发。

01 | 食疗、药疗

败酱草膏

配方与食用：败酱草500克。败酱草煎煮3小时后过滤，再煎煮浓缩成膏，加蜂蜜等量。口服，每次6克，每日两次。

功效：败酱草清热解毒、除湿消肿，可治毛囊炎、疖等化脓性皮肤病、肛门疾病。

红糖绿豆沙

配方与食用：绿豆50克。将绿豆煮烂，碾碎如泥，以小火煮至无汤，加红糖调味，即可食之。

功效：红糖性温、味甘，入脾，具有益气补血、健脾暖胃、缓中止痛、活血化瘀的作用。本方清暑解毒、健脾益气，可治小儿暑热生疮疖。

金银花甘草饮治热疖

配方与食用：金银花30克，生甘草10克，绿豆25克。所有材料用水煎两次，去渣混合药液，当茶饮，每日1剂，连服3～5日。金银花（鲜品连茎叶）捣汁，煎煮3～5分钟，分两次内服。治一切肿毒。

功效：金银花味甘、性寒，清热而不伤胃，芳香透达又可祛邪。既能宣散风热，又善清解血毒。

米醋调乳没治外科炎症

方法：用乳香末、没药末各6克，米醋250毫升。将米醋煮沸，与药末搅匀，随搅随下淀粉，成糊状后倒在牛皮纸上涂抹。糊的厚度约1厘米。温热敷，纱布固定。

功效：本方消瘀解毒，可治疖、痈、蜂窝织炎等外科炎症。

02 | 特效理疗养命方

红叶治疖

方法：落霜红叶晒干研末，以2∶3比例与凡士林拌匀。外敷患处，每日两次，至痊愈。本方清热解毒、消肿散瘀，可治蜂窝织炎、疖肿。

局部治疗外耳疖肿

方法：取黄连、黄柏、苦参、大黄各10克，麻油250毫升，同入锅内，置火上煎炸至黄褐色时，候凉备用。浸透小纱条置外耳道内，每日换药1次。有清热解毒、消肿止痛之功。

癣

癣是霉菌引起的传染性皮肤病，可分为浅部霉菌病和深部霉菌病。它多由股癣蔓延至肛门、会阴、臀部所致。夏季多发，冬季少见。中医学记载的阴癣、圆癣、疠疡风、紫白癜风等类似于本病。癣虽然算不上大病，但由于痞痒难忍，影响学习和工作，而且对周围的人产生不良的感觉。所以应当引起重视，加以预防。

01 | 食疗、药疗

苦参膏

方法：苦参6克，凡士林24克。将苦参研末，与凡士林调匀。外敷局部。本方可祛湿、杀虫、止痒，适用于治牛皮癣静止期、股癣、皮肤瘙痒症、阴囊湿疹、阴痒。

韭菜治脚癣

方法：将500克新鲜韭菜捣成泥状，放进脚盆，加入沸水（一般以淹没患处稍上一些为宜），再用与脚盆大小的盖子将脚盆盖紧，待水稍凉，将双脚浸泡在韭菜水中，30分钟左右即可。本方治疗脚癣，一两次便可见效。

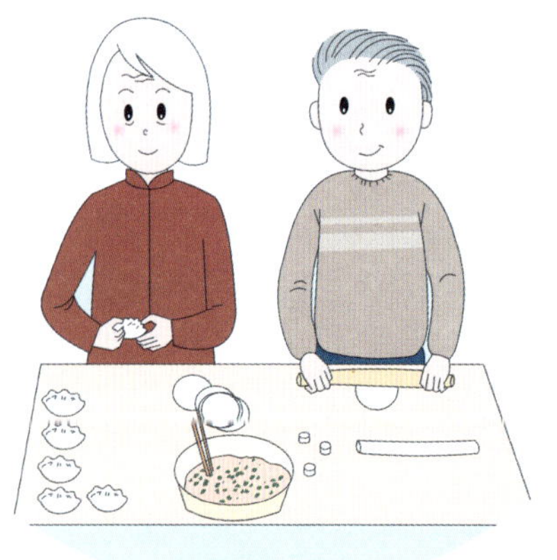

生姜泡酒治花斑癣

方法：生姜250克。生姜洗净，切成薄片，晒干，然后放入酒瓶内，用白酒浸泡并密封两三日。再将泡好的白酒涂抹于患处，每日3次，主治花斑癣，使用三五天可好转。花斑癣俗称汗斑，表现为皮肤上出现浅黄色或深褐色圆形斑，不痒也不痛，多见于颈、胸、背部。

枯矾松香治头癣

方法：枯矾60克，松香90克，猪板油25克。松香研末用猪板油包裹，松木点燃板油，溶化滴下冷却后，加入枯矾末调匀，涂患处。本方可清热解毒、燥湿，可治疗头癣。禁食辛辣发物。

雄黄蛇床子

方法：雄黄、蛇床子等份。两味药共研细末，用猪油调匀。用药前先将局部清洗干净，外敷药膏。每天两次。本方适用于体癣。

未熟核桃

方法：绿核桃（白露节前摘）适量。核桃去皮，趁湿用力涂擦癣疮，每日3～5次。或将绿核桃剥下晒干，煎水擦洗患部。本方可祛腐生肌，适用于治疗各种癣。

●松叶治顽癣

方法：松针30克，轻粉1克，樟脑10克。将松针焯黑，与其他两味药一同研末，患处湿者干撒，燥者用油调敷，如痒甚者，用米醋调敷。每天两次。本方可治疗顽癣。

02 | 特效理疗养命方

●碘酒可除手癣

方法：在患处每天抹碘酒5次，患处皮肤逐渐干而脱落，手癣随之治愈。

●甲癣

方法：甲癣病俗称“灰指（趾）甲”，大多为手脚癣蔓延所致。因此，治疗甲癣首先要治疗手脚癣，否则难以根治。治疗甲癣可先用热水泡软病甲，然后用小刀将增厚的指（趾）甲刮薄，再涂10%冰醋酸，或30%醋酸，或5%碘酒，每日1～2次。亦可将指甲刮薄后放上一粒鸦胆子仁，挤压出油涂在指甲上，每日每指甲一粒。如果甲癣不太严重的话，一般是比较容易治愈的，但要坚持2～3个月。

●加强体育锻炼，提高抗病能力

真菌和细菌、病毒一样，人体在抵抗力下降时才会感染得病，如果身体健康，皮肤的防御功能良好，即使有霉菌感染，也不会发

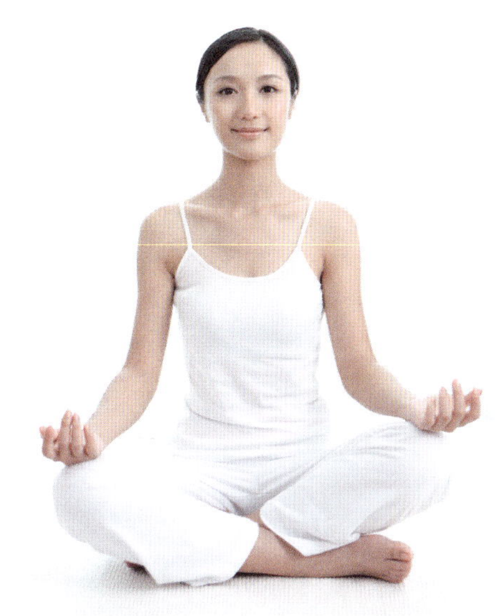

病。所以，还应积极加强体育锻炼，增强体质。另外，加强营养也是提高抵抗力的重要方面。

●减少或避免进食有刺激性的食物

癣的症状以痒为主，而辛、辣、腥、有刺激性的食物可诱发或加重痒感。如有姜、蒜、葱、椒、醋、烟、酒、咖啡、浓茶、鱼、虾、蟹类、蚕豆、咸肉等。植物蛋白质（如豆制品）一般妨碍不大，可以食用。另外，食盐有使水钠潴留和加剧炎症、瘙痒的作用，所以口味以淡为宜。

注意碘酒浓度

碘酒杀菌力大小与溶液的浓度及对人体组织的刺激性和腐蚀性强弱成正比。0.5%～1%碘酒可涂于皮肤黏膜，2%碘酒用于一般皮肤消毒及感染；3.5%～5%碘酒用于手术或打针前皮肤消毒。因此，建议患者在药店买药时注意碘酒的浓度。

蛇咬、蜂蜇伤

蛇咬伤是指被蛇牙或在蛇牙附近分泌毒液的蛇咬后所造成的一个伤口。被无毒的蛇咬了以后，就像治疗一个针眼大小的伤口一样，而被毒蛇咬伤后果就很严重。蜂蜇是指当蜜蜂感受到生命受到其他生物的威胁时，会执行蜇刺的动作，而在针刺的同时，蜜蜂会从蜂针注射一种液体，被针蜇的生物会产生局部或全身反应。

01 | 食疗、药疗

雄黄五灵脂末

方法：雄黄1份，五灵脂2份。两药共研细末，每次用黄酒冲服6克（不善饮酒者可用茶调服）。本方可治疗一般蛇咬伤。

马齿苋治虫蛇咬伤

方法：鲜马齿苋适量。将马齿苋在清水中充分洗净，不用沥干水分，将其捣烂，外敷，每日3次。本方可清热解毒，治各种虫蛇咬伤、蜈蚣所伤。全身症状严重者可内服。

郊游须防蛇咬伤

春暖花开踏青郊游的季节，在外出游玩时要小心被蛇咬伤，更不要去捉蛇。一旦被毒蛇咬伤，不要惊慌乱跑，减少活动，尽可能延缓蛇毒扩散；迅速用止血带或布条在距伤口5～10厘米的肢体近端包扎，间隔半小时放松3～5分钟，以减缓毒素吸收入血；用小刀把伤口切开，用清水、茶水冲洗伤口。没有条件的，也可以用火柴、烟头烧灼伤口，破坏蛇毒。在自救的同时，要迅速送医院抢救，千万不要到处乱转而延误了救治时间。

天南星方

方法：天南星5克，醋10毫升。将天南星磨细加食醋调匀，大面积外涂，每日2～3次。本方可治蛇咬伤。

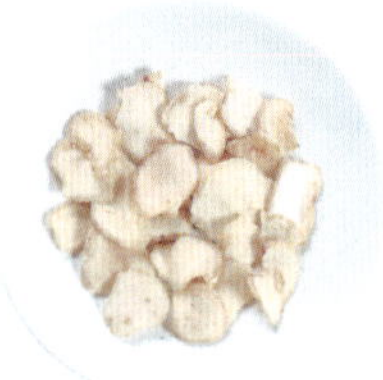

◎天南星

了哥王根两面针

方法：了哥王根30克，两面针根120克，虾辣眼根60～90克，酸藤根60克，30度米酒适量。将前4味洗净，切碎，置容器中，加入米酒，密封，浸泡7～10天后，过滤去渣，即可。伤口局部进行消毒，切开排毒后，自外向伤口四周涂擦药酒，每日涂擦4～5次。本方具有清热解毒的功效，主治毒蛇咬伤。

大蒜治蜈蚣咬伤

方法：新鲜独头大蒜1头。切开外擦，每小时1次，每次10～15分钟。本方可治蜈蚣咬伤。

景天三七叶

方法：鲜景天、三七叶适量。捣烂，外敷患处。本方可治黄蜂蜇伤。

野菊花煎剂

方法：野菊花15克。野菊花水煎10分钟，外洗，也可把野菊花蒸熟热敷10分钟。本方可治蚊虫叮咬。

杏仁雄黄

方法：鲜杏仁、雄黄各适量。将其捣成杏仁泥，加等量雄黄和匀，外敷患处。本方可治狗咬伤已溃。

红薯叶治蜈蚣咬伤

方法：红薯叶适量。红薯叶入沸水烫软，敷盖伤处，每日3次。本方可治蜈蚣咬伤。

半边莲方

方法：①半边莲30克，白酒100毫升。半边莲浸泡白酒中，药液外擦患处。②鲜半边莲60克。鲜半边莲捣烂取汁，加甜酒1两调服，并盖被助发汗，病较重者一日两次内服。再用药渣外敷。半边莲清热解毒，可治疗毒蛇咬伤。

蒲公英药剂

方法：蒲公英适量。蒲公英捣烂，外敷，每日两次。可清热解毒，治疗蜂蜇肿毒、恶疮、化脓性感染。

鲜地锦草

方法：鲜地锦草适量。鲜地锦草洗净捣烂，外敷患处，每日3次。可清热解毒，治疗蛇咬伤。

紫花地丁

方法：鲜紫花地丁、雄黄各适量。鲜紫花地丁洗净，捣烂取汁约50毫升，一次内服，药渣加入雄黄2克，调匀外敷患处。本方可治疗毒蛇咬伤。

千金子蚤休

方法：蚤休1.8克，千金子7粒（去皮）。捣碎研末，每次2克，用白酒送下。再用酒调药为糊，外敷患处。治疗毒蛇咬伤。千金子可攻毒杀虫，亦可治顽癣，每次2克，捣烂外敷。

02 | 特效理疗养命方

如何应付蜂蜇

首先要注意预防，离草丛和灌木丛远些，因为那里往往是蜂类的家园。发现蜂巢应绕行。最好穿戴浅色光滑的衣物，因为蜂类的视觉系统对深色物体在浅色背景下的移动非常敏感。如果已被蜂蜇，可用针或镊子挑出蜂刺，但不要挤压，以免剩余的毒素进入体内。然后用氨水、苏打水甚至尿液涂抹被蜇伤处，中和毒性。可用冷水浸透毛巾敷在伤处，减轻肿痛，再去医院进行处理。

如何应付蛇咬

首先应判断是否为毒蛇咬伤。通常观察伤口上有两个较大和较深的牙痕，才可判断为毒蛇咬伤。若无牙痕，并在20分钟内没有局部疼痛、肿胀、麻木和无力等症状，则为无毒蛇咬伤，只需要对伤口清洗、止血、包扎。若有条件再送医院注射破伤风针即可。

柒 很老很灵的 妇科祛病名方

月经失调

月经失调也称月经不调，是妇科常见病。表现为月经周期或出血量的异常，或是月经前、经期时的腹痛及全身症状。病因可能是器质性病变或是功能失常。许多全身性疾病如血液病、高血压病、肝病、内分泌病、流产、宫外孕、葡萄胎、生殖道感染、肿瘤（如卵巢肿瘤、子宫肌瘤）等均可引起月经失调。

01 | 食疗、药疗

玫瑰花膏

配方与食用：玫瑰花300朵。玫瑰花去花蕊，水煎取浓汁，滤去渣，再煎，加红糖500克收膏，瓷瓶密闭，切勿露气。早晚沸水冲服。

功效：玫瑰花性甘、味微苦，可行气解郁、和血、止痛。适用于肝胃气痛、月经不调、跌扑伤痛。

山楂红花酒

配方与食用：山楂30克、红花15克、白酒250毫升，将山楂、红花洗净后，放入酒中浸泡1周。每次30～45毫升，每日两次，视酒量大小，不醉为度。

功效：红花可活血化瘀。本方主治经来量少、紫黑有块、腹痛、血块排出后痛减。注意忌食生冷勿受寒凉。

益母草蜜饮

配方与食用：新鲜益母草120克（干品减半），红糖15克，蜂蜜20克。先将益母草拣杂，择洗干净，晾干，切成碎小段，放入砂锅，加水浓煎两次，每次30分钟，过滤，合并两次滤汁，回入砂锅，用小火浓缩至300毫升，调入红糖，溶化后稍凉凉，再兑入蜂蜜，拌匀即可。早晚各服1次。

功效：益母草能去瘀生新，活血调经，是相当不错的养颜美容、抗衰防老的中草药。

本食疗方对气滞血瘀所引起的月经延后、月经过少、月经先后不定期等症尤为适宜。

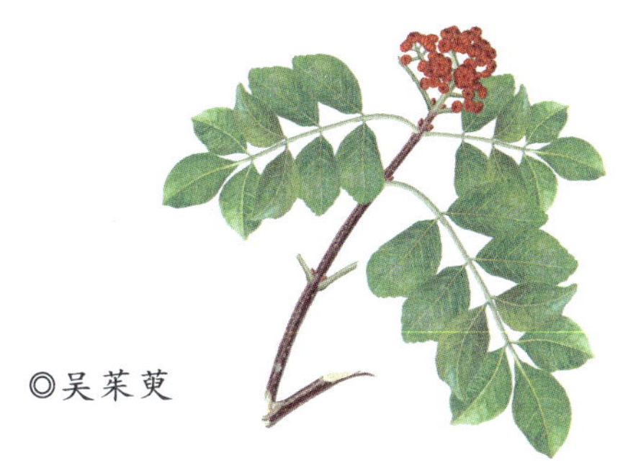
◎吴茱萸

02 | 特效理疗养命方

葱白生姜敷法

方法：将葱白100克、生姜50克、盐250克共捣烂后一起炒热，用净布包好敷于气海穴，1日两次。

益母草敷法

方法：将益母草和苎麻根各100克洗净，切碎，再加黄酒一起炒热，敷于小腹部即可，1日可敷两次。

吴茱萸肉桂敷法

方法：将肉桂和吴茱萸各10克，与小茴香20克一起共研成细末，再倒入适量白酒一起炒热，用布将所有材料包好敷于脐部，冷却后可再炒再敷。此法适用于寒湿凝滞型月经不调。

泡脚

方法：用热水泡脚能够缓解月经不调带来的月经不适。在泡脚时如果水凉了要及时添加热水，否则会适得其反，泡脚的时间约15分钟为宜。

艾灸特效穴位治疗月经失调

穴位名称	位 置	主 治	灸 法
中极穴	腹部正中线，脐下4寸处	《针灸学》称："主治月事不调、失精、口渴、胞衣不下等。"	艾条灸5～15分钟，艾罐灸20～30分钟
关元穴	腹部正中线，脐下3寸处	《针灸学》道："主治月经不调，崩中漏下。"	艾条灸10～15分钟，艾罐灸20～30分钟
奇穴经中穴	位于腹部正中线，脐下1.5寸，左右旁开各3寸处	《针灸奇穴》说："主治大小便不通、淋病、月经不调、赤白带下、肠炎等。"	艾条灸5～10分钟，艾罐灸20～30分钟
太溪穴	内踝与跟腱之间凹陷中	月经不调、痛经、失眠等	艾条灸3～7分钟
特效反射区	双足拇指指腹的中央	垂体本身功能失调造成的疾患（侏儒症、肥胖症、尿崩等）及内分泌系统疾患，儿童发育不良、智能低下，以及更年期综合征等	艾条灸10～15分钟

痛经

痛经是指妇女在经期及其前后出现小腹或腰部疼痛，甚至痛及腰骶。每随月经周期而发，严重者可伴恶心呕吐、冷汗淋漓、手足厥冷，甚至昏厥，给工作及生活带来严重影响。目前临床上常将其分为原发性和继发性两种，原发性痛经多见于青春期少女、未婚及已婚未育者；继发性痛经则多因生殖器官有器质性病变所致。

01 | 食疗、药疗

山楂红糖汤

配方与食用：山楂25克，葵花子15克，红糖30克。先将山楂、葵花子一同放在锅内炒，以葵花子炒香炒熟为度；再加水，熬成浓汁后，将红糖放入熬化即可。每次于经前1～2天，连服2～3剂。

功效：适用于因血瘀所导致的痛经。

当归生姜羊肉汤

配方与食用：当归24克，生姜30克，羊肉200克。将羊肉洗净切块，同当归、生姜一起炖熟，吃肉饮汤，行经期每日1剂。

功效：当归可补血活血，调经止痛，润肠通便。本方适用于眩晕心悸、月经不调、经闭痛经、虚劳有寒痛经，或产后腹中绵绵作痛，或寒疝腹痛等症。

延胡索煎剂

配方与食用：延胡索10克，当归24克，红花9克，香附6克。所有材料水煎2次，合并药液，早晚分两次服用，每日1剂。

功效：延胡索味辛、性微温，可活血、利气、止痛。用于胸胁、脘腹疼痛，经闭痛经。本方治疗气滞血瘀之痛经、月经不调。

红花白酒煎剂

配方与食用：红花18～30克，白酒300毫升。用白酒煎红花，煎至约150毫升，分两次服用。若疼痛不减，再来1剂。

功效：红花治疗妇女腹中刺痛有瘀血者，月经色黑，有血块，瘀血下则疼痛减轻。

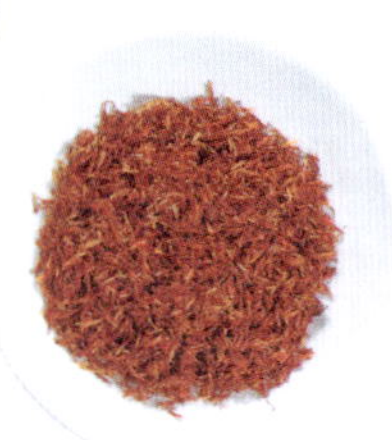

◎红花

来月经能否服用止痛药

很多女孩在来月经时服用止痛药，这种做法并不可取。因为长期服用止痛药会造成神经系统功能紊乱、记忆力降低、失眠等不良后果。正确的做法是在排除器质性病变的前提下，积极治疗原发病。在必要时再适量选用对症处理，口服去痛片（索米痛片），也可服用阿托品片。

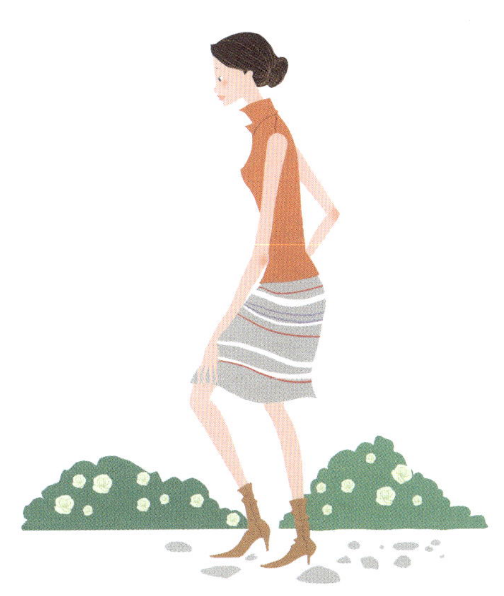

02 | 特效理疗养命方

益母草香附水泡脚

方法：取益母草、香附、乳香、没药各20克洗净，一同放入锅中，加清水适量，浸泡20分钟，煎数沸，取药液与100毫升沸水同入脚盆中，趁热熏蒸，待温度适宜时泡洗双脚，每天两次，每次40分钟，从月经开始10天起，15天为1疗程。此法温经散寒、活血止痛、理气散结。适用于痛经。

艾叶益延水泡脚

方法：取艾叶、益母草、延胡索各20～30克。

用法：将以上药材洗净，一同放入锅中，加清水1000毫升，煎沸10分钟后，将药液倒入脚盆内，待温度适宜时浸泡双脚，每天1次。于月经前1周开始治疗至经行停止。也可每日1剂，头煎内服，2～3煎泡脚。此法主治痛经。

荔枝核香附水泡脚

方法：取荔枝核、香附各30克，黄酒50毫升。

用法：将以上药材清洗干净，一同放入锅中，加清水适量，煎煮约30分钟，去渣取汁，与2 000毫升沸水一起倒入盆中，调入黄酒。先熏蒸，待温度适宜时泡洗双脚，每天1次，每次熏泡40分钟，于月经前10天开始泡脚至行经止。此法行气痛经，适用于因气滞所导致的实证痛经。

摩揉小腹

方法：用单掌顺时针方向摩揉腹部，以小腹为主，频率缓慢，动作沉稳，力度适中，时间为3～4分钟。

推拨冲任

方法：以透热为度。用掌根从中脘推至中极5～6遍，单掌掌根横擦中极穴，再用双手拇指左右相对反复拨揉阴交至中极一段任脉和两侧冲脉，力度先轻后重，时间3～4分钟。中脘穴在上腹部，前正中线上，当脐上4寸。中极穴在人体下腹部，前正中线上。

痛经治疗提示

凡行经前开始疼痛者，一般在行经前三四天即开始治疗。经期痛或经净后仍痛不止者，一般从行经前六七天开始治疗，3个月为1个疗程。痛经的推拿以腰腹部为主，使患者局部有酸胀的感觉。

月经过少

月经过少是指月经周期正常，月经量明显减少（<20毫升），或行经时间不足两天，甚至点滴即净者。又称“经量过少”“经少”等。西医学原因为子宫发育不良、性腺功能低下及计划生育手术后导致的月经过少。中医学原因为精亏血少，冲任血海亏虚，经血乏源；或者瘀血内停，痰湿阻滞，冲任壅塞，血行不畅。

01 | 食疗、药疗

当归黄芪治阿胶汤

配方与食用：当归、黄芪、何首乌各15克，阿胶12克。所有药材水煎服。

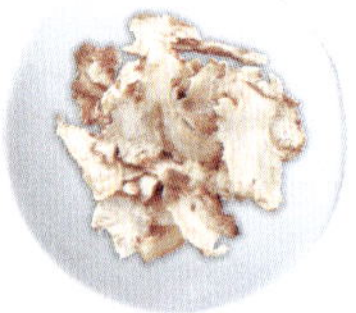

◎当归

功效：当归味甘、辛、微苦，性温，香郁行散，可升可降，具有补血，活血，调经止痛，润肠通便的功效。本方适用于血虚、头晕眼花、形瘦、面色淡黄、经色淡之月经过少者。

枸杞炖羊肉

配方与食用：羊腿肉400克，枸杞子30克。羊肉整块用沸水煮透，放冷水中洗净血沫，切块；锅中油热时，下羊肉整块、姜片煸炒，烹入料酒炝锅，翻炒后倒入枸杞子、清汤（2 000毫升）、盐、葱，烧沸，去浮沫，小火煮1～1.5小时，待羊肉熟烂，去葱、姜，入味精调味。

功效：枸杞子可补肾养血。本方适用于肾阳亏虚而致月经少或点滴不净，色淡红或暗红，质稀，腰膝酸软。

02 | 特效理疗养命方

敷神门、足三里穴

方法：准备适量的生麦芽，仔细剥出里面的细芽，扔掉外面的壳，然后捣碎，贴在患者右侧神门穴处；再取一小段甘草捣烂或捣碎，贴在右侧足三里穴，都用医用胶布固定。晚上贴，早晨起床后取下。麦芽贴在右侧手少阴心经的神门穴上，可通络调气。

按摩气海穴

“气海穴”，即道家所称的丹田部分，为全身的重心，本能的中枢。它位于脐下1寸半。按摩的方法：先以右掌心紧贴于气海的位置，照顺时针方向分小圈、中圈、大圈，按摩100～200次。再以左掌心，用逆时针方向，如前法按摩100～200次，按摩至有热感，即有效果。

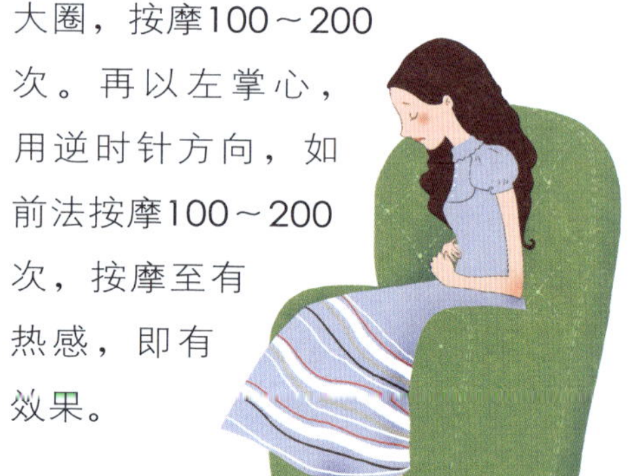

不孕

中医学认为女子不孕多由先天禀赋不足，或肾阴不足、胞宫虚冷；或素体虚弱，阴血不足，胞脉失养；或情志不畅，肝气郁结，气血失和；或素体肥胖、恣食膏粱厚味，脾肾阳虚，蕴生痰湿，气机阻滞，冲任不通；或血瘀凝结，症瘕积聚，积于胞中等引起。育龄夫妇性生活正常、未避孕，两年内从未妊娠者为不孕。

01 | 食疗、药疗

益母草红糖膏

配方与食用：新鲜益母草1 000克，红糖适量。益母草洗净，切段，水煎50分钟，去渣，加红糖，继续用温火煎熬，成膏状。每日服5次，每次1汤匙。

注意：寒证（手脚凉、怕冷等）煎药时加红糖，如为热证（易口渴、便干等）加白糖。

功效：益母草别名茺蔚，是一种常见的草本植物，性微寒，味苦辛，可祛瘀生新、活血调经、利尿消肿，是历代医家用来治疗妇科疾病之要药。

枸杞肉丁

配方与食用：猪肉250克，枸杞子15克，番茄酱50克。猪肉洗净后切成小丁，用刀背拍松，加酒、盐、水淀粉拌和，腌渍15分钟后，滚上干淀粉，用六七成热的油略炸后捞出，待油热后复炸并捞出，油沸再炸至酥盛起，枸杞子磨成浆调入番茄酱、糖、白醋，成酸甜卤汁后倒入余油中炒透后投入肉丁拌匀即可。

功效：枸杞子既可作为坚果食用，又是一味功效非常好的传统中药材。

枸杞子味甘、性平，有提高机体免疫力的作用，具有补气强精、滋补肝肾、暖身体的功效。本方适用于神仙、阴虚之不孕患者。

02 | 特效理疗养命方

指压疗法

方法：将手握拳，一面吐气一面强力敲打三阴交穴，每10次作为1组，反复做3组。然后用两手大拇指强力按压在第2腰椎左右约1厘米处的肾腧穴。每日3次，每次按压20下。

艾灸疗法

方法：取有效穴位气海、关元、中极、三阴交、涌泉、命门、志室。将新鲜姜切成约0.3厘米厚的薄片，在薄片上用针穿刺数孔，每次取2～4个穴位，将艾炷放在姜片上，点燃艾炷，把姜片整体置于穴位上，当感到灼热时，可取下艾炷更换另一艾炷，至局部皮肤出现潮红为止。

乳腺炎

乳腺炎是指乳腺的急性化脓性感染，多见于妇女哺乳期，尤其是初产妇。乳腺炎的危害是较大的，初起时乳房肿胀、疼痛，肿块压痛，表面红肿，发热；如继续发展，则症状加重，乳房搏动性疼痛。严重乳腺炎患者可伴有高烧，寒战，乳房肿痛明显，局部皮肤红肿，有硬结、压痛，患侧腋下淋巴结肿大，压痛。

01 | 食疗、药疗

蒲公英地丁汤

配方与食用：蒲公英50克，地丁20克，蜂房10克。上述药材水煎，去渣取药液，再煎1次，合并药液，分两次服，每日1剂。

功效：蒲公英可清热解毒、消肿散结，适用于乳腺炎热毒炽盛者。

蒲公英功效解析

蒲公英是一味常用的中药，其药用价值早已载入各种医书。它全草入药，含蒲公英甾醇、蒲公英赛醇、蒲公英苦素、咖啡酸、胆碱、菊糖等成分。性平，味甘、微苦。可清热解毒、消肿散结，有显著的催乳作用，治疗乳腺炎也十分有效。无论煎汁口服，还是捣泥外敷，皆有功效。此外，蒲公英还有利尿、缓泻、退黄疸、利胆、助消化，增食欲，治疗胃及十二指肠溃疡，还可防治胃癌、食管癌及各种肿瘤等。

蒲公英除药用外也是早春一种很好的野生蔬菜，食用方法很多，叶片可生食、腌渍或焯后凉拌，也可切细片后与米煮食或油炒食用，还可制成不含咖啡碱的蒲公英咖啡，其花则可酿制成蒲公英酒。

黄花菜炖猪蹄

配方与食用：干黄花菜50克，猪蹄200克，清汤、料酒、精盐、味精、姜片、葱段各适量。将泡好的干黄花菜去根，洗净，切段；将猪蹄去毛洗净，放入沸水锅中煮5分钟，捞出；起火上锅，放入猪蹄、清汤、料酒、盐、姜片、葱段，用大火烧沸后，改用小火煨炖，大约1小时后，放入黄花菜段，烧至肉烂时，放入味精，即可出锅。

功效：猪蹄适用于乳腺炎初期未成脓，乳汁不下，体质虚弱者的食疗。

02 | 特效理疗养命方

仙人掌治乳腺炎红肿胀痛

方法：取新鲜仙人掌或仙人球适量，除去表面的刺和绒毛，捣泥，敷于乳房患处，上盖纱布，每天更换数次，使敷料保持湿润，至红肿消退为止。此法清热解毒，可治急性乳腺炎引起的乳房红肿胀痛。

黄菊花蚤休金银花外敷

方法：黄菊花、蚤休、金银花各等份。共研末，用醋调匀，外敷患处，用纱布覆盖并固定，每天3次。可清热解毒消肿，治疗乳腺炎、腮腺炎。

新鲜葡萄叶

方法：葡萄叶洗净，捣烂为泥。敷于乳房周围，用纱布包好。每4小时换药1次，数次可愈。可治疗乳腺炎初起。

金钱草

方法：金钱草60克。捣烂，外敷患处，用纱布覆盖，胶布固定，每天3次。可清热解毒，治疗急性乳腺炎红肿疼痛。

鲜大葱

方法：先用葱白200克煎汤，用毛巾浸泡药液，热敷乳房20分钟，而后再用葱白250克捣烂如泥敷患处，每天两次。可发表通阳，解毒散结。治疗急性乳腺炎（瘀乳期）。

按揉肿块

方法：坐位，以润滑油或滑石粉做推拿介质。用健康一侧手指抵住乳房肿块，顺时针方向轻轻按揉5分钟。每日2～3次。用双手的四指托住乳房，双手的拇指在肿块上方向乳头方向交替地抹、推、揉，使乳汁从乳腺口流出。每日2～3次。

揉按膻中、乳根穴

方法：以健侧拇指抵住患侧穴位，微用力揉按5分钟，以穴位有酸胀感为宜。每日2～3次。

拨动肩井穴

方法：用健侧食、中指抵住患侧穴位，微用力作前后分筋拨动5分钟，以穴位有酸胀感为宜。每日2～3次。

自我按摩法

推抚法：患者取坐位或侧卧位，充分暴露胸部。先在患侧乳房上撒些滑石粉或涂上少许石蜡油，然后双手全掌由乳房四周沿乳腺管轻轻向乳头方向推抚50～100次。

揉压法：以手掌上的小鱼际或大鱼际着力于患部，在红肿胀痛处施以轻揉手法，有硬块的地方反复揉压数次，直至肿块柔软为止。

揉、捏、拿法：以右手五指着力，抓起患侧乳房部，施以揉捏手法，一抓一松，反复施术10～15次。左手轻轻将乳头揪动数次，以扩张乳头部的输乳管。

振荡法：以右手小鱼际部着力，从乳房肿结处，沿乳根向乳头方向做高速振荡推赶，反复3～5遍。局部出现有微热感时，效果更佳。

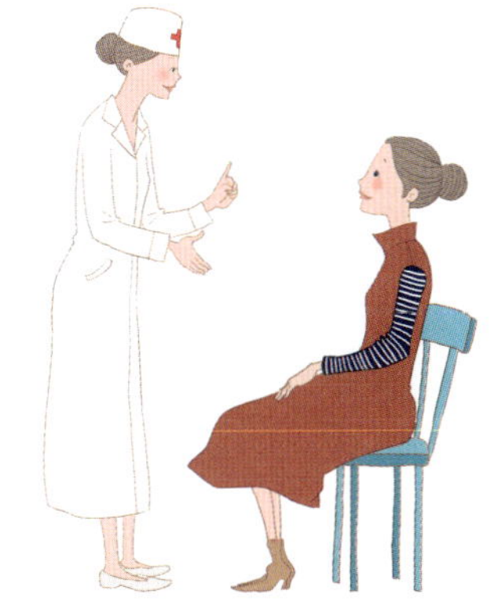

急、慢性盆腔炎

盆腔炎是指女性盆腔生殖器官炎症及周围结缔组织和盆腔腹膜发生炎症反应的统称，包括子宫体炎、输卵管卵巢炎、盆腔结缔组织炎及盆腔膜炎等，为妇科常见病之一。盆腔炎常见的发病原因为分娩及流产后的感染，不卫生习惯、性生活、经期性交等均可导致病原体的侵入而引起炎症。盆腔炎可分为急、慢性盆腔炎。

01 | 食疗、药疗

金荞麦煎剂

配方与食用：金荞麦45克，土茯苓30克，败酱草25克。所有药材水煎内服，每日两次，每天1剂。

功效：金荞麦可清热解毒，用于肺脓疡、咽喉肿痛、风湿关节痛。本方可治疗慢性盆腔炎、阴道炎等。

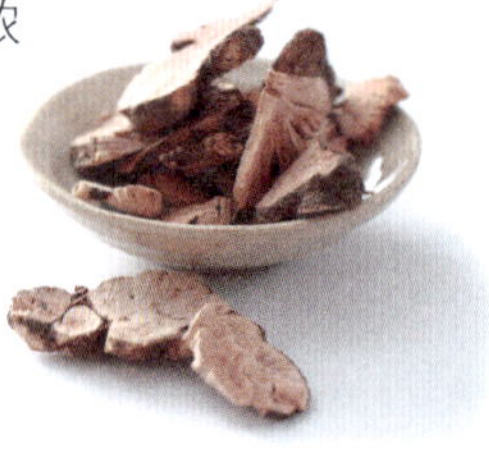

◎金荞麦

蒲公英汤

配方与食用：蒲公英25克，紫花地丁30克，鸭跖草20克。所有药材水煎两次，合并药液，分两次服用，每日1剂。本方清热解毒，可治疗慢性盆腔炎。

桃仁、红花

配方与食用：桃仁、红花各10克，地黄20克，大米100克，白糖适量。将桃仁、红花、地黄用干净纱布包好，与大米同入锅，加清水共煮，粥煮熟后去药包，调白糖煮沸即可。

红花功效解析

红花有破血、活血、消肿止痛的作用。在古时，人们在发现体内有瘀血的时候，就会用布包一包红花，用沸水煮沸来泡脚。红花不仅有良好的药用价值，而且种子可以榨油，称为“红花油”，是一种很好的外用药物，具有活血化瘀作用，主要用于磕伤、碰伤。另外，红花对人体心血管系统也具有很好的保健作用。

功效：红花可活血化瘀。本方主治急性血寂型盆腔炎，症见小腹疼痛明显，腰段部疼痛，有下坠感，肛门排便感，痛经，白带黄或黄赤。

莲子排骨汤

配方与食用：莲子40克，芡实30克，枸杞子20克，淮山药25克，猪排骨200克。将猪排斩成块，用沸水焯一下洗去浮沫，与莲子（去芯）、芡实（去杂质）、淮山药、枸杞子一起放入砂锅中，加水、料酒、盐、胡椒、姜、葱等，用中火炖1小时，再加少量味精调味，即可食用。

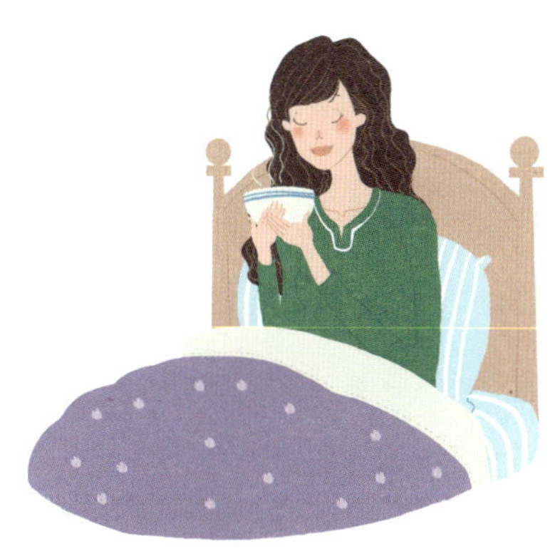

功效：枸杞子可补益肝肾精血；莲子、芡实清心和胃、固涩下焦，以止带下；淮山药健脾培土，以实坤宫；猪排骨能够坚筋骨而益肾。本方对于肝肾不足、湿热下注的盆腔炎患者康复有益。

02 | 特效理疗养命方

大黄、丹皮、桃仁药敷

方法：取大黄300克，丹皮200克，桃仁150克，冬瓜100克，芒硝120克。将前4味药共研为末，分3份，用时取1份，加米醋拌匀，拌入芒硝40克，装入布袋内放锅内蒸至透热，热敷于少腹，药袋上加热水袋，温度以热而不烫为宜，每日早晚各敷40分钟，每袋用2～3日，每6～9天为1疗程，宜4～5疗程。

赤芍、蒲公英煎

方法：取赤芍10克，蒲公英15克，败酱草20克。将赤芍、蒲公英、败酱草洗净，放入锅内，放入适量水，煎煮约半小时，取100～150毫升，经阴道灌入。每日1次，5次为1疗程。最多用两个疗程，月经期暂停。

野菊花栓剂

方法：每晚睡前30分钟，将野菊花栓1粒塞入肛门内7～10厘米处，10天为1疗程，月经期间停用。

大黄外敷

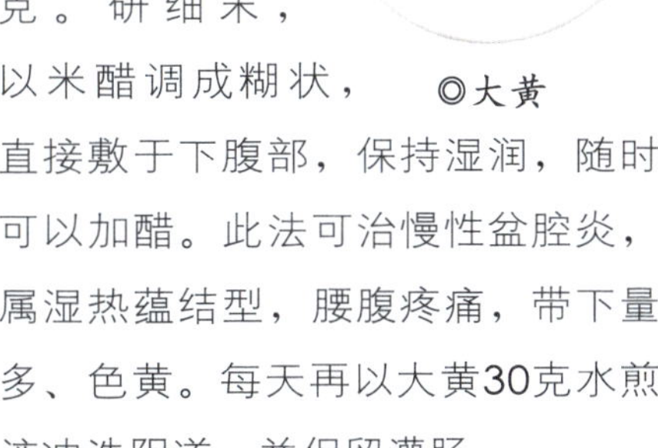
◎大黄

方法：大黄100～200克。研细末，以米醋调成糊状，直接敷于下腹部，保持湿润，随时可以加醋。此法可治慢性盆腔炎，属湿热蕴结型，腰腹疼痛，带下量多、色黄。每天再以大黄30克水煎液冲洗阴道，并保留灌肠。

芒硝大蒜泥外敷

方法：芒硝100克（细末）、大蒜泥50克加入少量温水，和成糊状，纱布包好，敷贴于下腹疼痛处，20分钟后皮肤潮红即取下。此法可治疗急、慢性盆腔炎，症见腰腹疼痛，带下量多、色黄，尿黄便秘。

保持“私处”清洁预防盆腔炎

一定要保持会阴部清洁、干燥。每晚用清水清洗外阴，做到专人专盆。勿将不洁手指伸入阴道。盆腔炎时白带量多，质黏稠，要勤换内裤，不穿紧身、化纤质地内裤。妊娠后期、分娩前两个月，经期禁房事。

卵巢囊肿

卵巢囊肿属卵巢肿瘤的一种，各种年龄均可患病，但以20～50岁的女性最为多见。卵巢肿瘤是女性生殖器的常见肿瘤，有各种不同的性质和形态，其中以囊性多见，恶性变的程度很高。早期诊断困难，就诊时70%已属晚期，很少能得到早期治疗，5年生存率始终徘徊在20%～30%，是严重威胁妇女生命的几种恶性肿瘤之一。

01 | 食疗、药疗

菱角薏米花胶粥

配方与食用：菱角500克，生薏米100克，花胶（鱼肚）150克，陈皮2克，黏米适量，盐少许。所有材料洗净，菱角去皮，瓦煲内加适量清水，先用猛火煲至水沸，然后放入以上材料，等水再沸起，改中火煲至黏米成稀粥，盐调味，即可食用。

功效：薏米可健脾祛湿、解毒散结、滋养肝肾；菱角是强健身体而不燥热的食品。妇女患上卵巢囊肿等生殖系统肿瘤病症可用此方法食疗。

山楂木耳红糖羹

配方与食用：山楂100克，黑木耳50克，红糖30克。山楂水煎约500毫升去渣，加入泡发的黑木耳，小火煨烂，加入红糖即可。可服2～3次。

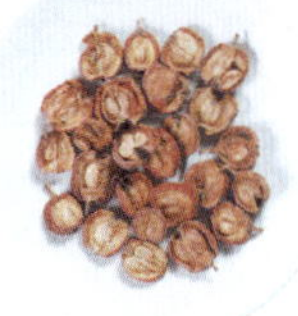
◎山楂

功效：山楂可活血散瘀、健脾补血。本方适用于子宫肌瘤、卵巢囊肿、月经不畅者服用。

02 | 特效理疗养命方

良性卵巢囊肿外敷疗法

方法：取一些干三七花捣烂，敷在左侧血海穴和右侧中封穴上，外面用纱布和胶布固定，每天晚上贴，早上揭下。用三七花敷左侧血海穴可削弱脾气的力量；而敷贴中封穴则可直接给肝补气。卵巢囊肿产生的根本原因是脾气过旺导致肝气虚弱。三七花色青，含有巽木之气，最能补肝。

卵巢保养按摩方

方法：踝关节上的三阴交，踝关节旁边的照海，下腹部等穴位，自己用食指在这些穴位上点按，每天2～3次，每次20分钟，可促进女性内分泌和生殖系统功能的改善。

多吃富含肝木之气的食物

饮食之中最好的鸡是乌鸡。鸡本身就具有较强的巽木之气，乌鸡又为黑色，能入坤土，使人体的肾、肝和脾三脏恢复到正常和谐的状态。药物之中，乌鸡白凤丸最好，它是流传数百年的妇科良药，能“治妇人百病”。

阴道炎

阴道炎是阴道黏膜及黏膜下结缔组织的炎症，是妇科门诊常见的疾病。正常健康妇女由于解剖学及生物化学特点，阴道对病原体的侵入有自然防御功能，当阴道的自然防御功能遭到破坏，则病原体易于侵入，导致阴道炎症，幼女及绝经后妇女由于雌激素缺乏，阴道上皮薄，细胞内糖原含量减少，阴道抵抗力低下，易受感染。

01 | 食疗、药疗

百部乌梅汤

配方与食用：百部15克，乌梅30克，白糖适量。将百部和乌梅放在一起，加适量清水煎煮，煎好后去渣取汁，加入适量白糖煮沸。趁热服用，分2～3次服完，每日1剂，连用3～5日。

功效：乌梅可清热利湿、杀虫，主治湿热型滴虫性阴道炎，症见带下黄稠、有异味，阴痒明显。

淮山鱼鳔瘦肉汤

配方与食用：淮山药30克洗净；猪瘦肉250克洗净，切块；鱼鳔15克用水浸发，洗净，切丝；把全部用料放入锅，加清水适量，大火煮沸后，改小火煲2小时，调味食用。

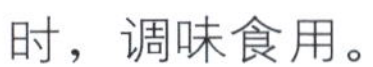

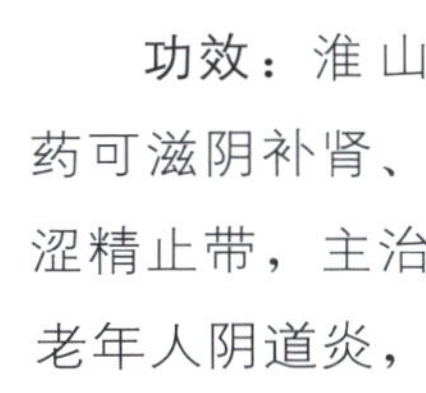

功效：淮山药可滋阴补肾、涩精止带，主治老年人阴道炎，证属肝肾阴虚，症见腰酸脚软、头晕耳鸣、带下不止，也适用于产后血虚、眩晕。

如何鉴别山药

1. 看山药片中间有没有心线，尽管心线很小，但只要认真观察，就能看出来。

2. 山药的皮很薄，削片前都会被削干净。削成干片后，边上就会存留着皮。凡有厚皮者，必是假山药。

3. 手摸辨别真假。山药干片含淀粉很多，用手摸时，感觉比较细腻，会有较多的淀粉黏在手上。

4. 煮后辨别法。山药一般容易煮烂，而木薯很难煮烂。煮后的山药有一种烂、粉的口感，而木薯的口感比较硬。

马齿苋白果鸡蛋汤

配方与食用：将鸡蛋3个打碎取鸡蛋清，把鲜马齿苋60克、白果仁7个混合捣烂，用鸡蛋清调匀，用刚煮沸的水冲好，空腹服，每日1剂，连服4～5日。

功效：马齿苋可清热解湿、止带，主治细菌性阴道炎，症见湿热下注、白带黄稠、小便黄。

02 | 特效理疗养命方

●茶包疗法

方法：茶包中的单宁酸能够缓解阴道炎的炎症，具有止痒的作用，可以用沸水将茶包泡开，然后放进冰箱里冷却后敷在患处即可。

●酸奶疗法

方法：酸奶能够帮助患者止痒。将半杯酸奶倒在干净的毛巾上，然后将其敷在阴道部位15分钟，再用温水冲掉残留在阴道部位的酸奶，最后把吹风机调成热风将阴道附近吹干。

●冷毛巾敷法

方法：将毛巾浸冷，然后将其直接敷于患处。冷水可使血管紧缩，这种敷法能够缓解阴道炎带来的不适。

●连翘汁

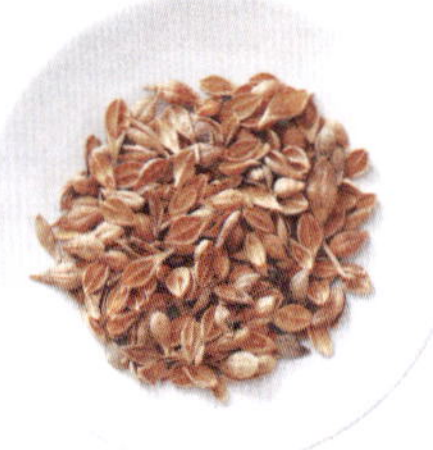

◎连翘

方法：连翘100克（中药店有售，价格不贵），放砂锅中加水600～700毫升，煎取200毫升，过滤去渣，温度适宜时用小块无菌纱布浸药汁后塞入阴道。每天1次，每次保留3～4小时，连用至愈。

●苦参茶熏法

方法：将绿茶25克和苦参150克加入水1 500毫升共煮10分钟后，趁热先熏后洗患处（也可酌加少量明矾）。每天可以固定使用1次。苦

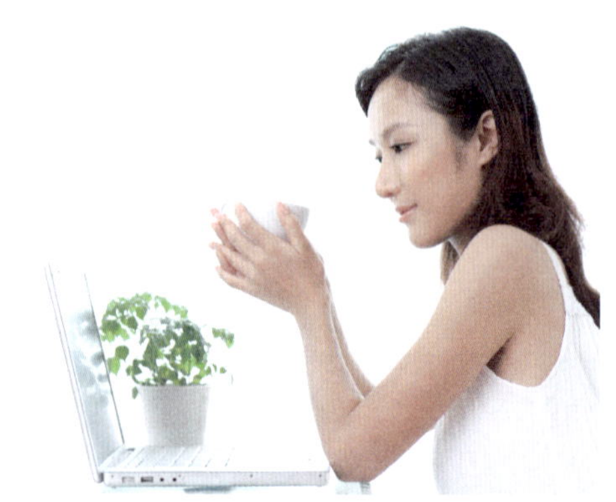

参茶能够清热泻火，有效缓解阴道炎的不适症状。

●甘草汁熏法

方法：将甘草30克用水煮约20分钟后去渣取液即可熏洗外阴部。此法可有效减轻阴道炎炎症。

●大蒜汁疗法

方法：将大蒜洗净，捣烂取汁，纱布消毒后用大蒜汁浸透，然后将其塞入阴道内30分钟，每天1次。但因其刺激性强，易灼伤黏膜，所以阴道给蒜汁应在医生指导下进行。大蒜汁可有效杀灭真菌，临床上已有蒜素针剂用于静脉给药，局部外用效果也不错。

预防阴道炎的好习惯

1. 勤换内裤。
2. 正确擦拭肛门。
3. 尽量不穿紧身裤。
4. 选择洁净的卫生纸。
5. 注意公共场所的卫生。
6. 保持乐观的心情。

子宫肌瘤

子宫肌瘤又称子宫平滑肌瘤，是女性生殖器最常见的一种良性肿瘤，可能与体内雌激素水平过高、长期受雌激素刺激有关。多无明显症状，少数表现为阴道出血，腹部触及肿物以及压迫症状等。如发生蒂扭转或其他情况时可引起疼痛，以多发性子宫肌瘤常见。本病确切病因不明，现代西医学采取性激素或手术治疗，尚无其他理想疗法。

01 | 食疗、药疗

地黄干漆丸

配方与食用：鲜地黄900克，干漆30克（研末）。将地黄捣烂取汁，煎煮沸后，倒入干漆粉搅拌，成稠糊时放冷为丸，如梧桐子籽粒大，饭后服3丸，每日3次。

功效：地黄具有清热、生津、滋阴、养血的作用。本方治阴虚发热、吐血、月经不调、子宫肌瘤等。

金荞麦仙鹤草煎剂

配方与食用：金荞麦40克，仙鹤草30克，乌梅35克，旱莲草12克。所有药材水煎两次，早晚分服，每日1剂。

功效：金荞麦可清肺排痰，排脓消肿、祛风化湿。本方可治疗子宫肌瘤、行经量多。

桂枝桃仁丹皮煎

配方与食用：桂枝、桃仁、丹皮各9克，莪术12克。所有药材水煎两次，混合后早晚分服，每天1剂。可选用桂枝茯苓丸，每次1丸，每日两次。

功效：本方活血化瘀，适用于子宫肌瘤经行量少不畅或量多，小腹疼痛者。可治疗子宫肌瘤，妇人腹中有癥块，或产后恶露不尽。

02 | 特效理疗养命方

芡实贴石门

方法：取一粒芡实敲碎，敷在石门穴处。石门穴就在下腹部前正中线上，当脐中下2寸。用纱布及胶布固定，晚上敷，早上起床时取下。芡实生于水中，叶片有刺，面青背紫，花朵也为紫色。在中医看来，它是一味利水祛湿的神奇药材。另外可用甘草贴于足三里穴上，能培补体质。

按摩疗法

方法：患者仰卧，施术者站于其旁，手掌搓热后放至小腹部，沿顺、逆时针方向各摩腹36圈。用手掌自上而下平推腰背部10～15次，以酸胀为度。每日按摩1次。10次为1疗程，经期停止按摩。（可加按腹部穴位：神阙、气海、关元、天枢、四海、归来、子宫、气冲、血海、三阴交穴，每穴1分钟）。

宫颈炎

宫颈炎是育龄妇女的常见病，有急性和慢性两种。急性宫颈炎常与急性子宫内膜炎或急性阴道炎同时存在，但以慢性宫颈炎多见。主要表现为白带增多，呈黏稠的黏液或脓性黏液，有时可伴有血丝或夹有血丝。急性宫颈炎白带呈脓性，伴下腹及腰骶部坠痛，或有尿频、尿急、尿痛等膀胱刺激征。慢性宫颈炎是行经和性生活对宫颈的刺激所致。

01 | 食疗、药疗

赤石脂海螵蛸散

配方与食用：赤石脂、海螵蛸各18克。两药共研成细末。每次服3克，每日服3次。

功效：赤石脂可止血、生肌敛疮，适用于久泻久痢，大便出血，崩漏带下。本方可治宫颈炎赤白带下。

天花粉栀子芦根汤

配方与食用：天花粉、栀子各15克，芦根、绿豆各30克。所有药材水煎内服，每日两次，每天1剂。

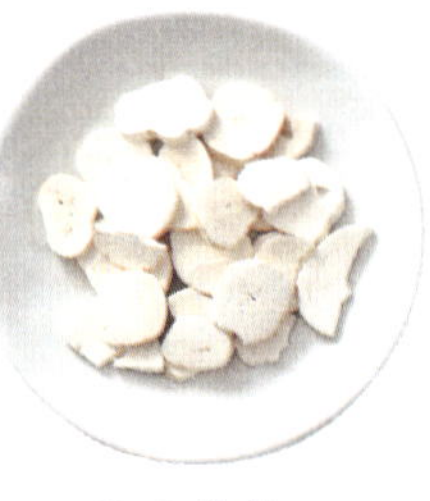

◎天花粉

功效：天花粉可清热解毒，利湿。本方可治疗宫颈炎湿热证，症见小便短赤、涩痛等。

鸡冠花瘦肉汤

配方与食用：鸡冠花20克，瘦猪肉100克，红枣10颗。将鸡冠花、红枣（去核）、猪瘦肉洗净；把全部用料一起放入砂锅，加入适量清水，大火煮沸，改小火煮30分钟，调味即可。

功效：鸡冠花有白色、红色两种，白色者以渗湿清热为主，治白带；红色者除清热利湿，尚能入血分以治赤白带，使用时可按症候不同选用。本方具有清热利湿止带的功效。

野芝麻汤

配方与食用：野芝麻15克。洗净，放入锅中，加水适量，水煎内服，每日两次，每日1剂。

功效：野芝麻可治肺热咯血、血淋、白带、月经不调、跌打损伤、肿毒。

女性如何预防宫颈糜烂

1. 保持精神愉快，增强抗病能力。宫颈糜烂是一种慢性病，虽是宫颈癌诱发因素，但还不算癌前病变，不必为此忧心忡忡。

2. 做好避孕节育工作。免受流产刮宫的痛苦和创伤。分娩引起的宫颈裂伤，应及时缝合。

3. 保持外阴清洁。没有感染，不要用各种冲洗液，以免破坏阴道天然防护屏障，以至越洗越烦。

02 | 特效理疗养命方

孩儿茶

方法：取孩儿茶适量研细末，用温水加3克盐化开后，冲洗宫颈，然后药末均匀地涂撒患处，每天1次，5天为1个疗程。此法可治疗宫颈炎。

五倍子外用

方法：取五倍子、枯矾各等份研细末，加甘油调成糊状，用棉签蘸药粉涂于宫颈管口内外，每日1次，15次为1个疗程。病较重者可连用1个疗程。月经来潮时，可以暂停用药。此法主治慢性宫颈炎。

鸡蛋清

方法：鸡蛋清适量。宫颈部位用生理盐水揩拭干净，用鸡蛋清涂抹患处，然后再用蘸满蛋清的棉球塞于宫颈处，次日取出，连用5天为1个疗程。此法对治疗宫颈糜烂有出血者疗效最佳。

猪苦胆石榴皮

方法：取猪苦胆5～10个（晒干）、石榴皮60克共研成细粉，用适量花生油调成糊状，装瓶备用。用前先清洁宫颈，再将有线的棉球蘸药塞入宫颈糜烂处。每日1次，连用多次。此法可治疗宫颈糜烂。

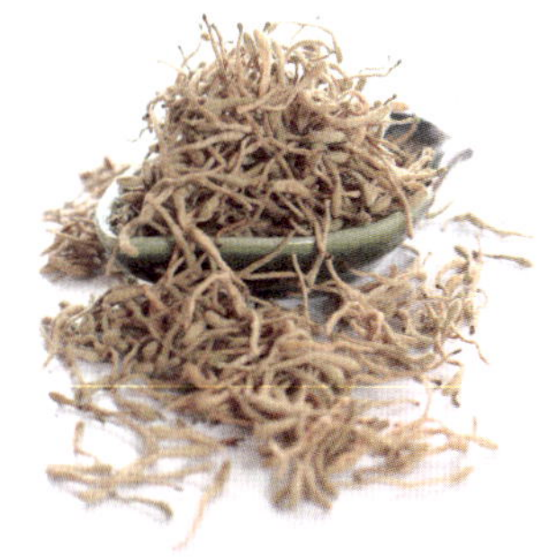

◎金银花

金银花甘草

方法：取金银花、甘草等量研细末，先用温盐水将阴道分泌物冲洗干净，用带线的药棉蘸药末放入阴道，每晚1次，12小时后拉出药棉，5天为1个疗程。此法清热解毒，可治疗宫颈炎。用药后红肿消退，白带、腰痛等症状明显改善。

家庭自疗法治宫颈炎

方法：先把手掌搓热，然后用手掌向下推摩小腹部数次，再用手掌按摩大腿内侧数次，痛点部位多施手法，以有热感为度。最后用手掌揉腰骶部数次后，改用搓法2～3分钟，使热感传至小腹部。

金银花茶的保健妙用

自古民间就有盛夏饮用金银花茶的习惯。在炎夏到来之际，给老年人和少年儿童喝几次金银花茶，可以预防夏季热疗发生；炎夏酷暑之际，人们容易中暑，用金银花制成凉茶，频频饮用，能够预防中暑；夏末至中秋季节，饮用金银花茶可以预防细菌性痢疾、肠炎等疾病的发生。选购金银花时以花蕾初开、完整、金黄色、无杂质者为佳。

更年期综合征

更年期综合征是由雌激素水平下降而引起的一系列症状。更年期妇女，由于卵巢功能减退，垂体功能亢进，分泌过多的促性腺激素，引起植物神经功能紊乱，从而出现一系列程度不同的症状，如月经变化、面色潮红、心悸、失眠、乏力、抑郁、多虑、情绪不稳定、易激动、注意力难以集中等，称为更年期综合征。

01 | 食疗、药疗

益智仁粥

配方与食用：益智仁5克，糯米50克，细盐少许。益智仁研末；糯米煮粥，然后调入益智仁末，加盐少许，稍煮片刻。每日早晚餐温热服。

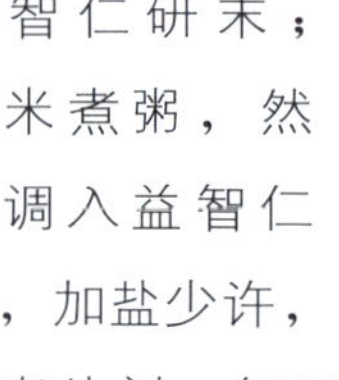

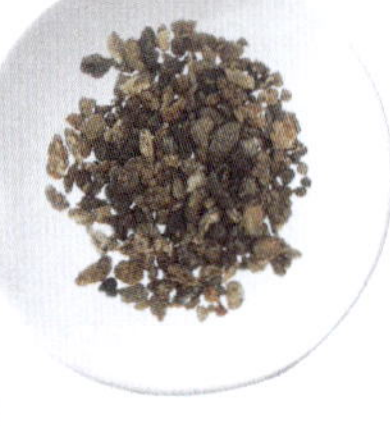

◎益智仁

功效：益智仁可补肾助阳、固精缩尿。本方适用于妇女更年期综合征以及老人脾肾阳虚、腹中冷痛、尿频、遗尿等。阴虚血热者忌服。

莲芡粥

配方与食用：莲子（去心）、芡实（去壳）各60克，鲜荷叶1块。上述材料洗净，鲜荷叶撕成小片，与适量糯米煮粥，亦可加适量砂糖服食。

功效：莲子味甘、性平，具有补脾止泻、益肾固精、养心安神等功效。芡实在中国自古作为永葆青春活力、防止未老先衰的良物。本方可治更年期综合征、心烦、失眠。

糯米灵芝粥

配方与食用：糯米、灵芝各50克，小麦60克，白砂糖30克。将糯米、小麦、灵芝洗净，再将灵芝切成块，放入砂锅内，加水1碗半，用小火煮至糯米、小麦熟透，加白砂糖即可。每日1次，一般服5～7次有效。

功效：灵芝可养心、益肾、补虚。治疗妇女心神不安、更年期综合征。

如何挑选糯米

在购买糯米时，以米粒较大，颗粒均匀，颜色白皙，有米香，无杂质的为好。储存时要放在干燥的地方。

02 | 特效理疗养命方

女贞子首乌水泡脚

方法：女贞子、制首乌各50克，苦丁茶15克洗净，一同放入锅中，加清水2 000毫升，煎至水剩1 500毫升时，滤出药液，倒入脚盆中，先熏蒸，待温度适宜时泡洗双脚，每晚临睡前泡洗1次，每次40分钟，15天为1疗程。

白萝卜合欢水泡脚

方法：取白萝卜250克，合欢皮、夜交藤各50克；将白萝卜切片，与另两味同入药锅，加清水适量，煎煮30分钟，去渣取汁，与2 000毫升沸水一起倒入盆中，待水温适宜时泡洗双脚，每天两次，每次40分钟，15天为1疗程。

妇女更年期调养应配合灸法

妇女更年期综合征贵在平时的保健调理，应保持精神愉快，情绪稳定，积极运动，保证睡眠等。运用灸法调理，有很好的疗效。施灸时以足三里、三阴交、肾腧为主穴。阳虚者配关元穴，阴虚者配太溪穴。

柴胡白芍水

方法：取柴胡、白芍、香附各15克，枳壳、郁金各30克，陈皮、木香各9克洗净，一同放入锅中，加清水2 000毫升，煎至水剩1 500毫升时，滤出药液，倒入脚盆中，先熏蒸，待温度适宜时泡洗双脚，每晚临睡前泡洗1次，每次30分钟，20天为1疗程。

艾灸特效穴位治疗更年期综合征

穴位名称	位置	主治	灸法
三阴交穴	内踝上3寸，胫骨后缘处	《针灸大辞典》称："主治脾胃虚弱、心腹胀满、不思饮食、食不化、食后吐水、月经不调、经闭等。"	艾条灸10～15分钟，艾罐灸20～30分钟
足三里穴	犊鼻穴下3寸，胫骨外1横指处	胃痛、腹胀、消化不良、便秘、高血压、眩晕、贫血、神经衰弱等	艾条灸10～15分钟，艾罐灸20～30分钟
足部特效反射区	双足底面第1、第2跖骨与跖趾关节所形成的脚掌中央"人"字形交叉点略偏外侧处	消炎、止痛、退烧、止咳、抗过敏、抗休克	艾条灸10～15分钟
太溪穴	内踝与跟腱之间凹陷处	《新医疗法》指出："主治失眠、痛经、尿闭、肾炎、月经不调、经闭、白带多诸虚百损等。"	艾条灸10～15分钟，艾罐灸30～40分钟

捌 消除“难言之隐”的

男科名方

急性前列腺炎

急性前列腺炎是指前列腺非特异性细菌感染所致的急性炎症，主要表现为尿急、尿频、尿痛、直肠及会阴部痛，多有恶寒发热等。急性前列腺炎是男性泌尿生殖系统常见的感染性疾病，致病菌以大肠杆菌为主，约占80%。感染途径为血行感染，常继发于皮肤、扁桃体、龋齿、肠道或呼吸道急性感染，细菌通过血液到达前列腺部引起感染。

01 | 食疗、药疗

●绿豆车前子汤

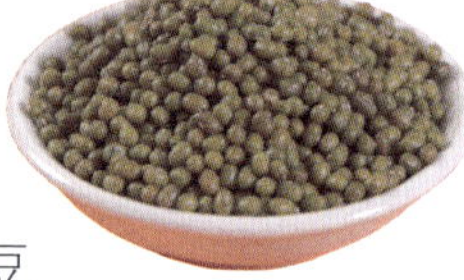

◎绿豆

配方与食用：绿豆60克，车前子30克。将绿豆淘洗干净，车前子用细纱布包好，同置锅中加水烧沸后，改用小火煮至豆烂，去车前子食用。

功效：车前子具有利水、清热、明目、祛痰的作用。本方适用于各种前列腺炎。

●番茄苹果汁

配方与食用：番茄200克，苹果100克，芹菜30克，柠檬汁30毫升。将番茄洗净，用沸水烫一下后剥皮，用榨汁机或消毒纱布把汁挤出；苹果、芹菜洗净，苹果削皮，放入榨汁机中搅打成汁；苹果、芹菜汁对入番茄汁中；果汁中加入白糖、柠檬汁调匀，冲入温开水，即可直接饮用。

功效：丰富的番茄红素能清除自由基，预防前列腺癌；尼克酸（烟酸）可维持胃液的正常分泌，促进红细胞的形成，利于保持血管壁的弹性和保护皮肤。番茄多汁，可以利尿，肾炎患者也宜食用。

如何选购番茄

市售的番茄主要有两类：一类是大红番茄，糖、酸含量都高，味浓；另一类是粉红番茄，糖酸含量都低，味淡。购买番茄时，首先要明确打算生吃还是熟吃。如果要生吃，应当买粉红的，因为粉红番茄酸味淡，生吃较好，要熟吃，就应尽量买大红番茄。果形和果肉关系密切，扁圆形的果肉薄，正圆形的果肉厚。不要购买着色不均，花脸的番茄，这种番茄可能感染番茄病毒病，味觉、营养均差。

蒲公英金银花粥

配方与食用：将蒲公英60克、金银花30克，加水300毫升后用小火共煎45分钟，滤渣取汁后加入大米100克煮成稀粥。分早晚服用，服用时如果感到苦涩的话，可略加些白糖。

功效：《本草纲目》记载，蒲公英性平味甘微苦，有清热解毒、消肿散结及催乳作用，有明显的利尿作用，金银花，又名忍冬、银花、双花等，自古被誉为清热解毒的良药。两者配合食用，有利尿解毒的功效。本方能够有效缓解前列腺炎。

02 | 特效理疗养命方

麝香、白胡椒敷肚脐

方法：取麝香0.15克，白胡椒7粒。两药分别研细末。脐部消毒，先用麝香纳入肚脐，再用胡椒填满肚脐，盖上塑料薄膜，胶布固定，使其密不透气。7～10天换药1次，10次为1疗程，每疗程间隔5～7天。

甘草、冰片外敷中极穴

方法：甘草10克，研为细末，加冰片5克，面粉适量，拌匀，温水调为糊状，外敷中极穴，用胶布固定，一般外敷5分钟可见尿液排出。

芒硝、益母草熏洗会阴部

方法：取芒硝、益母草、天花粉、生大葱各30克，大黄、白芷、艾叶、车前草各10克，水煎取药液约2 000毫升，置入盆中，坐盆上先熏蒸，水温稍降后以毛巾浸渍药液洗会阴部，水温再降后坐盆内，至水凉为止，每次1剂，每日3次。7～8天，即可排尿如常。

热敷小腹

方法：取肉桂30克、生麻15克共研为细末，加麝香0.3克混匀，制成药兜佩戴在小腹部，每5日换药1次，并且每晚用药水袋热敷药兜15～30分钟。连续1～2个月。

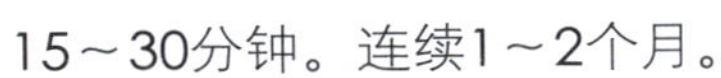

生葱热熨腹部

方法：盐500克，生葱250克。将生葱切碎，与盐一同放入锅内炒热后用布包裹，待触之不烫手时，热熨小腹部，药包冷后再加热熨，交替数次，连续2～3小时，即可见效。

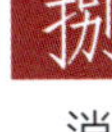

慢性前列腺炎

慢性前列腺炎是一种发病率非常高（4%～25%）且让人十分困惑的疾病，接近50%的男子在其一生中的某个时刻将会遭遇到前列腺炎症状的影响。由于其病因、病理改变、临床症状复杂多样，并对男性的性功能和生育功能有一定影响，严重地影响了患者的生活质量，使他们的精神与肉体遭受极大的折磨。

01 | 食疗、药疗

墨鱼桃仁汤

配方与食用：乌贼200克，桃仁10克。将乌贼洗净切片，与桃仁同入锅，加水适量，煮熟后食乌贼饮汤。

功效：乌贼适宜阴虚体质、贫血、妇女血虚经闭、带下、崩漏者食用。本方可治疗慢性前列腺炎。

知母黄柏降火汤

配方与食用：知母、黄柏各15克，肉桂5克，川牛膝20克，广木香8克，琥珀3克（研末，冲服），黄芪20克，穿山甲12克（先煎），桔梗7克，升麻6克。所有药材水煎服。药渣复煎，熏洗会阴处，每日1次，每次30分钟。

功效：知母佐黄柏可滋阴降火，有金水相生之义，配合其他药材可治疗慢性前列腺炎。

六味地黄汤

配方与食用：熟地黄24克、山茱萸、山药各12克、茯苓、泽泻、牡丹皮各9克。所有药材水煎温服，每日1剂，分3次，饭前约1小时服。

功效：熟地黄可兴奋造血功能、强心、扩张血管、降血压；山药滋补、助消化、降血糖。本方有增强免疫功能、保肝、抗炎、降血糖、增强性功能等作用，对慢性前列腺炎有疗效。

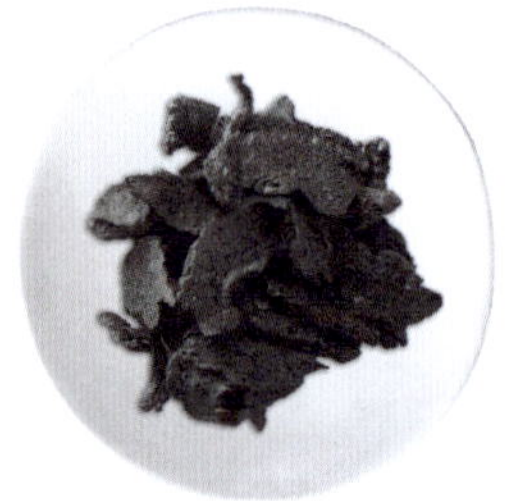

◎熟地黄

02 | 特效理疗养命方

压腿

方法：先坐在床上，身心放松，双腿和双手同时向前缓缓伸直，然后上半身慢慢地尽力向前往下压，最好能做到手摸到脚趾。在整个过程中，注意双脚都要保持伸直。保持这个动作数秒后，再慢慢恢复到坐姿，此动作可反复进行。这个动作主要是通过对腹部和阴部器官的锻炼，改善性功能，加强性的控制能力，以此改善和缓解前列腺炎。

抖膝部

方法：先站立，双手自然地叉腰，身心放松，接着两脚叉开与肩同宽，以每秒2～3次的频率抖动膝部，抖动时长为1～2分钟，抖动时会感觉到浑身肌肉连同睾丸处都在震颤。这个动作能够引起睾丸的震颤，活动睾丸的气血，有效缓解前列腺炎。

叉腿

方法：坐在地板或床面上，双腿先向前伸直，接着慢慢地分别向两边张开双腿。在整个过程中，双腿都要保持伸直，不要弯曲。并且大腿的背面与小腿的腿肚要平贴地面。这个动作通过扩张双腿来拉动会阴部的肌肉，锻炼会阴部器官，可有效地减轻前列腺炎。

生大黄敷治慢性前列腺炎

方法：生大黄90克，加水400毫升，煎液倒入盆中熏蒸会阴部，待药液不烫手时，用毛巾浸液擦洗会阴处，同时在局部做顺时针按摩30分钟。早晚各1次，每剂药熏两次。熏洗完毕，取中极、会阴两穴，用生姜汁调大黄末2克外敷，以胶带固定。体质强壮或有热象者，每天可用生大黄3～6克泡茶饮。

小茴香、荆芥熏洗

方法：将适量小茴香、防风、荆芥加水放在一起煎，煎后将药水倒入水温42℃左右的浴池里进行洗浴即可。洗浴的过程中，要保持水温。可以每天照此方法洗浴1次，长期使用可有效缓解前列腺炎。

坐浴疗法

方法：与西医不同之处在于，可用内服药的第2、第3次煎液坐浴。也可专用中药煎汤坐浴，方药：鱼腥草、丹参、野菊花各20克，马齿苋、赤芍、紫草、白花蛇舌草各10克。煎取药汁约1 500毫升，每日坐浴1～2次，每次30分钟。

灸法

方法：对肾阳虚型选灸肾俞、三阴交等穴位；对中气不足型选灸脾俞、肾俞、足三里、气海等穴位；对气滞瘀阻型选灸血海、气海、阳陵泉等穴位。每次灸20分钟左右，或先针后灸，或针与灸隔日交替使用。

注意性生活频率

频繁的性生活会使男性的前列腺充血，如果再加上性生活不洁更能使男性的会阴部受到感染或加深感染。因此，男性应当注意性生活不要过于频繁，并且要避免不洁的性生活，尤其对于已患有前列腺炎的男性更应如此。

前列腺肥大

前列腺肥大又称前列腺增生和良性前列腺增生症，多发生于50岁以上的老年人，是一种前列腺明显增大而影响老年男性健康的常见病。由于前列腺增生，压迫尿道，可造成排尿困难，最终导致尿道被堵塞，从而造成尿潴留，可引起泌尿系统的一系列病变，进而也可以危害到性健康，给老年患者带来极大的痛苦。

01 | 食疗、药疗

花粉、蜂蜜

配方与食用：花粉（最好是破壁花粉）10克，用蜂蜜水送服，每天早晚各1次，3个月后能见效。若症状稍重，可用花粉与中药三七粉，按3：1的比例混合，总量10克，用蜂蜜水送服。

功效：蜂蜜对肝脏有保护作用，抗菌消炎、促进组织再生。本方可治疗前列腺肥大。

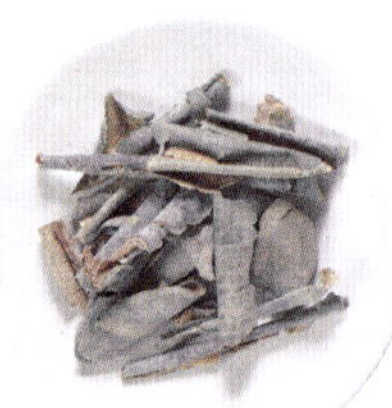

◎冬瓜皮

葫芦壳冬瓜皮汤

配方与食用：葫芦壳50克，冬瓜皮、西瓜皮各40克，红枣10克。所有药材放入锅中加水400毫升，煮至约150毫升时，去渣取汁饮服。

功效：本方利尿除湿，适于前列腺肥大患者，可减少腹胀，解湿毒。每日1剂。

石韦、车前子

配方与食用：石韦30克，车前子25克，田螺250克。将石韦、车前子用干净的布包好，加田螺煲汤。去药袋，饮汤食肉。

功效：石韦有利水通淋、清肺泻热，具有治淋痛、尿血、肾炎、慢性气管炎的功效。

绿豆汤

配方与食用：绿豆100克。绿豆洗净，置锅中，加清水500毫升，大火煮沸10分钟，每次100毫升，再加沸水，代茶冲饮。

功效：绿豆可清热利湿，利小便。前列腺增生，属积热型，小便点滴不畅，灼热黄少，口苦，不欲饮者。本方可以作为前列腺增生患者长期的食疗方。

早晨空腹喝杯水

每天早晨应该空腹喝下一杯温白开水，它能够预防便秘、稀释血液，能够对尿道产生机械冲洗的作用，不致使残尿浓缩形成结石。

02 | 特效理疗养命方

按揉丹田

方法：取仰卧位，左脚伸直，左手放在神阙穴（肚脐）上，用中指、食指、无名指三指旋转，同时再用右手三指放在会阴穴部旋转按摩，一共100次。按摩完后换手做同样动作。肚脐的周围有气海、关元、中极各穴，中医认为是丹田之所，这种按摩有利于膀胱恢复。小便后稍加按摩可以促使膀胱排空，减少残余尿量。会阴穴为生死穴，可以通任督二脉，按摩使得会阴处血液循环加快，具有消炎、止痛和消肿的作用。

探吐刺鼻法

方法：用消毒棉签刺探咽喉部位产生呕吐，或用消毒棉签轻轻刺激鼻腔诱打喷嚏，使上窍开而至下窍自通，小便排泄就会自然顺畅。

腹部按摩

按摩前把尿排净，仰卧床上。

1.直推胸腹：两手掌重叠，稍用力从颈下直推至耻骨联合处，20次。

2.指压中极穴（脐下4寸）：用手指点按1分钟，以酸胀为度。

3.推摩腹股沟：用两手掌在两侧腹股沟上稍用力来回推摩20次（每一来回算1次）。

4.按摩会阴穴：取阴囊根部与肛门之间，距肛门约一横指的部位，用手指稍用力按顺时针方向按摩（定点转圈）20次，再换手按逆时针方向按摩20次。

生活细节要注意

1.注意要保暖，尤其在寒冬季节。

2.绝对忌酒。

3.少食辛辣刺激性食品。

4.不可长时间或经常性憋尿。

5.避免久坐经常久坐会加重前列腺疾病。

6.适量饮水。饮水过多过少都会对身体产生不利影响。

老年前列腺患者注意

对于老年性前列腺肥大患者过性生活，要根据年龄、增生程度、具体状态等因素，注意以下几点：

1.年龄在60岁左右，前列腺肥大不严重、无排尿不畅等症状，身体条件和性功能又好，可以过性生活，以每月1次为宜。

2.若年岁大，前列腺增生严重，有排尿困难或房事后发生尿潴留，吃药难以控制，则不宜行房事。

3.老年人在应用雌激素药物治疗前列腺肥大期间，千万不可行房事，以免诱发阳痿。

男性不育

男性不育是指夫妇同居未采取避孕措施两年以上而无生育者。女方检查正常，男方检查异常。属于男方的病症，常见病因有：先天不足，肾精不充，肾气不足，精关不固或肾精亏耗，滑脱不禁，或房劳过度，肾不藏精，或情志紧张，精气失调等。总之，该病病因不外乎肾、肾精、气虚及至肾阳虚，肾阴虚，肾阴阳两虚。

01 | 食疗、药疗

●仙灵脾、生熟地

配方与食用：仙灵脾15克，生熟地12克，丹参30克，赤白芍、肥知母、川黄柏、丹皮、车前子各9克（包），金银花25克，生甘草6克。所有药材加清水适量，浓煎两次，头煎二煎取汁混合均分两小碗，上下午各1次，连服1周为1疗程。

功效：仙灵脾使精液分泌亢进，精囊充满后，刺激感觉神经而间接兴奋性欲，其功效优于海马。本方适用于男子精液不液化所致的不育症。

●嚼食枸杞子

配方与食用：每晚取枸杞子15克，嚼碎咽下，连服1个月为1疗程。一般服至精液常规检查转为正常后，再继续服药1疗程。绝大多数患者服药1～2个疗程，精液便可转为正常。

功效：枸杞子可滋补肝肾、益精明目，为药食两用佳品。本方适用于虚劳精亏、腰膝酸痛、眩晕耳鸣、目昏不明。

●苁蓉羊肉粥

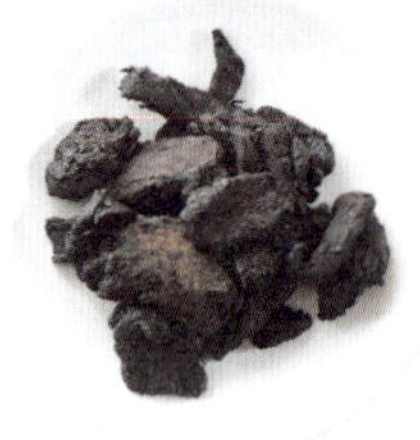

◎肉苁蓉

配方与食用：肉苁蓉15克，精羊肉100克，大米80克，盐、葱白、生姜各适量。分别将肉苁蓉、精羊肉洗净后切细；先入砂锅煎肉苁蓉取汁去渣，入羊肉和大米同煮，待煮沸后，加入盐和佐料，煮成粥即可。适于冬季服食，以5～7天为1个疗程。

功效：肉苁蓉可补肾助阳、健脾养胃。本方适用于治疗肾阳虚衰所致的阳病、早泄以及不孕等症。夏季以及性功能亢进者，不宜食用。

●淮山药薏米萝卜粥

配方与食用：淮山药、薏米各20克，大萝卜1000克，大米50克。萝卜煮熟绞汁，与淮山药、薏米、大米同煮至粥熟。每天两次分食。

功效：薏米可燥湿祛痰、健脾和胃。本方对不育、阳痿、早泄、少精、无射精、胸闷、气短懒言有疗效。

02 | 特效理疗养命方

自我按摩方法

方法： 推擦腰骶部——掌心揉按关元穴、曲骨穴——轻轻拿捏大腿内侧——推腹部正中线——点揉足三里穴——擦涌泉穴——提捏乳头。

这套方法共做10～15分钟，每日晨起前和睡觉前各做1遍。过性生活前，可先做1遍以上按摩方法，再用一手掌心揉按下腹部，另一手搓揉睾丸1～2分钟，以睾丸微感酸胀为度。

然后，再用一手将阴茎上提并按于脐下，另一手掌心揉擦阴囊根部，在揉擦时用掌根将睾丸上推，反复揉擦使阴囊根部微发热。本法对增进夫妻的房事和谐，防治性功能衰退、早泄、遗精有较好疗效。

搓涌泉穴

方法： 盘膝而坐，双手掌对搓至感觉发热后，两手紧握脚面，从趾根处起，对踝关节至三阴交一线往返用力摩擦20～30次，然后左右手分别搓涌泉穴（在足底前1/3处，足趾后屈时呈凹陷处）81次。搓动时意守涌泉，要不缓不急，略有节奏感。

按摩肾俞穴

方法： 两手掌贴于肾俞穴（在第2腰椎棘突下，旁开1.5寸处），两手中指对命门（在第2腰椎棘突下窝凹陷中，俯卧取穴），双手同时沿着从上向下，从外向里的方向作环形转动按摩，其转运36次。此为顺转，是补法，反之为泻法；肾俞穴宜补不宜泻，转动时要注意转动的方向，如有肾虚、腰痛者，可以9次为序，增加转动次数，转动意守命门。

要注意对睾丸等生殖器官的保护

方法： 睾丸是一个很娇嫩的器官，它的最佳工作温度要比人的体温低1℃左右，如果温度高，就会影响精子的产生，所以任何能够使睾丸温度升高的因素都要避免，如长时间骑自行车、泡热水澡、穿牛仔裤等。

养成良好的生活习惯

方法： 改变不良的习惯，戒烟戒酒；不要吃过于油腻的东西，否则会影响性欲；另外，还要注意避免接触生活中的有毒物品，如从干洗店拿回来的衣服要放置几天再穿，因为干洗剂会影响男性的性功能。

击打肾俞穴，强健肾功能

坚持摩擦、击打肾俞穴，可增加肾脏的血流量，改善肾功能。每日散步时，双手握空拳，边走边击打双侧肾俞穴，每次击打30～50次。增加肾脏的血流量，改善肾脏的血液循环，加速肾杂质的排泄，保护肾功能。

性功能低下

男性性功能低下是指缺乏对性活动的兴趣，毫无主动的性要求。患者性行为表达水平降低和性活动能力减弱，有些患者甚至毫无性欲可言。引起性功能低下的原因主要分为器质性和功能性。年龄增长、身体虚弱多病、缺乏劳动锻炼、大脑皮层功能紊乱、睾丸酮水平降低或某些内分泌功能障碍的疾病、男性生殖系统疾病均可导致性功能低下。

01 | 食疗、药疗

干地龙、鹿角胶

配方与食用：干地龙（干蚯蚓）10克，鹿角胶12克（另烊），龟板胶15克（另烊），枸杞子30克，山萸肉8克，淫羊藿18克，熟地12克，菟丝子9克，天门冬7克，丹皮6克。除鹿角胶、龟板胶之外的所有药材加清水浓煎3次，取汁将鹿角胶、龟板胶烊入，均分两小碗，早晚各服1次。

功效：地龙有通利经络的作用，鹿角胶有壮元阳、补血气、生精髓、暖筋骨的功效。

薤白炒羊肉

配方与食用：羊肉250克，大蒜、薤白各20克。将羊肉切成大薄片，大蒜、薤白切片，与羊肉一起放入碗内，加酱油、盐、黄酒、淀粉、白糖拌匀；锅内入油，大火烧热后，放入上述食材，煸炒至肉熟，调汁紧裹时淋上少许香油即可出锅。佐餐食用。

功效：本方益肾气、壮阳道，经常食用可强壮身体，提高性欲。

02 | 特效理疗养命方

丁香敷

方法：用75%的酒精将细辛和药用丁香浸泡1周后，在同房前涂于阴茎即可。需要注意的是，药用丁香和通常所说的观赏用的丁香花是截然不同的，不可混淆使用。

强肾补肾的穴位按摩法

方法：被按摩者仰卧，进行深呼吸，提肛缩臀收腹，接着按摩者用中指指腹按揉被按摩者的会阴穴，每次20分钟。如果有经常睡眠不安、梦中遗精、尿液发黄等症状，可以通过按摩翳明、内关、神门等穴来缓解症状。坐在床上，将手掌放到背后横擦腰骶部，用力要稍重，稍感温热即可。

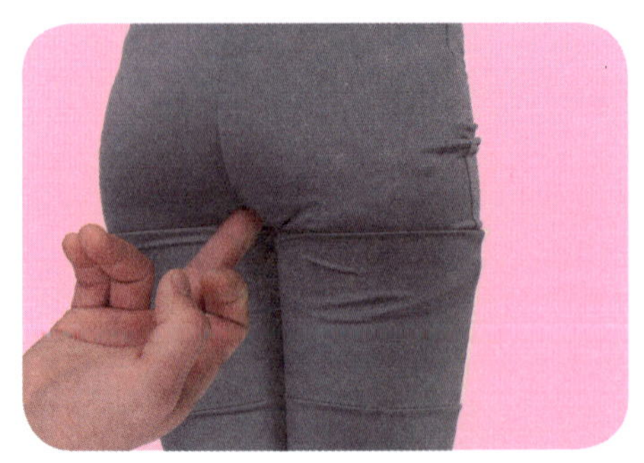

◎会阴穴

早泄

早泄是男性性功能障碍的常见病，是指射精发生在阴茎进入阴道之前，或进入阴道中时间较短，在女性尚未达到性高潮，提早射精而出现的性交不和谐障碍。早泄的诊断标准在于女方是否满足。类型分为器质性（疾病引起）和非器质性（心理性、习惯性及因包皮过长等正常原因引发的射精过快现象）。

01 | 食疗、药疗

●麻雀、菟丝子

配方与食用：麻雀3只，菟丝子、覆盆子、五味子、枸杞子各2克，大米100克，葱、姜少许。先将上述4味中药一同放入砂锅内煎取药汁，再将麻雀去皮及肠杂，洗净后用酒炒，然后把大米、药汁（加适量水）一并煮粥，待熟时，加入葱、姜即可。

功效：菟丝子有温补肾气、固精止泄的功效，适用于男子早泄、阴茎勃起缓慢、性欲减退等症。

●芒果炒虾仁

配方与食用：芒果半个（约100克，要选择生一点的芒果），明虾或者基围虾300克，小尖椒6～8个，青豌豆50克。将虾去皮、留尾，一切两半，用料酒、盐、水淀粉充分抓匀；芒果切长滚刀块；热锅中加植物油烧温，放入虾尾段划出；锅中留底油，放入葱姜末烹出香味，加入芒果、盐稍炒，加入虾、青豌豆，调味淋明油即可。

02 | 特效理疗养命方

●夫妻挤捏操

方法：妻子将拇指放在龟头的下系带部位，食指放在龟头冠状缘的上方，轻轻地挤捏4秒钟，然后松开，每分钟挤捏1次，每晚4～5次，一周为1个疗程。经过1～2个疗程之后，便可将此挤捏操运用于性生活中，当男性将阴茎插入女性的体内前，女性先进行挤捏操，待阴茎进入阴道片刻后，可将阴茎抽出再次由妻子进行挤捏操，反复如此。此法可有效改善男性的早泄症，当症状有所改善之后，亦可改为挤捏阴茎根部。

●腹部按摩

方法：取仰卧位，先用右（或左）掌根揉神阙穴，以脐下有温热感为度。再用掌摩法摩小腹部，时间约5分钟。每晚睡前空腹，将双手搓热，掌心左下右上叠放贴于肚脐处，逆时针做小幅度的揉转，每次20～30圈，也可起到温养神阙穴的作用。

遗精

遗精是一种生理现象，是指不因性交而精液自行遗出。中医将精液自遗现象称遗精或失精。有梦而遗者名为“梦遗”。梦而遗，甚至清醒时精液自行滑出者为“滑精”，由肾虚精关不固所致。西医可见于包茎、包皮过长、尿道炎、前列腺疾患等。有梦而遗往往是清醒滑精的初起阶段，梦遗、滑精是遗精轻重不同的两种证候。

01 | 食疗、药疗

煮莲子

配方与食用：带芯鲜莲子适量。将新鲜带莲芯的莲子10颗放入饭中蒸熟后嚼服；或将带莲芯的莲子20克，加水适量煎煮后食莲子饮汤。每日两次，连服15天。

功效：莲子为睡莲科植物莲成熟的种子，是常见的滋补之品，有很好的滋补作用。莲子碱有平抑性欲的作用，对于青年人梦多、遗精频繁或滑精者，服食莲子有良好的止遗涩精作用。

熟白果

配方与食用：将白果10颗带壳放入锅中，用小火炒熟，取仁嚼服，每日两次，连食15天。

功效：白果又叫银杏，性平、味甘、微苦、涩，有小毒，有敛肺定喘、止带缩尿及化痰的功能，可治遗精过多等症。外用则能“消毒杀虫”。

韭菜、胡桃肉炒熟

配方与食用：韭菜400克，胡桃肉（去皮）100克。上述材料用芝

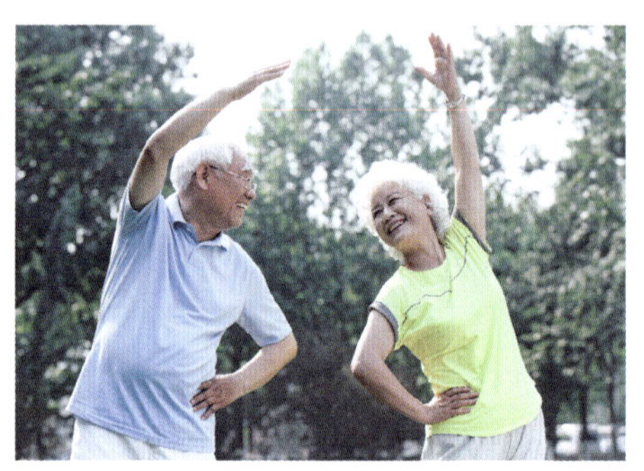

麻油炒熟食用。连用1个月。

功效：胡桃为补益中药，有补肾固精、润肠通便等作用。本方可用于肾虚腰酸足软、阳痿遗精、肺虚久咳、肠燥便秘等症。

仙灵脾炖狗肉

配方与食用：仙灵脾10克，狗肉500克，姜、葱、茴香、盐、鸡精、猪油、料酒、桂皮各适量。将

两大食材让你减少遗精次数

番茄：含有丰富的番茄红素，此成分可改善精子的结构，改善遗精状况。

白瓜子：白瓜子含锌，锌能够提高精子的活动能力，增强机体的免疫功能。男性如果缺锌，会精液不充，命门不固，反而会引起遗精。

仙灵脾用纱布包好与狗肉一起放入锅中，加上适量的水用大火煮；水沸腾后加入料酒、茴香、桂皮、葱、姜，待肉熟后，再放入鸡精、猪油和盐，水再次沸腾即可食。

功效：仙灵脾可补肾益气、强筋骨、助阳益精。有壮阳和增进性功能的效果，可有效改善遗精症状。主治阳痿、遗精、腰膝冷痛、半身不遂等症。

02 | 特效理疗养命方

黄连、煅牡蛎泡脚

方法：取黄连、肉桂各6克，仙鹤草、煅牡蛎、煅龙骨各30克，知母、黄柏、五倍子、菟丝子各15克，加足水量煎煮，去渣后倒入盆内，趁热将两足浸泡于药液中15分钟，每晚临睡前1次。每剂药可煮沸后重复用1次，5日为1疗程。

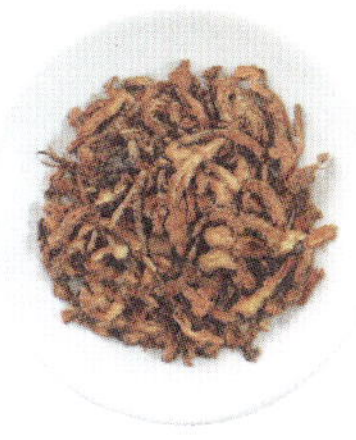
◎黄连

按摩特效穴位

梦遗患者，多由相火过旺，而阴精走泄，或由烦劳过度，导致心肾不交，亦或信仰暗炽、肾阴内烁而导致；若无梦而遗者，则因肾关不固，精窍滑脱，比有梦遗者更深一层。

对本病的治疗，需有恒心，宜隔日1次，并清心寡欲，戒除一切不良习惯，当以肾腧、关元为主穴，梦遗者配神门穴，滑精者配足三里穴，奇穴和反射区为辅助。

艾灸特效穴位治疗遗精

穴位名称	位置	主治	灸法
神门穴	腕关节小指侧掌后横纹头凹陷处	失眠、神经衰弱、心悸、心痛	艾条灸 3 ~ 5 分钟
关元穴	腹部正中线，脐下 3 寸处	遗精、诸虚百损等	艾条灸 5 ~ 15 分钟，艾罐灸 30 ~ 40 分钟
小腿部反射区	位于内踝尖直上约四横指处，相当于足太阴脾经三阴交穴的位置	《中医大辞典》称："主治遗精、神经衰弱等。"	艾条灸 5 ~ 15 分钟，艾罐灸 20 ~ 30 分钟
足三里穴	犊鼻穴下 3 寸处，胫骨外一横指处	月经不调、痛经、失眠等	艾条灸 3 ~ 7 分钟
八髎穴	位于骶骨部，正对四骶脊侧孔共计八穴	《针灸奇穴》云："主治遗精、阳痿、月经不调、赤白带下、半身不遂。"	艾条灸 3 ~ 7 分钟
肾腧穴	第 2 腰椎棘突下，命门穴旁开 1.5 寸处	《新医疗法》指出："主治遗精、遗尿、肾炎、小便不利等。"	艾条灸 5 ~ 15 分钟，艾罐灸 30 ~ 40 分钟

阳痿

阳痿是指在有性欲要求时，阴茎不能勃起或勃起不坚，或者虽然有勃起且有一定程度的硬度，但不能保持性交足够的时间，因而妨碍性交或不能完成性交。引起阳痿的原因很多，一是精神方面的因素，如夫妻间感情冷漠，或因某些原因产生紧张心情，均可导致阳痿；二是生理方面的原因，如阴茎勃起中枢发生异常。

01 | 食疗、药疗

肉苁蓉粥

配方与食用：肉苁蓉15克，精羊肉100克，大米50克。肉苁蓉加水100毫升，煮烂去渣；精羊肉切片加入砂锅内加水200毫升，煎数沸，待肉烂后，再加水300毫升，将大米煮至米开花汤稠时，加入肉苁蓉汁及羊肉再同煮片刻即可，盖紧盖焖5分钟。每日早晚温热服。

功效：肉苁蓉可补肾壮阳，润肠。本方适用于阳痿早泄、便秘等。

菟丝子粥

配方与食用：菟丝子30～60克（鲜者可用60～100克），大米100克，白糖适量。先将菟丝子捣碎，水煎，去渣取汁后，入大米煮粥，粥将成时，加入白糖稍煮即可。早晚服用，7～10天为1个疗程。

功效：菟丝子味甘、性微温，可滋补肝肾、固精缩尿、安胎、止泻。用于阳痿遗精、补肾益精、养肝。适用于肾气不足所致的阳痿、遗精、头晕眼花。

枸杞羊肉粥

配方与食用：枸杞子150克，羊肾1个，羊肉100克，葱白两根，大米100～150克，盐少许。将羊肾去内膜，切腰花，再把羊肉切小块，枸杞子煎汁去渣，同羊肾、羊肉、葱白、大米一起煮粥，最后加适量盐即可。每日1～2次，温热服。

功效：枸杞子可滋肾阳，补肾气，壮元阳。本方适用于肾虚劳损、阳气衰败所致阳痿、腰脊疼痛等。

鹿角胶粥

配方与食用：鹿角胶15～20克，大米100克，生姜3片。先煮大米，待沸后，放入鹿角胶、生姜同煮为稀粥。每日1～2次。5天为1个疗程。

功效：鹿角胶补肾阳、益精血。本方适用于肾气不足所致的阳痿、早泄、遗精、腰痛等。

雪莲花冬虫夏草浸酒

配方与食用：雪莲花15克，冬虫夏草50克，白酒1 000毫升。将药物浸泡在白酒中，密封1个月后饮用，每次5毫升，每日1～2次。

功效：雪莲花可温肾壮阳散寒，治疗阳痿、腰膝软弱，妇女崩带，月经不调，外伤出血（新疆雪莲花与绵头雪莲花功效相似，但雪莲花味辛、性热、有毒，过量易中毒）。

核桃仁炒韭菜

配方与食用：核桃仁60克，韭菜150克。先用香油将核桃仁炒黄；将韭菜洗净切段，再把核桃仁和韭菜段倒入锅里用油炒熟，最后加上调味品即可食用。

功效：此方适用于肾虚所致的阳痿患者，核桃强肾，韭菜壮阳，两者结合，壮阳补肾效果很好。

淮山百合蛋黄糖汁

配方与食用：淮山药30克，百合60克，熟鸡蛋黄两个，冰糖适量。将鸡蛋黄捣碎；淮山药、百合洗净，放入锅中同3碗水一起熬煎，剩两碗水时，加入捣碎的鸡蛋花拌匀，再加入冰糖拌匀后即可。分3次服完。

功效：此方可补益心脾，对阳痿等生殖系统疾病有一定疗效。

百合的选购与保存

百合脆嫩甘甜，煮熟后软嫩可口。上乘的百合，应个大体壮，色洁白无黄斑，底部凹处少泥土。如百合色黄，凹部泥土潮湿，可能是烂芯。买回来的百合用保鲜袋包好置冰箱冷藏室中，可保鲜一周左右。若将其埋入略带潮湿的黄沙中则可保鲜几个月。

灸治阳痿

阳痿多由房事过度，青年误犯手淫，或劳神思虑，暗伤精血，以致精气虚寒，命门火衰所致。此病以施用灸法最佳。灸治期间禁止房事，并戒除不良习惯，加强体质锻炼。

02 | 特效理疗养命方

手心搓脚心

方法：先在床上坐下，用右手心的劳宫穴搓擦左脚心的涌泉穴9～36次，直至稍感微热即可；再用左手心的劳宫穴搓擦右脚心的涌泉穴9～36次。两边动作皆完成之后，再将左、右手手掌相叠，按揉丹田穴9～36次。此动作简单易学，能够缓解阳痿、遗精等症。

脚心互搓

方法：先在床上坐下，用双手支撑着身体，慢慢地抬高双脚，然后用双脚的脚心互搓涌泉穴9～36次，稍感温热即可。此动作能够有效地缓解阳痿、遗精等症。

双手搓穴

方法：可先仰卧在床，听一些轻松愉悦的音乐，以此来放松身心，接着用双手从阴囊睾丸搓擦至腹股沟部位9～36次，稍感温热即可。然后，将两手的手掌相对搓捻阴茎80次，最后将双手相叠按揉丹田穴9～36次。此套动作早晚各做1次，长期坚持能够改善阳痿、遗精等症。

玖 经典儿科名方，宝宝无病家长无忧

小儿感冒发热

小儿80%～90%的感冒是由病毒引起的，能引起感冒的病毒有两百多种；占10%～20%的感冒是由细菌所引起的，1岁以内的婴儿更容易患感冒。体温超过正常时，即称发热。正常小儿的肛温波动于36.9～37.5℃之间，舌下体温较肛温低0.3～0.5℃，腋下温度为36～37℃，不同个体的正常体温略有差异。

01 | 食疗、药疗

红糖蛋花汤

配方与食用：红糖半匙，鸡蛋1个。先把鸡蛋在碗中搅匀，然后在小锅里放大半碗水，再放入小半勺红糖，将煮沸的红糖水倒入盛有鸡蛋的碗中。

功效：本方既能祛寒暖胃，又能营养胃黏膜、肠黏膜，同时也利于消化吸收。宝宝在吐完或拉完后喝一碗温热的蛋花汤，一般就可见效。适用于1岁左右的宝宝。

西瓜汁

配方与食用：新鲜的西瓜适量。将西瓜去子取瓤，榨汁，代茶频饮。如发烧不伴有其他症状，可以饮少量冰西瓜汁之类的冷饮，帮助降温、利尿。

功效：《本经逢源》记载：西瓜能引心包之热，从小肠、膀胱下泻。能解太阳、阳明中暍及热病大渴，故有天生“白虎汤”之称。白虎汤为汉《伤寒论》方，功能清热生津，解渴除烦。

葱白大米粥

配方与食用：葱白20根，大米50克，香醋5毫升。葱白洗净，切成小段；大米淘洗后放入锅内，加水煮沸后放入葱段煮成粥；加入香醋稍搅拌可服。

功效：本方具有补中养胃、益精强志、聪耳明目、和五

感冒、发热饮食误区

家长一见到孩子生病，总是希望医生看完病立即见效。而且，生怕孩子营养不够，又是炖鸡，又是买营养品，猛补一通。其实，这是不符合规律的。孩子感冒发烧，切忌恶补。因为发热后过早食用高蛋白食物容易引起再次发热，正确的做法是发热时应吃一些容易消化的富含维生素的食物。另外，尽量多休息，减轻体力消耗，减少外出到公共场所，避免交叉感染。

脏、通四脉、止烦、止渴、止泻等作用，可治疗小儿感冒。

葛根银花粥

配方与食用：葛根5克，银花7克，生姜6克，大米50克。前三味中药加水煮20分钟后，去渣取汁。加入大米50克，煮成粥，服时加少许白糖。

功效：葛根有清热祛风作用，适用于发热、头痛、呕吐、咽喉红肿等风热感冒。

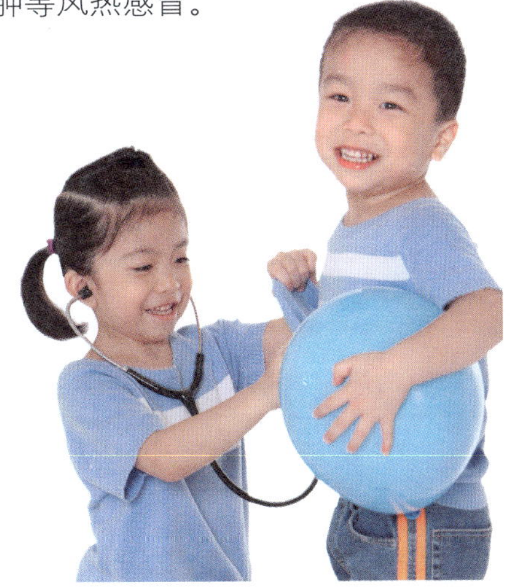

02 | 特效理疗养命方

中药敷肚脐

方法：杏仁、苏叶、前胡、半夏、陈皮、桔梗、甘草、枳壳、茯苓各1克，所有药材一起研成粉末，加白蜜7.5克，连须的葱白3根，捣成糊状；另用萝卜汁10毫升，加枣3颗去核捣烂，合诸药成一团饼状敷于肚脐上，半日换药1次，换药两次即可见效。

绿豆、鸡蛋敷治小儿高热

方法：绿豆125克，鲜鸡蛋1个。将绿豆研粉炒热，用鸡蛋清调和，捏成小饼贴胸部。3岁左右患儿敷半小时，不满1岁敷15分钟取下。此法治疗小儿高热。

睡前泡脚

方法：临睡前给孩子用温水泡泡脚，至孩子额头微微出汗。泡完小脚后，多喝些温开水，尽早上床休息。

家长不要急于使用退烧药

在给小儿退热时，在38.5℃以下最好选择物理降温，如多饮水、温水加酒精擦浴等。所有的退烧药，如扑热息痛（对乙酰氨基酚）、复方阿司匹林等都含有咖啡因、非那西汀成分，有较大的副作用，如果非需要用退烧药，要在医生的指导下选用。小儿常用的退烧药有布洛芬、来比林（赖氨酸阿司匹林）、百服宁、小儿退热栓等。也可以选用中药如柴胡、羚羊角、清热解毒口服液等，对小儿退烧效果也很好。

小儿腮腺炎

小儿腮腺炎最典型的症状是脸部肿胀，通常表现为一侧或两侧以耳垂为中心向前后扩展的肿，肿大的脸部通常呈半球形，没有明显的边缘界限，用手触摸能够感觉到表皮温度较热，并伴随小儿张嘴或咀嚼时有疼痛感。除了脸部肿胀之外，小儿发烧、乏力、厌食也是最常见的症状。家长应多给宝宝准备清淡、易于下咽的流体或半流体食物。

01 | 食疗、药疗

蒜泥马齿苋

配方与食用：鲜马齿苋60克，大蒜泥10克。将鲜马齿苋加水煮熟，捞出切段，放入蒜泥和酱油调味，拌匀即可。做凉菜随意食用，连用1周。

功效：马齿苋性寒，味甘、酸，可清热解毒，凉血止血。大蒜，性温，味辛平。健胃，止咳，杀菌，驱虫。

绿豆白菜心汤

配方与食用：生绿豆100克，白菜心3个。先将绿豆置小锅内大火煮开花，用小火炖烂，加入白菜心，再煮20分钟，取汤炖服，每日1～2次。

功效：绿豆能清热解毒，还有消肿、散翳明目等作用。绿豆不宜煮得过烂，以免降低清热解毒功效。

金银花红小豆汤

配方与食用：金银花10克，红小豆30克。金银花装入纱布袋，扎口；红小豆淘净，加水先煮至熟烂，入金银花袋，再煮3～15分钟，去药袋，食豆饮汤。本方可清热解毒。

02 | 特效理疗养命方

鲜合欢皮、芒硝贴敷

方法：鲜合欢皮50克，冰片1克，芒硝3克，鸡蛋1个。将鲜合欢皮、冰片、芒硝用锤捣碎，鸡蛋取清，用蛋清将合欢皮、冰片、芒硝拌成糊状备用。根据病变部位、大小，取药适量均匀涂于纱布上，贴敷患处，用胶布固定。每日换药1次。

按揉风池、合谷穴

方法：患儿坐位或俯卧，家长站其左侧，用左手掌扶住患儿前额，右手拇指、中指同时点揉两侧风池穴1分钟，按揉合谷穴1分钟。风池穴位于胸锁乳突肌与斜方肌上端之间的凹陷处，与风府穴相平。合谷穴于手背第1、2掌骨间，第2掌骨桡侧的中点。

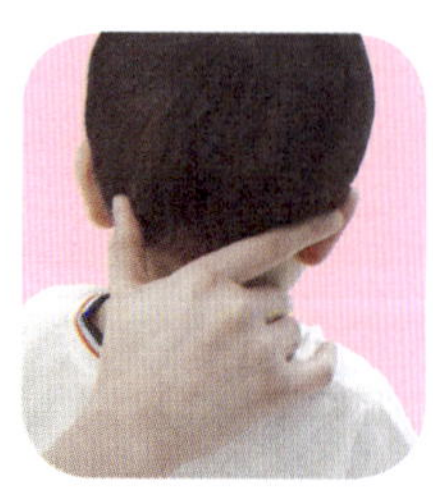

◎风池穴

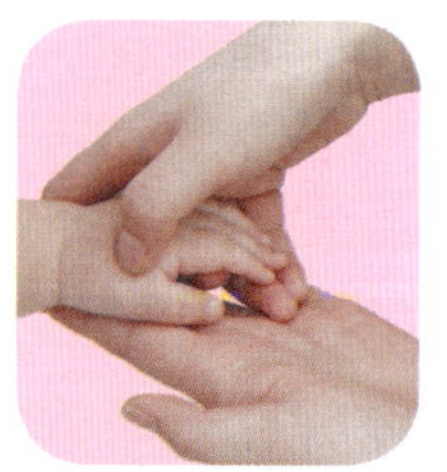

◎合谷穴

小儿咳喘

小儿咳喘属于慢性气道炎症疾病，是一种免疫性炎症，其特点是气道可逆性狭窄并导致呼吸困难，临床表现为气急、咳嗽、咳痰、呼吸困难、肺内可听到哮鸣音，尤其是呼气时哮鸣音更加明显。小儿咳喘发作时可用平喘药物缓解。如果咳喘剧烈影响睡眠和进食，要祛痰化痰，减轻呼吸道黏膜水肿，恢复气管内膜纤毛的作用等。

01 | 食疗、药疗

香糯蒸梨

配方与食用：梨1个，川贝母、陈皮各2克，冰糖适量，糯米15克。把梨从蒂下1/3处切下、当盖，挖去梨心；川贝母研粉，陈皮切丝，冰糖打成屑，糯米蒸熟；将川贝粉、陈皮丝、冰糖屑、糯米饭装入水晶梨中，盖上梨盖；上蒸锅用大火蒸45分钟即可。

功效：水晶梨可生津止咳、润肺化痰。本方口感香甜绵软，味道特别好，适合小儿食用。

蜜汁腌萝卜

配方与食用：白萝卜1个，蜂蜜半瓶。白萝卜洗净，去皮，然后切成丁，大小如黄豆般就可以了；将切好的萝卜粒倒入蜂蜜中，萝卜倒入的量是根据蜂蜜的高度决定的，就是说蜂蜜多少高度，萝卜也倒入相应的高度的量。腌制大约2小时，把这种萝卜蜂蜜汁倒出一大汤匙，以温水稀释饮用。

功效：此方和蜂蜜柚子茶有同样效果，止咳、润肺效果非常好。

02 | 特效理疗养命方

按揉膻中穴

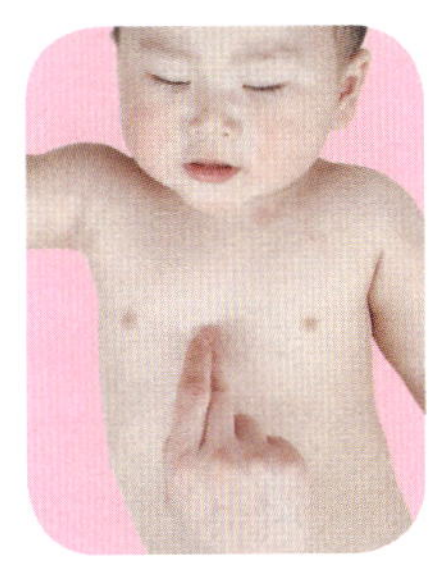

◎膻中穴

方法：患儿仰卧，也可将患儿抱坐在大腿上，先以拇指按揉膻中穴2分钟。然后两手拇指相对，其余四指分开，自胸骨顺1～4肋间向外分推至腋中线，操作3分钟。膻中穴在胸部两乳头连线的中点。

拍刷肺经

方法：小儿仰卧，按摩者将食指、中指并拢，沿肺经由上到下轻拍5遍。也可改用毛刷轻刷小儿，按摩之前最好给小儿擦些爽身粉。

肺经

小儿肌肤薄嫩，卫外不固，易感外邪，由口鼻或皮毛而入，必内归于肺。五脏之中，肺最先受邪，也最易受邪。在肺之经脉是施以有补益作用的手法，可以补益肺气，提高小儿抵御外邪的防病能力。

小儿百日咳

百日咳是由百日咳杆菌引起的小儿呼吸道传染病，传染性很强。临床特征为咳嗽逐渐加重、呈阵发性痉挛性咳嗽，咳末有鸡啼声，未经治疗的患者病程可延续2～3月，故名“百日咳”。婴儿及重症者易并发肺炎及脑病。中国唐代《千金方》中有类似的百日咳的记载，至明朝寇平的《全幼心鉴》中正式定名为百日咳。

01 | 食疗、药疗

麻黄蒸梨

配方与食用：麻黄3～5克，大梨1个。先把麻黄捣为粗末；将生梨洗净后，剖开，挖去梨核；把麻黄放入梨心内，再将梨子合严，插上小竹签，然后放入碗内，隔水蒸熟后即可。每日两次，每次1个，去麻黄吃梨服汁，连用3～5天。

功效：梨具有清心润肺、利便、止咳润燥等功效。本方适用于小儿百日咳的初期和痉咳期，也可用于小儿支气管炎咳嗽。

柚子皮蜂蜜

配方与食用：柚子皮50克，蜂蜜15毫升。将柚子剥去外层黄皮，切碎，置锅内加清水适量用小火煮烂，去渣取汁，冲入蜂蜜调化。1次喝完。每日1～2次，连服7～10天，1岁以下小儿分量酌减。

川贝冰糖米汤饮

配方与使用：米汤500毫升，川贝母15克，冰糖50克。将米汤、川贝母、冰糖加水炖15分钟即可。每日早晚各1次，5岁以下儿童减量。

功效：川贝母可润肺、祛痰、止咳。本方适用于小儿百日咳。

02 | 特效理疗养命方

按摩辅助疗法

1.患儿仰卧，家长立其头前，以两手掌相对分置于天突穴两侧，沿肋间隙自内向外分推至腋中线，自上向下至乳根穴平高处肋间隙止，操作1～5分钟。

2.患儿俯卧位，家长用全掌横擦肩胛骨内侧缘，以透热为度。揉掌小横纹200次，清肺经300次。

按摩膻中穴

方法：患儿仰卧，家长以食、中、拇指挤捏膻中穴处的肌肉，反复操作，以局部发红为止。膻中穴位于人体胸部，两乳头之间连线的中点。

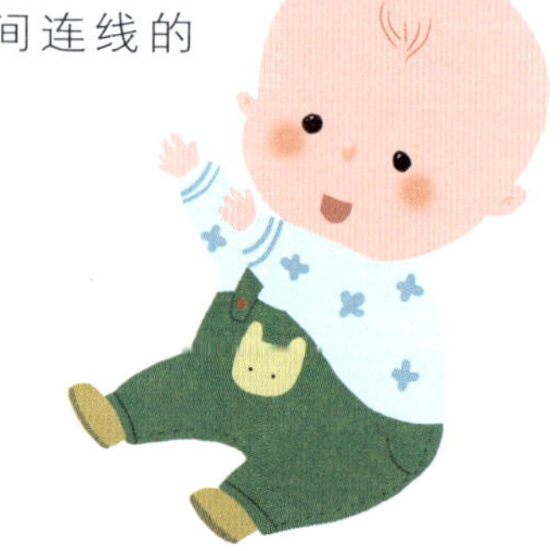

小儿遗尿

一般说来，宝宝在1岁或1岁半时，就能在夜间控制排尿了，尿床现象已大大减少。但有些孩子到了2岁甚至2岁半后，还只能在白天控制排尿，晚上仍常常尿床，这依然是一种正常现象。大多数孩子3岁后夜间不再遗尿。但是如果3岁以上还在尿床，次数达到1个月两次以上就不正常了。尿床在医学上称为“夜遗症”“夜遗尿”。

01 | 食疗、药疗

荔枝扁豆汤

配方与食用：荔枝肉30克，炒扁豆15克。先将干荔枝肉及扁豆洗净，一起入锅，加入适量水，煮至荔枝肉和扁豆熟烂即可。可以当点心食用。

功效：荔枝肉具有补脾益肝、理气补血、温中止痛、补心安神的功效。本方适用于因脾气虚弱所致的小儿遗尿。

猪肚炖山药白果

配方与食用：猪肚1个，白果15克，山药50克。先将猪肚切开，洗净，把白果放入猪肚中加黄酒少许，放锅中加山药及水，炖熟加盐少许即可食用。

功效：猪肚具有补肾虚损、健脾胃缩尿的保健功效。本方适用于脾虚遗尿小儿。

芡实胡桃山药粥

配方与食用：大米50克，山药30克，芡实、胡桃肉各20克。将大米洗净，山药切成块，再加入芡实及胡桃肉、水，煮粥食用。

功效：芡实味甘，性涩、平，具有固肾涩精、补脾止泻的功效。本方有健脾补肾作用，适用于脾肾两虚小儿遗尿。

02 | 特效理疗养命方

按揉百会穴

方法：按揉时，按摩者用拇指指端按揉小儿百会穴30～50次。百会穴位于小儿头顶正中线与两耳尖连线的交点处。

按揉三阴交穴

方法：按摩者用拇指或食指、中指的螺纹面着力，用力按揉三阴交穴40～50次。此穴在小腿内侧，当足内踝尖上4横指处，胫骨内侧缘后方。

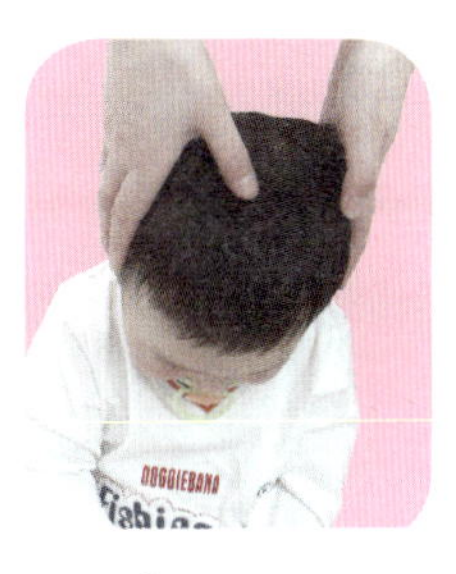

◎百会穴

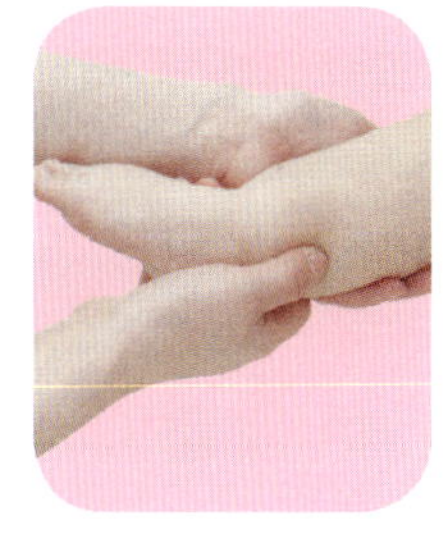

◎三阴交穴

小儿腹泻

秋冬季是小儿腹泻病的高发季节，多数由轮状病毒感染所致，因多发生在秋冬季，故称为“秋季腹泻”。本病呈散发或小流行，经粪口传播，也可通过气溶胶形式经呼吸道感染而致病。潜伏期1～3天。多发生于6～24个月的婴幼儿，4岁以上者少见。起病急，常伴发热和上呼吸道感染症状，无明显中毒症状。

01 | 食疗、药疗

熟苹果泥

配方与食用：苹果适量。将苹果用水蒸或者去皮、去芯后加少量水煮烂，便成为苹果泥。

功效：苹果中的果胶能吸附细菌和毒素，所含的鞣酸具有收敛止泻的作用。

姜茶饮

配方与食用：干姜3克，绿茶6克。上述材料研成细末后加少量白砂糖，用沸水冲服。

功效：干姜所含姜辣素会促进消化液分泌，有健胃作用；绿茶有抑菌和收敛的作用。

焦米汤

配方与食用：米粉适量。将米粉放在锅内用小火炒至焦黄，加少量糖和水煮沸后服用。

功效：米粉炒热后可使部分淀粉转变成糊精，利于消化吸收，炒焦后的淀粉还有吸附肠内细菌、毒素及气体的作用。

鲜车前草粥

配方与食用：鲜车前草30克或药房售干车前草15克，大米50克。车前草洗净，切碎，煮20分钟后去渣取汁，加入大米，煮粥服用。

功效：本方适用于宝宝急性腹泻伴小便不利。

02 | 特效理疗养命方

藿香正气水热敷

方法：取净布折成5厘米大，叠成5层，先将藿香正气水预热，再把布块放到患儿肚脐上，待药温适宜时倒在布块上，以充盈盖固定。此方适用于婴幼儿腹泻。小于6个月患儿2～3小时取下，6个月以上患儿时间稍长取下，一日3次，两日即可见效。

指压法

方法：以拇指或中指朝逆时针方向按揉龟尾穴2～3分钟，以局部皮肤微微发红为佳。在背后还有肾腧、脾腧、胃俞等穴，也可以一并加以按揉。这几个穴位都在脊柱两侧，从上而下加以推揉，效果更好。

摩腹疗法

方法：让患儿仰卧，家长用一

手掌面沿逆时针方向以神阙穴为中心揉摩其腹部，约15分钟。可结合天枢穴一并按揉按摩。按摩前应先把双手掌心搓热后再施行揉摩手法，则更能增强治疗作用。按揉时要注意掌握揉摩的力度，以免磨破患儿皮肤。在按揉这两个穴位时，小儿感到很舒服，变得安静时，按揉时间可长一些。

掐足三里穴治小儿腹泻

方法：用拇指掐两侧足三里穴约2分钟。注意掌握指掐的力度，以患儿能耐受为度，如指掐时患儿哭闹不止，则应适当减轻力度。此穴在小腿前外侧，当外膝眼下4横指处，距胫骨前缘1横指处。

指推关元穴

方法：用食指、中指推按小儿关元穴，也可用拇指，一直推到皮肤发红为度。关元穴在下腹部，前正中线上，脐下4横指处。

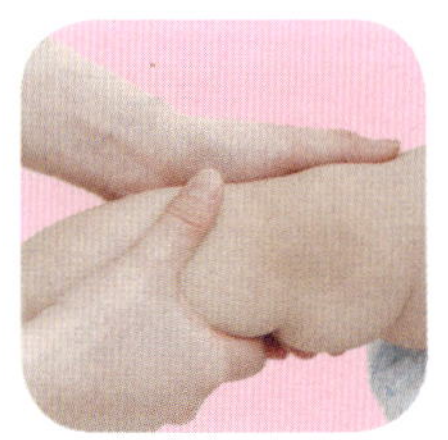

◎足三里穴

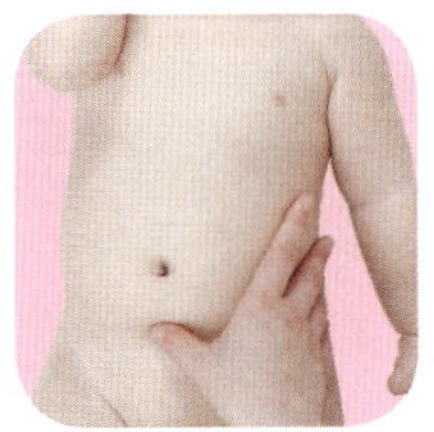

◎关元穴

哪种宝宝喝牛奶会腹泻

第一种：乳糖不耐受症的儿童

无论是人乳还是牛乳，所含的碳水化合物均为乳糖，其甜度仅约为蔗糖的1/6。有的小儿由于先天性代谢缺陷，肠道内乳糖酶活力不足，喝了乳制品后因无法把乳糖分解成葡萄糖及半乳糖，以致大量的乳糖进入大肠，大肠中的细菌便把乳糖分解成二氧化碳和氢气，因而出现腹胀、放屁、腹绞痛甚至腹泻等症状。

第二种：过敏体质婴幼儿

这类婴幼儿对牛奶中的蛋白质过敏。由于牛奶中蛋白质含量达3.5%（人乳仅1.1%），这类婴幼儿本身又对异种蛋白质过敏，在喝了牛奶后容易引起腹泻、不消化甚至荨麻疹等过敏反应。这类婴幼儿并不多见，其发生率大约只有0.1%。

第三种：苯丙酮尿症患儿

这是一种由于第12对常染色体基因突变而造成的隐性遗传性疾病，由于患儿肝脏苯丙氨酸羟化酶缺乏，使苯丙氨酸不能正常代谢生成酪氨酸而在血液中大量蓄积，并同时产生另一些有害的异常产物从而影响患儿正常的脑发育，产生神经系统损害，造成患儿痴呆。每100毫升牛奶中含有150毫克的苯丙氨酸，因此这类患儿不适合喝牛奶或普通奶粉。

腹泻期禁食时长有不同

小儿患腹泻期间，除抓紧治疗外，还应予以禁食。轻者禁食6～12小时，重者禁食18～24小时。禁食期间要喂一些糖开水、盐开水、茶水等。

小儿便秘

便秘是指大肠运动缓慢，水分吸收过多，造成大便干燥硬结，排泄困难。小儿在不同的年龄有着不同的便秘原因，最好到医院检查一下，找到原因后再进行治疗是比较妥当的。另外，把孩子的生活安排得有规律些，让孩子多吃青菜、水果，多喝水和少吃脂肪类食品。同时要培养按时大便的习惯，这样就能改善孩子便秘的情况。

01 | 食疗、药疗

莲子蜂蜜水

配方与食用：白莲子适量。白莲子加清水适量煮汤，直到熟透后，调入蜂蜜，清香甘甜。

功效：莲子是制约人体火气的绝佳之品，且性质平和，还养脾胃。本方治疗孩子热性便秘有特效。

黄芪苏麻粥

配方与食用：黄芪10克，苏子50克，火麻仁40克，大米250克。将黄芪、苏子、火麻仁清洗干净，烘干，打成细末，倒入200毫升温水，用力搅匀，待粗粒下沉时，取药汁备用。洗净大米，以药汁煮粥。

功效：黄芪有补气固表、利尿、退肿、通便之功效，用于治疗气虚乏力、久泻脱肛、便血崩漏。本方适用于气虚便秘。

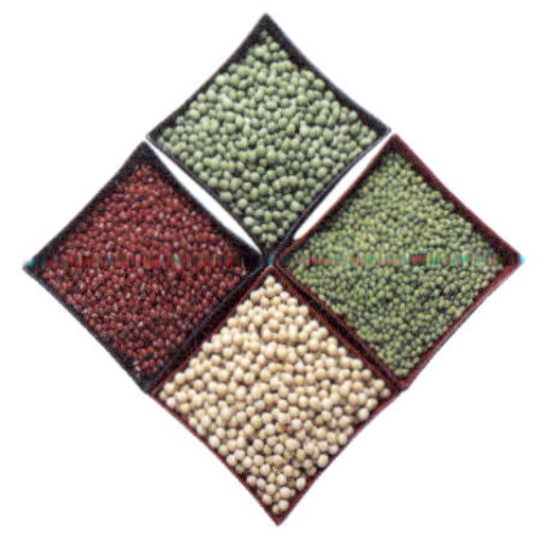

香蕉大米粥

配方与食用：香蕉两根，大米50克，白糖适量。将香蕉去皮，捣泥备用；取大米淘净，放入锅中，加清水适量煮粥，待熟时调入香蕉泥、白糖，再煮一二沸即可。每日1剂，连续3～5天。

功效：香蕉可清热润肠、润肺止咳。本方适用于大便燥结，肺虚、肺燥咳嗽等。

黄芪蜂蜜饮

配方与食用：黄芪5克，黑芝麻60克，蜂蜜60毫升。黑芝麻炒香研成粉末备用；黄芪水煎取汁，调芝麻、蜂蜜饮服。每日1剂，连续服用3～5天。

如何辨别蜂蜜真假

1. 稀稠见优劣。以冬天能产生结晶现象为最优。挑起能拉长丝，丝断能回缩，呈珠状者为上品。

2. 将蜂蜜与水混合，放置1天后无沉淀者为最好。

3. 纯蜜具有芬芳的香味，而掺有杂质的蜜香味较差。

甘蔗大米粥

配方与食用：甘蔗汁100毫升，蜂蜜50毫升，大米50克。将大米煮粥，待熟调入蜂蜜、甘蔗汁，再煮一二沸即可。每日1剂，连续服用3～5天。

功效：甘蔗具有清热解毒、和胃止呕、滋阴润燥等功效。本方主治津液不足、小便不利、大便燥结、消化不良等。

02 | 特效理疗养命方

揉脐周

方法：让小儿仰卧，按摩者双手搓热，用右手掌心或四指以婴儿肚脐为中心顺时针方向轻轻揉摩6～8次，按摩时不要用力过大。用大鱼际在小儿脐周附近以顺时针方向揉按2分钟，再换拇指指腹依次点按气海、关元、水分、天枢各1分钟，然后再轻轻按揉2分钟。

捏脊法

方法：在婴儿大便干燥时可以按摩其背部，按摩者将拇指放在前面，然后用拇指和食指捏夹背部脊柱，并从下到上前移，也可以猛然轻轻地提起。用拇指桡侧面或食、中二指从尾端沿脊柱，自上而下一直推到臀部，反复4～6次。

按摩通便术

方法：双手拇指沿肋弓边缘，分别向两边分推，反复4～6次。再用掌根自胸骨下端向下推到肚脐，

气海、关元、天枢穴取穴法

气海穴位于前正中线上，脐下1.5寸。简便取穴，可于肚脐眼下量二横指。前人有“气海一穴暖全身”之誉称，是说气海穴有强壮全身的作用。可与关元、水分等穴相互配合使用，以期达到最佳补养效果。关元穴位于下腹部，前正中线上，从肚脐到耻骨上方画一线，将此线五等分，从肚脐往下3/5处，即是此穴。关元穴具有培元固本、补益下焦之功；天枢穴位于腹部，脐中旁开3横指处，左右各一。

反复4～6次。掌根放在肚脐上，用腕力在肚脐部位做顺时针方向移动摩擦4～6次。

养成良好的习惯

方法：排大便是反射性运动，小儿经过训练能养成按时排便的习惯。一般3个月以上婴儿可开始训练，清晨喂奶后由成人两手扶持，或坐盆或排便小椅，连续按时执行半月至1个月即可养成习惯。养成后不要随意改变时间。对年长儿慢性便秘，除鼓励其多运动、多进食纤维多的食物外，亦应使其按时通便，养成良好习惯。

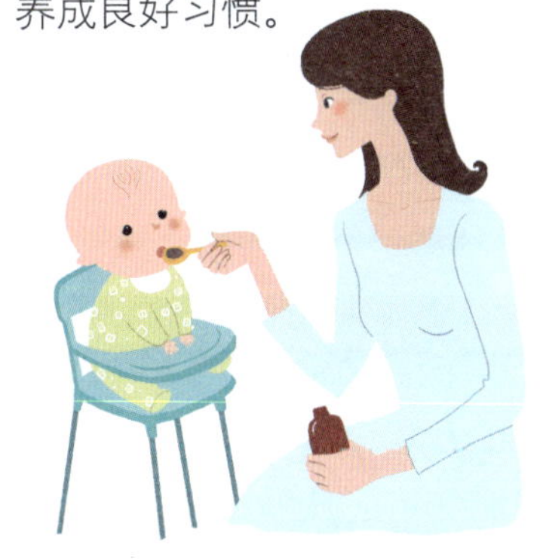

小儿肺炎

小儿肺炎是临床常见病，四季均易发生，以冬春季为多。如治疗不彻底，易反复发作，影响孩子发育。小儿肺炎临床表现为发热、咳嗽、呼吸困难，也有不发热而咳喘重者。其病因主要是小儿喜食过甜、过咸、油炸等食物，致宿食积滞而生内热，痰热壅盛，偶遇风寒使肺气不宣，二者互为因果而发生肺炎。

01 | 食疗、药疗

小儿八宝粥

配方与食用：芡实、薏米、白扁豆、莲子肉、山药、红枣、桂圆肉、百合各6克，大米100克，白糖适量。先将以上前8味去杂质洗净，入锅煎煮40分钟；再加入大米、白糖，先用大火烧沸，再用火熬煮成稀粥，分数次食用。

功效：本方具有健脾开胃、益气通肺的功效。

莲子百合煲鹌鹑蛋

配方与食用：莲子、百合各20克，鹌鹑蛋5个，冰糖适量。所有材料洗净同放入锅内，加适量清水煲至鹌鹑蛋熟；将蛋取出去壳，继续煲莲子、百合，等莲子煮烂，再将鹌鹑蛋、冰糖放入锅中，煮片刻，便可食用。

功效：莲子味甘、性平，具有补脾止泻、益肾固精、养心安神等功效。本方可健脾补肺。

罗汉果煲猪肺汤

配方与食用：干品罗汉果1/3个，南杏仁10克，鲜猪肺250克。先将猪肺用清水浸泡洗净，切成小块，并挤出泡沫；南杏仁用水浸洗，去皮；三物一起入砂锅内，加入适量清水煲汤，汤成后加入少许食用油、盐调味，饮汤及食汤料。

功效：罗汉果具有养阴清热、润肺止咳的作用。本方可治疗干咳无痰、口渴口干、低热缠绵等阴虚肺燥症状。

02 | 特效理疗养命方

小儿支气管肺炎按摩

1.患儿扶抱或仰卧，家长固定患儿上肢，清肺经、退六腑各300次，推三关100次。

2.患儿俯卧位，分推肩胛骨100次，按揉肺俞、大椎各1分钟。

3.按揉膻中、丰隆穴各2分钟。

辅助按摩治小儿支气管肺炎

方法：患儿扶抱或仰卧，家长固定患儿上肢按揉掌小横纹200次，清肺经300次，清肝经300次，逆运内八卦100次。加点揉天突、膻中、丰隆穴各1分钟。

小儿厌食

小儿厌食症是指小儿较长期食欲减退或食欲缺乏为主的症状。主要的症状包括呕吐、食欲不振、腹泻、便秘、腹胀、腹痛和便血等。这些症状不仅反映消化道的功能性或器质性疾病，还多见于中枢神经系统疾病或精神障碍及多种感染性疾病时。因此，必须详细询问有关病史，密切观察病情变化，对其原发疾病进行正确地诊断和治疗。

01 | 食疗、药疗

山楂消食粥

配方与食用：山楂25克，苍术15克，大米100克，鸡内金10克（细末），红糖30克。将山楂、苍术入锅内煎取浓汁，去渣，然后加入大米、红糖、鸡内金煮粥，分次食用。

功效：山楂能开胃、助消化。本方特别对消肉食积滞作用更好。

黄芪、麦芽

配方与食用：黄芪、麦芽各10克，山楂、谷芽、白芍各8克，乌梅5克。所有材料加水250毫升，先用大火煮沸，改用小火慢煎，煎至80毫升分3次服，每日1剂，若多汗者加浮小麦15克，五味子5克。

功效：本方适用于感冒、肺炎、扁桃体炎等病高热退后出现的气阴不足厌食症，一般连服5~7剂见效。

02 | 特效理疗养命方

炒神曲、焦山楂贴敷

方法：炒神曲、炒麦芽、焦山楂各10克，炒鸡内金5克。上述材料研末，加面粉2~3克，用温水调成稀糊状，敷于脐部，外用绷带固定，每晚睡前敷贴，次日晨取下，休息两天，4周为1疗程。

推揉涌泉穴

方法：用拇指指腹自足跟推向足尖，推100~500次，再用拇指指端在涌泉穴上按揉30~50次。

捏拿脊柱

方法：让患儿俯卧，先用食指、中指两指腹或掌根自上向下直推脊柱100~300次。然后用捏脊法，从长强至大椎捏5~10次，手法依次由轻渐重。督脉在背部，循行于脊柱正中。

捏脊的具体操作方式

一种是用拇指指腹与食指、中指指腹对合，挟持肌肤，拇指在后，食指、中指在前。食指、中指向后捻动，拇指向前推动，边捏边向项枕部推移。另一种是手握空拳，拇指指腹与屈曲的食指桡侧部对合，挟持肌肤，拇指在前，食指在后。拇指向后捻动，食指向前推动，边捏边向项枕部推移。

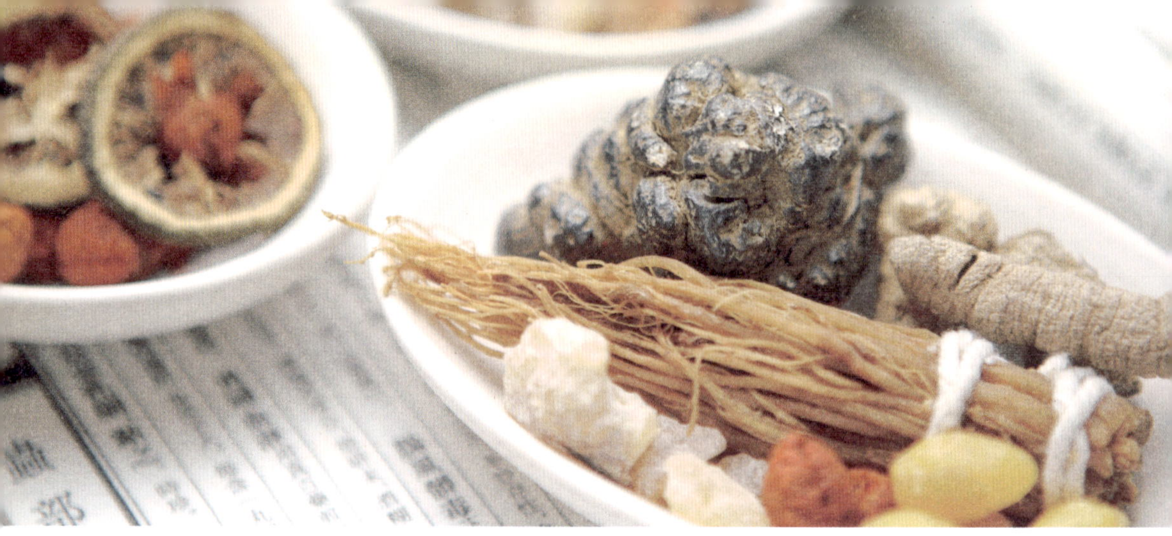

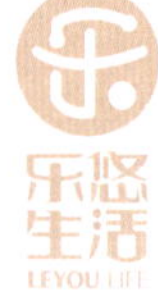

95%的人都不知道的养命方

封面设计 | 阮剑锋
版式设计 | 孙阳阳
图片提供 | 北京全景视觉网络科技有限公司
达志影像
华盖创意图像技术有限公司
上海富昱特图像技术有限公司

参考文献

◎贾玉梅主编. 小偏方：1600首极简偏方全彩图解. 北京科学技术出版社，2009.4
◎范晓清主编. 小偏方治大病. 人民军医出版社，2008.1
◎易磊，林敬编著. 民间偏方大全. 上海科学技术文献出版社，2010.6
◎陈惊蛰主编. 老偏方. 广东旅游出版社，2008.7